A CARNE
NOSSA DE CADA DIA

Título original: *Sacred Cow*

A carne nossa de cada dia
1ª edição: Agosto 2024

Autores:
Diana Rodgers
Robb Wolf

Tradução:
Tássia Carvalho

Preparação de texto:
Iracy Borges

Revisão técnica:
Livia Padilha

Revisão de texto:
3GB Consulting

Projeto gráfico e capa:
Jéssica Wendy

Infográficos:
James Cooper (originais)
Livia Padilha (adaptação)

DADOS INTERNACIONAIS DE CATALOGAÇÃO NA PUBLICAÇÃO (CIP)

Rodgers, Diana
A carne nossa de cada dia : entenda como o veganismo mentiu sobre os malefícios da carne e descubra como ela é boa para você e para o planeta / Diana Rodgers, Robb Wolf ; tradução de Tássia Carvalho. — Porto Alegre : Citadel, 2024.
400 p.

ISBN 978-65-5047-503-1
Título original: Sacred Cow

1. Nutrição 2. Dieta carnívora 3. Pecuária I. Título II. Wolf, Robb III. Carvalho, Tássia

24-3594 CDD 613

Angélica Ilacqua - Bibliotecária - CRB-8/7057

Produção editorial e distribuição:

CITADEL Grupo Editorial

contato@citadel.com.br
www.citadel.com.br

ENTENDA COMO O VEGANISMO MENTIU SOBRE OS MALEFÍCIOS DA CARNE
E DESCUBRA COMO ELA É BOA PARA VOCÊ E PARA O PLANETA

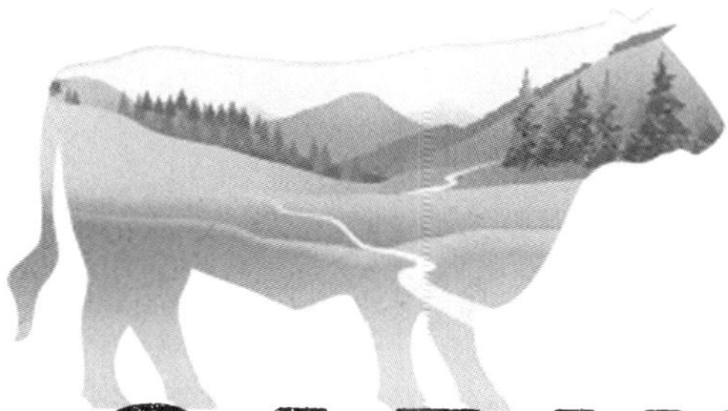

A CARNE NOSSA DE CADA DIA

DIANA RODGERS
ROBB WOLF

Autor best-seller de *The Paleo Solution* no *New York Times*

Tradução:
Tássia Carvalho

Revisão técnica:
Livia Padilha

CITADEL
Grupo Editorial
2024

COMENTÁRIOS SOBRE *A CARNE NOSSA DE CADA DIA*

"Diana e Robb responderam à premente questão sobre carne. *A carne nossa de cada dia* prova a máxima: 'Não culpe a VACA, mas o MÉTODO'. A resposta para a falência do nosso sistema alimentar não está na ausência de carne, mas sim em uma carne melhor. Se você está preocupado com o impacto da carne vermelha sobre sua saúde e o planeta, este livro é para você."

—Mark Hyman, Cleveland Clinic Center for Functional Medicine

"A percepção pública acerca dos impactos ambientais da carne vermelha está no centro de nossos debates sobre alimentação, e Diana e Robb expuseram de forma precisa e norteada pela ciência como os animais de pasto são essenciais para o futuro da agricultura sustentável. E mais, também refutam definitivamente as alegações de que a carne não é saudável, apresentando um argumento convincente de que se alimentar dela pode ocorrer de maneira ética. Recomendo enfaticamente este livro a todos que comem."

—Mark Sisson, autor best-seller no *New York Times* de *The Keto Reset Diet* e fundador da Primal Kitchen

"Humanos comem carne há pelo menos 2,6 milhões de anos, hábito que desempenhou um papel fundamental em nossa evolução. Neste importante livro, Diana Rodgers e Robb Wolf recorrem às evidências científicas mais recentes para defender a questão nutricional, ambiental e ética em prol de uma carne melhor – e para desmascarar mitos e equívocos cada vez mais comuns sobre o papel dos produtos de origem animal em nossa dieta."

–Chris Kresser, autor best-seller no *New York Times* de *The Paleo Cure* e *Unconventional Medicine*

"*A carne nossa de cada dia* é um tratado abrangente e bem documentado que nos apresenta todos os dados científicos de que precisamos para escolhas assentadas em informações sobre como comer, as quais beneficiarão AMBOS: a nós mesmos e ao nosso planeta!"

–Frederick Kirschenmann, PhD, membro com distinção do Leopold Center for Sustainable Agriculture na Iowa State University

"Abandonar a pecuária pode muito bem se transformar no maior erro da humanidade. A ciência atual talvez não disponha de respostas definitivas às complexas questões da nutrição humana e da integridade ecológica. No entanto, as evidências científicas que acusam a pecuária são fracas, e as evidências que defendem alimentos de origem animal e de animais de fazenda como essenciais para a saúde humana e a sustentabilidade agrícola são fortes – como claramente documentado em *A carne nossa de cada dia*. Talvez a verdade mais importante neste livro bem elaborado e de leitura agradável seja que a continuação da vida depende da morte: 'Somos todos parte de uma cadeia alimentar e do inevitável ciclo da vida, o que inclui a morte.'"

–John Ikerd, PhD, professor emérito de economia agrícola na University of Missouri

"A guerra atual contra consumidores de carne e produtores pecuários promete benefícios éticos, ecológicos e também relativos à saúde a partir de carne falsa de laboratório e dietas baseadas apenas em plantas. Este livro derruba todas as promessas utópicas com mísseis científicos precisos e uma compreensão profunda de como a vida e o planeta de fato funcionam."

–Joel Salatin, proprietário da Polyface Farm e editor da *The Stockman Grass Farmer*

"A mudança na agricultura – de uma prática baseada na biologia para outra baseada na química – e a mudança resultante em nossas dietas de alimentos integrais para alimentos altamente processados resultaram em doenças relacionadas a nutrição, obesidade, além da destruição ambiental. Diana e Robb entendem plenamente o problema e a solução: precisamos alterar nossas dietas e regenerar nossos solos, e o manejo correto de animais de pasto constitui um elemento fundamental para essa transição."

–Allan Savory, presidente do Savory Institute e presidente do Africa Center for Holistic Management

"Muito da confusão em relação a um futuro sustentável se baseia em um equívoco sobre ecologia, evolução e nosso lugar no mundo natural. E muito da nossa confusão se relaciona ao nosso progressivo isolamento da natureza, sobretudo quanto à produção do nosso alimento. Este livro explica claramente como tudo se encaixa e como a evolução entrelaçada de ruminantes, pastos e *Homo sapiens* não pode ficar relegada ao passado, devendo ser celebrada e recuperada."

–Mark A. Ritchie, PhD, diretor executivo do International Sustainable Development Studies Institute

"Uma vez parei de comer carne porque imaginei que assim me manteria livre de doenças, libertaria os animais do mundo de um sofrimento incompreensível e salvaria o planeta da destruição. Doze cáries, dois tratamentos de canais dentários e uma variedade de transtornos de ansiedade depois, percebi que essa escolha comprometeu minha própria saúde. Se conhecesse uma maneira mais saudável de comer carne, que respeitasse os animais e auxiliasse a saúde do planeta, teria poupado minha saúde dos muitos problemas que enfrentei. Se ao menos tivesse tido acesso ao livro *A carne nossa de cada dia*! Diana e Robb escreveram um '*tour de force*' em defesa da carne como um elemento positivo para nossos corpos, para os animais e para a Terra. Este livro é o antídoto para segundas-feiras miseravelmente sem carne e hambúrgueres insuportáveis. A cura é uma abordagem ética para o consumo de animais, dando a eles seu lugar de direito em nossa ecologia."

–Chris Masterjohn, PhD, ex-professor assistente de ciências da saúde e nutrição da Brooklyn College

TAMBÉM DE DIANA RODGERS

Paleo Lunches and Breakfasts on the Go
The Homegrown Paleo Cookbook

TAMBÉM DE ROBB WOLF

The Paleo Solution
Programado para comer

A CARNE
NOSSA DE CADA DIA

DIANA RODGERS
ROBB WOLF

Este livro visa apenas a fins informativos. Não se destina a substituir o aconselhamento médico profissional. Os autores e o editor se isentam de toda e qualquer responsabilidade decorrente, direta ou indiretamente, do uso de qualquer informação aqui contida. Um profissional de saúde deve ser consultado sobre uma situação médica específica. Qualquer produto mencionado neste livro não implica que seja endossado pelos autores ou editor.

Muitas das designações usadas por fabricantes e vendedores para distinguir seus produtos são reivindicadas como marcas registradas. Quando tais designações aparecerem neste livro, e a editora estiver ciente de uma reivindicação de marca registrada, serão utilizados os símbolos correspondentes.

Para nossos filhos.
Que eles administrem este mundo
de modo melhor do que aqueles
que os antecederam.

SUMÁRIO

Para mais informações sobre
as questões abordadas neste livro
e no documentário *Sacred Cow*, visite

sacredcow.info

INTRODUÇÃO

Em supermercados e nos momentos de refeições, até mesmo os consumidores mais ponderados se sentem sobrecarregados ao escolher como comer direito – sobretudo quando se trata de carne.

A situação passa por um enigma ético, ambiental e nutricional. Queremos um sistema alimentar sustentável que forneça excelência nutricional. A maioria de nós deseja seguir o nobre princípio de causar danos mínimos. E quando somos confrontados com os horrores legítimos do sistema alimentar industrial moderno, e ainda com uma enxurrada de mensagens contraditórias vindas de especialistas em saúde e da mídia, muitos resolvem o dilema reduzindo a quantidade de carne que consomem ou então a eliminando completamente. Sem dúvida, uma dieta sem carne constitui a única abordagem que pode ser ambientalmente sustentável no longo prazo, e ouvimos dizer que, de qualquer maneira, é melhor para nós.

Em alguns círculos, assume-se como "ciência estabelecida" a noção de que a carne não é saudável e prejudica o meio ambiente. Os argumentos são simples, poderosos e convincentes: consumi-la, eles dizem, causa câncer, doenças cardíacas e diabetes, e ainda é desproporcionalmente prejudicial ao meio ambiente. Famosos de Hollywood, magnatas da tecnologia, grupos ideológicos, empresas de alimentos repetem essas alegações atraentes e inequívocas de "discurso de elevador".

No entanto, quando nos aprofundamos na questão, descobrimos nuances e detalhes incapazes de serem registrados em frases de efeito ou memes. A complexidade da história abrange física, química, biologia e ecologia (para não falar da psicologia e do espinhoso tema da economia). Está claro que uma história sobre o que é melhor para nossos corpos e para o planeta nos foi contada. E essa história, na melhor das hipóteses, pode ser imprecisa, e, na pior, uma ameaça existencial. Em suma, o preconceito de que a carne faz mal à saúde e ao meio ambiente e que consumi-la é uma prática moralmente censurável tornou-se de fato uma "*vaca sagrada*". O *Concise Oxford English Dictionary* assim define o termo:

> ***Vaca sagrada:*** **uma ideia, costume ou instituição considerados, irracionalmente, acima de qualquer crítica.**

Vende-se como sustentável, ético e saudável um sistema alimentar sem animais, ou pelo menos um que envolva substancialmente menos carne que a de nossos níveis atuais de consumo. Tais noções são aceitas amplamente como fatos. Mas a evidência – embora seja difícil de destrinchar – certamente não condiz com essas ideias.

QUEM SOMOS E POR QUE ESTAMOS ESCREVENDO ESTE LIVRO AGORA?

Diana é nutricionista registrada com prática clínica, que ajuda pessoas a recuperar a saúde por meio de alimentos "de verdade". Seu blog, *Sustainable Dish*, começou como um site de receitas saudáveis e alimentos de origem local, mas acabou transformando-se em um mergulho muito mais profundo nos sistemas alimentares. Ela passou os últimos dezoito anos vivendo em uma fazenda orgânica que cultiva vegetais e cria carne a pasto. Conheceu Robb em 2011, depois de ler o livro *The Paleo Solution* (A solução paleo), que vendeu quase um milhão de cópias.

Pesquisador bioquímico, Robb descobriu que a dieta humana ideal é a que mais se aproxima da nossa maneira ancestral de comer, antes da invenção dos alimentos ultraprocessados.

Nós dois lidamos com questões digestivas graves, questionamos tudo e estamos sempre à procura da verdade subjacente às crenças comuns. Além de nossa experiência inovadora com a produção de alimentos e nossa profunda formação em ciência, lemos muito, entrevistamos especialistas e participamos de um número notável de conferências sobre agricultura. Assim que nos conhecemos, rapidamente nos unimos ao nosso interesse, não apenas pela saúde humana ideal, mas também pela descoberta de quais os melhores métodos de produção de alimentos do ponto de vista da sustentabilidade. Por várias razões, a maioria dos especialistas em saúde parece ter pouco ou nenhum conhecimento, ou mesmo educação formal em produção de alimentos e sustentabilidade. (Quando Diana cursava pós-graduação em nutrição, a única disciplina sobre aquisição de alimentos focava apenas a obtenção de produtos alimentícios pelo menor preço, ou seja, não se abordava onde e como esses alimentos eram realmente cultivados.) E, por outro lado, a maioria dos especialistas em agricultura e meio ambiente tende a não considerar as necessidades nutricionais humanas ideais em seus argumentos. Todos parecem lidar com "o futuro da alimentação" a partir de seus silos individuais, demonstrando pouco conhecimento ou valorização do sistema como um todo. Portanto, apenas alguns exploraram a interseção deste diagrama de Venn.

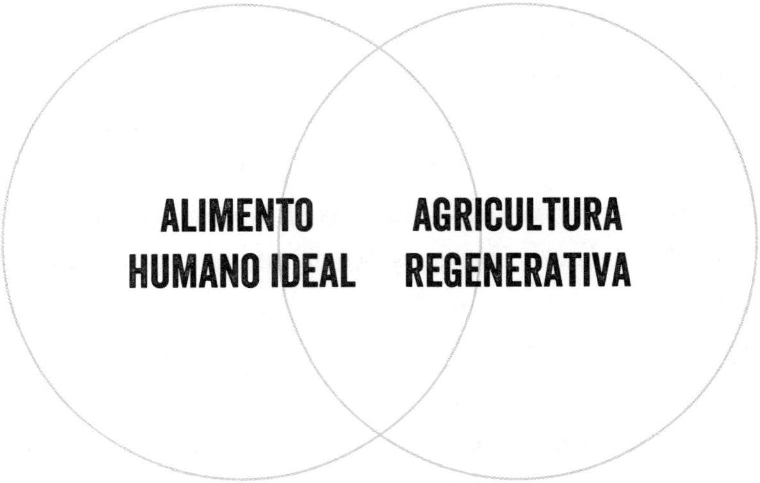

Onde eles se sobrepõem? Para nós, faz todo o sentido que precisamos de uma dieta que se aproxime do que os humanos têm desenvolvido para comer e que implementemos sistemas agrícolas que acompanhem a natureza tanto quanto possível. Neste livro, mostraremos como chegamos a essas conclusões.

Temos propagado as ideias abordadas neste livro por muitos anos (o primeiro debate público de Robb sobre considerações éticas, de saúde e ambientais de um sistema alimentar que inclua carne ocorreu em 2006). Entretanto, o gigantesco trabalho necessário para analisar de forma inteligente a complexidade desses argumentos parecia assustador – e, para ser honestos, ainda era mesmo quando redigíamos este livro!

E, no entanto, chegou o momento de assumir de vez essa discussão. Afinal, o debate está ganhando força no mundo da alimentação; as pessoas se dedicam cada vez mais à busca de uma dieta que alimente uma população em crescimento e preserve o planeta.

Nós dois, durante muito tempo, estudamos esse assunto e tentamos encontrar falhas não apenas em *nossas* conclusões, mas também nas conclusões das referências que citamos ao longo deste trabalho. Por meio da nossa pesquisa, descobrimos que, ao contrário da narrativa popular, a carne vermelha é um dos alimentos mais densos nutricionalmente; de fato, a extensão do acesso a produtos animais ricos em nutrientes, como a carne, constitui um dos mais significativos distintivos entre pobres e ricos em países desenvolvidos ou em desenvolvimento. Pode-se dizer, mesmo sendo controverso, que, quando criados adequadamente, gado e outros animais de pastoreio podem ser uma de nossas ferramentas mais promissoras para mitigar as mudanças climáticas.

PARA QUEM É ESTE LIVRO

Seremos bem claros: este livro não é “antivegano”. Muitas vezes, vigorosos sentimentos entram em jogo ao decidir o que comer, e há muita pesquisa psicológica estabelecendo a quase impossibilidade de influenciar as pessoas que tomaram decisões emocionais. No entanto, sentimos que, com uma compreensão completa da defesa nutricional e ambiental *para* uma carne melhor, talvez ocorra uma discussão ética com mais nuances.

Em nosso mundo cada vez mais polarizado, no qual é tudo ou nada, este livro está aqui para apresentar algumas nuances necessárias. Se você é um onívoro ético preocupado com o impacto ambiental de suas escolhas alimentares, este livro é para você. Se é vegetariano ou vegano, mas está pensando em retomar o consumo de carne, como Robb, este livro é para você. Se está familiarizado com a forma como o gado pode fazer parte de um sistema alimentar regenerativo, mas ainda teme que a carne vermelha o mate, este livro é para você. Se está aberto à ciência, então este livro é *definitivamente* para você.

Agora, alguns dirão que estamos escrevendo este material como suporte das posições apresentadas em nosso trabalho anterior; Robb é especialista em dieta paleolítica (ou dieta paleo), e Diana escreveu dois livros de receitas sobre o assunto. Entretanto, você descobrirá que muitas de nossas conclusões entram em conflito com crenças incorporadas na comunidade de saúde ancestral. Talvez a mais flagrante: embora a carne produzida no pasto possa ser superior do ponto de vista da sustentabilidade, a pesquisa atual indica que ela é apenas marginalmente diferente da carne convencional quando se trata de saúde e nutrientes. Adeptos do veganismo e da dieta paleolítica discordarão de muitas coisas que abordaremos, o que nos coloca em uma posição nada invejável como escritores. Seria mais fácil para nós se nossas descobertas se alinhassem perfeitamente com uma dessas visões de mundo, mas, como você verá, a verdade muitas vezes não se encaixa com perfeição em nenhuma regra de dieta preconcebida.

O QUE VOCÊ VAI APRENDER

Muitos anos atrás, uma estação da PBS em Boston estava organizando um debate sobre o tema carne. No lado anticarne do corredor, estariam o CEO da Whole Foods, John Mackey, e o médico a favor do veganismo John McDougall. Abordaram Robb para que estivesse do lado "pró-carne" do debate, quando então ele perguntou qual seria o formato e os temas discutidos no programa. O representante da PBS explicou que haveria um debate sobre os méritos relativos à saúde de uma dieta que inclui carne *versus* uma dieta vegana. Robb replicou que isso era inaceitável, afinal, debates desse tipo tendem a envolver muita movimentação das "traves do jogo": quase sempre se iniciam com o tópico referente à saúde (embora, hoje, meio ambiente e mudança climática talvez tenham substituído isso) e, à medida que se evidenciam os muitos problemas de uma dieta vegana, a discussão inevitavelmente muda para o meio ambiente. Quando surge uma dúvida significativa sobre a plausibilidade de um sistema alimentar sem animais, a discussão então se desloca para a ética. E quando estabelecido o princípio do menor dano e uma compreensão básica dos sistemas de produção de alimentos, o assunto muda para segurança alimentar.

Robb insistiu que ambos os lados deveriam apresentar seus respectivos argumentos sobre cada um desses assuntos e, em seguida, ser "interrogados" pelos colegas de debate. Ele não aceitou o formato em que os participantes pudessem pular de um tema para outro, comprometendo, assim, o assunto abordado. O representante da PBS acatou a ideia, avaliando que geraria uma discussão muito mais interessante. Por razões conhecidas apenas por eles, Mackey e McDougall desistiram do programa assim que essas regras foram estabelecidas.

A carne nossa de cada dia decidiu escolher o mesmo formato que Robb sugeriu para o debate, pois um livro sobre por que precisamos de uma "carne melhor" em nosso sistema alimentar deve abordar as três principais críticas contra a carne: nutricional, ambiental e ética.

Esses tópicos relevantes desencadeiam mais do que algumas perguntas:

- Devemos consumir carne?
- Existe uma dieta "melhor" para humanos? Ou existe um espectro de nutrição humana ideal?
- A carne pode fazer parte de um sistema alimentar sustentável?
- Pode haver um sistema alimentar sustentável *sem* contribuições de carne e animais, tanto nutricional quanto ambientalmente?
- Quão importante é a ética na história da nutrição humana e na sustentabilidade?

Há sólidos argumentos a serem apresentados de que um sistema alimentar que inclua animais de pasto pode ser a melhor escolha para nosso ambiente e nossos corpos, e que consumir grandes animais de pasto, como vacas, pode de fato representar o caminho de "menos dano" do ponto de vista ético. O nosso objetivo é reunir os mundos da comida de verdade e da sustentabilidade. É hora de olhar para a natureza visando aprender como reparar nosso futuro.

A CARNE NOSSA DE CADA DIA: BREVE GUIA DE LEITURA

Recomendamos a leitura de *A carne nossa de cada dia* do início ao fim, mas sabemos que alguns de vocês talvez se sintam ansiosos por respostas para suas preocupações mais urgentes sobre carne bovina. Para ajudá-lo a abordar o livro dessa maneira, aqui está uma lista das perguntas mais comuns para que você busque a seção mais relevante:

1. Os vegetarianos vivem mais do que quem consome carne? (Página 94)
2. Comer carne aumentará minhas chances de ter câncer? (Página 88)
3. Não estamos consumindo carne demais? (Página 55)
4. Quanta proteína devo comer? (Página 58)
5. A carne a pasto é mais saudável do que a carne convencional? (Página 110)
6. É possível obter todos os nutrientes consumindo vegetais? (Capítulo 6, página 125)
7. A carne de laboratório e os hidropônicos são uma boa maneira de cultivar alimentos? (Página 184)
8. O gado não emite metano demais? (Página 192)

9. Como o gado sequestra carbono? (Página 202)
10. Não são necessárias toneladas de alimento para produzir um quilo de carne bovina? (Página 212)
11. O gado não ocupa terra demais? (Capítulo 11, página 225)
12. O gado não bebe água demais? (Capítulo 12, página 243)
13. Por que consumir animais se podemos sobreviver apenas de plantas? (Capítulo 6, página 125); (Capítulo 11, página 225)
14. Temos terra suficiente para a demanda por carne bovina produzida em um regime de pastagem? (Página 321)
15. Apenas me diga o que comer para a saúde humana e planetária! (Página 343)

CAPÍTULO 1

CARNE COMO BODE EXPIATÓRIO

Atualmente, culpa-se a carne por tudo, desde câncer até o aquecimento global. Esperamos que você compreenda o quão complexo é desmistificar todos esses temas. Nos últimos anos, nós, escritores deste livro, estamos falando sobre os benefícios de uma carne melhor, e resumimos os argumentos contra a carne em três aspectos principais: nutrição, meio ambiente e ética. Em qualquer debate, ao abordarmos a fundo o aspecto nutricional, de imediato o argumento se altera para gases de efeito estufa, uso da terra, água, senciência, intenção ou menor dano. Antes de começarmos a analisar esse cenário, iniciaremos com a situação atual: a crise climática e nossa saúde debilitada, acrescentando ainda por que acreditamos que o gado está sendo injustamente acusado de ser um dos principais culpados.

Parecemos estar a caminho da sexta extinção em massa que a Terra testemunhou desde o início da vida. Cerca de 40% de nossa população de insetos está em declínio e, de acordo com o resultado de um estudo, talvez inexistam insetos na Terra em 2119.[1] Outro estudo revelou que, nos últimos cem anos, a taxa média de redução de espécies de vertebrados foi cem vezes a taxa normal.[2] Quando perdemos uma planta específica, principal alimento para um animal, este morre, e os animais maiores que dependem do primeiro também ficam ameaçados. Ao longo dos 4,5 bilhões de anos de história da Terra, eventos de extinção em massa não são inéditos; já houve cinco deles, nos quais 75% das espécies vivas do planeta morreram. No entanto, o que acontece hoje se difere das situações anteriores por ser em grande parte atribuível à perda de habitat – que se acredita ser motivada pela agricultura intensiva e poluentes agroquímicos.[3]

Ao mesmo tempo que a vida no planeta sofre ameaças ambientais, a saúde humana também está ficando pior. Uma característica bastante evidente do século 20 foi que, em geral, cada geração viveu vidas mais longas, "melhores" (embora um termo altamente subjetivo) e mais saudáveis do que a geração anterior. Uma série de fatores contribuiu para tal situação, destacando-se a teoria da infecção por germes, os antibióticos, a saúde pública e uma dieta drasticamente aperfeiçoada. No entanto, agora, pela primeira vez na história moderna, a expectativa de vida humana, em especial nas nações desenvolvidas, está diminuindo.* As doenças crônicas degenerativas estão aumentando com mais rapidez do que nunca. E, apesar de conhecermos mais sobre nutrição, nossas taxas de obesidade e diabetes continuam se elevando. Ao longo da história registrada, a fome tem sido o principal problema da humanidade. Mas, hoje, morrem muito mais pessoas por comer demais do que por comer de menos – embora seja justo dizer que a maioria delas está superalimentada, mas subnutrida

* Existem algumas pequenas ressalvas e desvios quanto a essa tendência, e, como veremos quando considerarmos as práticas alimentares da era vitoriana, a saúde humana se alternou de boa para ruim, para boa, para ruim... tudo baseado na qualidade relativa da dieta disponível.

(o que exploraremos mais adiante). Além do mais, os custos reais de saúde associados ao nosso sistema alimentar falido estão prestes a, literalmente, paralisar os países desenvolvidos em virtude de uma série de cenários econômicos insustentáveis. A cada sete dólares gastos em cuidados de saúde nos EUA, um vai para o tratamento de diabetes e suas complicações[4], e o custo combinado de cuidados de saúde e falta de trabalho em decorrência da obesidade é de mais de 150 bilhões de dólares.[5]

Estamos corretamente apavorados com relação à nossa saúde e à de nosso mundo. Mas o foco de muitas das soluções propostas é muito restrito. Cada vez mais nos é vendida a noção de que há apenas uma maneira "boa" de comer e, por extensão, apenas uma maneira de produzir alimentos. Christiana Figueres, ex-secretária executiva da Convenção-Quadro das Nações Unidas sobre a Mudança do Clima, declarou recentemente que o consumo de carne deveria ser abolido. "Que tal em dez a quinze anos os restaurantes começarem a tratar os carnívoros da mesma forma que tratam os fumantes? Se quiserem comer carne, que o façam fora do restaurante."[6] Mas consumir carne é mesmo tão tóxico quanto fumar? Será verdade que um sistema alimentar global será mais sustentável caso foque algumas culturas que dependem de fertilizantes e pesticidas sintéticos? Como chegamos ao ponto de considerar retrógradas e censuráveis as fontes de alimentos nas quais os humanos confiaram por milhões de anos?

UMA BREVE HISTÓRIA SOBRE HUMANOS E ALIMENTAÇÃO

Carne é força. Vermelha, sangrenta, saborosa e, no decorrer da nossa história, associada a caça, ritual, poder, vitalidade, sexualidade e riqueza. E, como veremos mais adiante (Capítulo 6), os produtos de origem animal são nutricionalmente vitais para os seres humanos. Apesar dos benefícios nutricionais da carne, rotulam-se as proteínas vegetais como "puras" e "limpas", enquanto a carne e os produtos de origem animal são rotulados como sujos, prejudiciais à saúde e pecaminosos. Muitas pessoas classificam a própria dieta pelo nível de ingestão de carne (carnívora, onívora, vegetariana, flexitariana ou vegana), e há violentas argumentações de algumas dessas tribos dietéticas umas contra as outras.

Isso *não* é novo. Dentro das religiões abraâmicas apenas, diferentes proscrições alimentares ajudaram a definir a cultura e determinar quem fazia parte do grupo e quem não. Mas "nós" somos modernos, civilizados e sofisticados. Obviamente, tendências antigas para definir o bem contra o mal, apelar à violência contra outro grupo com base na comida, pertencem ao nosso passado, não ao nosso futuro. Certo? Como a carne passou de uma necessidade para alguma coisa temida ou até repulsiva?

Frédéric Leroy, cientista de alimentos e microbiologista da Vrije Universiteit Brussel, escreveu sobre o tema carne e como nossa visão a respeito dela mudou no decorrer dos anos. Leroy analisou como a carne se tornou um *pharmakon*, palavra grega que pode denotar igualmente remédio e veneno, bem como um *pharmakos*, armadilha ou bode expiatório.[7] Essa ideia cresceu em sintonia com as crescentes preocupações com nossa saúde e com o meio ambiente e pode ter raízes em nossa desconexão coletiva de como os alimentos em geral – e a carne em particular – são produzidos. Um título alternativo para este livro poderia ser *Bode expiatório*, já que a carne é um ponto de convergência para tudo o que há de errado com o mundo moderno, incluindo preocupações com a saúde individual, privilégio e "destruição do planeta". Nenhum outro alimento é tão poderoso ou polarizador. Aprofundaremos mais essa ideia no Capítulo 14, mas é fundamental observar que nossos sentimentos em relação a matar animais estão profundamente arraigados em nossa cultura e influenciaram a política alimentar e a ambiental.

Os humanos nem sempre estiveram separados da natureza, ou pelo menos não como os ocidentais contemporâneos abordam o assunto. Como caçadores-coletores durante a maior parte de nossa existência, mantivemos visões de mundo muito distintas. Pesquisas atuais sugerem que há pelo menos 2,6 milhões de anos os produtos de origem animal se tornaram uma parte importante da dieta dos hominídeos.[8] Manuseávamos carne crua usando ferramentas para cortá-la e triturá-la. Embora o ato de cozinhar a carne só tenha começado há cerca de meio milhão de anos, os nutrientes obtidos da carne crua e da gordura nos propiciaram um grande avanço, desenvolvendo cérebros maiores e mais inteligentes e cordas vocais avançadas.[9] Consumir carne também nos libertou do demorado processo de colher plantas e mastigá-las. Em termos de caloria, os produtos de origem animal fornecem muito mais nutrição do que qualquer planta, que crua e não processada exige muito mais energia e recursos na digestão, de modo que os produtos de origem animal eram altamente valorizados. Caçávamos e usávamos todas as partes do animal. A carne era importante para nós, tanto no aspecto físico quanto na participação funcional na comunidade.

Tendo início há cerca de dez mil anos, na primeira revolução agrícola, as sociedades humanas passaram gradualmente da caça e coleta para a agricultura, e começamos a depender mais das colheitas. Em virtude da valorização dos animais para o trabalho (bois para arar) e do custo mais barato dos grãos, comer carne passou a ser mais um ato de comemoração, ou de sacrifício, ou simbólico. Tornou-se um alimento viável apenas às classes mais abastadas, e presumia um sentimento maior de poder. A agricultura significava que tínhamos suprimentos de alimentos mais confiáveis para sustentar populações maiores e mais concentradas – então pequenos assentamentos humanos gradualmente se transformaram em cidades.

A saúde humana declinou durante esse período. Começamos a trabalhar mais, esforçando-nos para produzir mais comida do que precisávamos. Formaram-se sistemas de classes, com os proprietários de terra no topo, e abaixo deles na hierarquia aqueles que trabalhavam na produção de alimentos. O convívio pessoal ficou mais próximo, o que possibilitou o desenvolvimento cultural, mas também a rápida disseminação de doenças.

Assim como hoje, inovações tecnológicas que tornaram a agricultura mais fácil e produtiva também trouxeram o risco de danificar a terra. O desenvolvimento dos sistemas de irrigação (há cerca de oito mil anos) e do arado (há cerca de cinco mil anos) permitiu produzir muito mais alimentos, mas à custa da fertilidade do solo.

Essa intensa produção de alimentos levou a uma explosão na população humana. Durante um período bastante curto da história – de 1900 a 2011 –, a população mundial cresceu de 1,6 bilhão para sete bilhões. Entre os anos 1950 e o final dos anos 1960, uma série de inovações (fertilizantes, pesticidas e cultivos de alto rendimento) gerou um enorme aumento na produção agrícola, o que ficou conhecido como Revolução Verde. As mudanças na produção e distribuição de alimentos, em geral, ajudaram a aumentar a oferta de comida para sustentar a população mundial (embora, é claro, a escassez de alimentos continue sendo um grande problema em algumas regiões). Hoje vivemos a agricultura industrial. No entanto, conforme avançamos nesse tipo de agricultura e nos mudamos para as cidades, a produção e o abate de carne foram cada vez mais varridos para baixo do tapete. Reformadores religiosos da saúde tentaram conter a onda de comportamento imoral e doenças transmissíveis promovendo dietas brandas e supressão de alimentos pecaminosos como álcool, açúcar e carne. Associavam o consumo de carne a "pensamentos impuros", inclusive a masturbação, então considerada hedionda e pecaminosa. Por outro lado, consideravam um meio de salvação adotar a "dieta do Jardim do Éden" dada por Deus (frutas, nozes, vegetais e sementes).

À medida que o processo de globalização se intensifica e o acesso aos alimentos ocidentais chega aos países em desenvolvimento, o mundo inteiro está, de forma acelerada, adotando uma dieta ocidental. Alimentos convencionais e saudáveis, como carne e gorduras tradicionais, estão sendo abandonados em favor de óleos de sementes ultraprocessados e trigo, milho e soja ultrarrefinados.

A refrigeração nos permite a manutenção de alimentos por mais tempo e o transporte deles por maiores distâncias. A invenção de fertilizantes sintéticos aumentou drasticamente o rendimento das colheitas – embora, como veremos, não sem cobrar um preço por isso. E agora, alimentos altamente processados e refinados estão se tornando mais comuns; nas prateleiras dos supermercados e em nossas casas, pelo menos no Ocidente, produtos alimentícios tomaram o lugar de toda comida fresca. Pela primeira vez em nossa história, os humanos no Ocidente estão superalimentados – e, ao mesmo tempo, subnutridos – e, ainda assim, nos países em desenvolvimento, enfim começam a obter nutrientes, por exemplo, proteína de alta qualidade e ferro (da carne), de que precisam para cérebros e corpos saudáveis, permitindo-lhes competir com os países ocidentais no mercado global.

Hoje, no que se pode considerar uma sociedade "pós-doméstica", muitos consideram bárbaro o ato de comer carne, rotulado como insalubre, insustentável e moralmente repreensível. Essas atitudes decorrem da nossa falta de conexão com a produção de alimentos e com a própria natureza, mas também são culpadas as diretrizes de governo que sustentam a agricultura industrial e fortalecem ainda mais uma pesquisa tendenciosa.

A história de como os alimentos refinados assumiram um papel tão proeminente em nosso sistema alimentar pode não ser tão fascinante quanto um romance de espionagem, mas envolve uma boa quantidade de manobras políticas, além da ameaça existencial de aniquilação nuclear representada pela Guerra Fria.

VAMOS FAZER UMA PAUSA E DEFINIR ALGUNS TERMOS QUE USAREMOS COM BASTANTE FREQUÊNCIA NO LIVRO.

Alimentos processados: aqueles modificados do seu estado original. Por exemplo, congelar legumes ou enlatar tomates significa processar esses alimentos. Queijo, iogurte e feijões secos são alimentos processados.

Alimentos ultraprocessados: usamos esse termo quando nos referimos a qualquer alimento produzido em uma fábrica com aditivos como corantes, aromatizantes ou conservantes artificiais. Em geral, essa é a maior parte dos alimentos encontrados nos corredores centrais dos supermercados. E sim, mesmo os produtos no corredor central da Whole Foods® são geralmente ultraprocessados.

Alimentos hiperpalatáveis: alimentos que são tão deliciosos (palatáveis) que podem nos estimular ao consumo exacerbado. São alimentos ultraprocessados que agrupam certas combinações de sabores, quase sempre carboidratos e gordura, mas também podem incluir outros aditivos que ativam os sensores de recompensa do cérebro. Exemplos desses alimentos incluem macarrão com queijo, pizza, batatas fritas.

Alimentos com alta densidade nutricional: a densidade de nutrientes de um alimento se refere à quantidade de micronutrientes (vitaminas e minerais) por caloria do alimento. Álcool e açúcar têm muitas calorias, mas não muitos micronutrientes, portanto, são densos em calorias, mas não em nutrientes. Carne e vegetais, por outro lado, são ricos em nutrientes.

Agricultura industrial: também chamada de agricultura "química" ou "monocultura". Quando você voa e olha para baixo e vê muitos quadrados ou círculos grandes no chão, eles geralmente são plantações industriais de soja, milho ou trigo. A agricultura industrial se caracteriza por grandes fazendas que produzem a mesma safra ano após ano com o uso extensivo de fertilizantes químicos, herbicidas e pesticidas. Mostraremos na seção ambiental como esse sistema agrícola destrói o solo e ecossistemas inteiros.

Agricultura orgânica: não usa pesticidas e herbicidas químicos. As origens do movimento orgânico pretendiam que o termo significasse sustentável ou regenerativo (veja a seguir), mas hoje o termo foi amplamente cooptado por grandes empresas que ainda usam métodos agrícolas insustentáveis e aplicam produtos químicos "orgânicos" aprovados.

Agricultura sustentável: não existe uma descrição definitiva de sustentável, mas usaremos esse termo de forma intercambiável com o termo agricultura regenerativa. A ideia subjacente ao movimento de sustentabilidade é que os proponentes querem instituir um método de produção de alimentos que consiga se "sustentar" ao longo do tempo.

Agricultura regenerativa: aqui está o termo mais recente no movimento de ponta dos agricultores que buscam ir "além do sustentável" e de fato reconstruir o solo por meio de práticas de produção de alimentos. Muitos que promovem práticas regenerativas criticam os métodos orgânicos e sustentáveis por não fazerem o bastante; no entanto, muitos produtores de alimentos que estão no movimento orgânico e de sustentabilidade têm exatamente a mesma intenção que os do movimento regenerativo. A razão pela qual também usamos o termo *sustentável* é esta: muitas pessoas não sabem o real significado do termo *regenerativo*, incluindo (infelizmente) muitos dos proponentes da agricultura regenerativa. Nós, autores do livro, acreditamos com muita segurança que os animais são um componente essencial de qualquer sistema alimentar regenerativo.

Carne convencional: também chamada de carne bovina terminada em confinamento ou carne industrializada, esse gado começa pastando em fazendas durante a primeira metade a dois terços da vida, e nos últimos quatro a seis meses é posto em confinamento, onde recebe uma dieta que aumenta seu peso com rapidez.

Carne a pasto/terminada a pasto: em geral, são bovinos que pastaram a vida inteira, embora as certificações às vezes possam ser contestadas entre os produtores e o Departamento de Agricultura dos Estados Unidos (USDA, United States Department of Agriculture) não tenha certificação oficial. Por causa disso, alguns reclamam que os produtores de carne bovina convencional podem chamar a carne que produzem de "a pasto", embora terminem o gado com grãos. Cada certificação tem seu significado oficial de "a pasto". No livro, quando nos referimos à carne a pasto, queremos dizer terminada a pasto.

Bovinos bem manejados: descreveremos o assunto com mais detalhes na seção ambiental, porém, quando nos referimos a gado bem manejado, estamos nos referindo a pecuaristas que mudam o gado com frequência para novas pastos, o que é mais saudável para os animais e para a terra. Existem vários outros termos para essa expressão, incluindo pastejo rotacionado, pastejo de lotação contínua, pastejo alternado, manejo intensivo, manejo adaptativo *multi-paddock* (AMP, do inglês *adaptive multi-paddock*) e manejo holístico ou pastejo holístico planejado. Cada um desses termos tem definição própria. A ideia básica é que tais fazendeiros não estão simplesmente deixando seus animais no mesmo pedaço de terra por uma temporada inteira – eles os movem com frequência e se adaptam às mudanças conforme necessário.

Operação de alimentação animal concentrada (CAFO – *concentrated animal feed operation*): também chamadas de fazendas "fábricas" ou "industriais", tecnicamente definidas por abrigarem mil ou mais "unidades animais" por 45 dias ou mais. Mil unidades animais equivalem a mil cabeças de bovinos de corte, setecentas vacas leiteiras, 2,5 mil suínos, 125 mil frangos de corte ou 82 mil galinhas poedeiras. A maior parte da carne que se consome nos Estados Unidos é produzida no sistema CAFO.

Carne melhor: este livro defende uma carne *melhor*, ou seja, carne de animais criados de forma a imitar sistemas naturais, como gado bem manejado ou ovos de galinhas com acesso a pasto.

APERITIVOS PARA A GUERRA FRIA

Para as pessoas que viveram os horrores da Segunda Guerra Mundial, esse período significou uma luta pela sobrevivência. À medida que o esforço de guerra aumentava, quase tudo o que se pode imaginar estava em demanda urgente: metais, incluindo ferro para tanques e latão para balas; borracha para pneus e mangueiras; e, claro, comida (conforme disse Napoleão Bonaparte, "Um exército marcha sobre seu estômago"). Em um esforço para manter os militares abastecidos e alimentados, bem como alimentar muitos aliados, o governo dos EUA promulgou uma série de programas de incentivos, chamados subsídios, para encorajar os agricultores a produzir o máximo de comida possível.

A jogada funcionou. Mas, depois da guerra, o governo dos Estados Unidos tentou reverter os programas de subsídios – proposta bastante impopular para os fazendeiros, que estavam indo muito bem com esses controles de preços favoráveis. Alguns dos subsídios foram rescindidos, mas muitos permanecem em vigor até hoje.

E então veio a Guerra Fria, um jogo arriscado que poderia ter acabado com a maior parte da vida na Terra por meio da aniquilação termonuclear, e que ainda se provou incrivelmente caro para os EUA e a então URSS. No exterior, os EUA estavam envolvidos na Guerra do Vietnã, enquanto em casa os preços dos alimentos e da maioria das outras *commodities* aumentavam em um ritmo doloroso.

Pode parecer exagero vincular a Guerra Fria à nossa atual epidemia de obesidade e à indústria bilionária de *junk food*, mas, em um fascinante artigo no *The Guardian*, o repórter investigativo Jacques Peretti colocou a origem de nosso problema no encaminhamento dado por Richard Nixon à Guerra Fria.[10] Peretti relata como Richard Nixon, envolvido em controvérsias locais e no exterior, precisava que a economia melhorasse (ou pelo menos parecesse melhorar), para garantir um grande bloco eleitoral dedicado. Visando a redução dos preços dos alimentos, o presidente precisava que os agricultores americanos se engajassem na questão, portanto, nomeou um acadêmico de Indiana, Earl Butz, para criar um plano.

A solução de Butz? Pagar aos agricultores para produzir excedentes gigantescos de grãos. A superabundância de milho, trigo e outros subsídios derrubou os preços (caso se ignore a alocação da receita tributária nesse esquema) e rendeu a Nixon a lealdade do bloco eleitoral conservador, em sua ampla maioria representado por fazendeiros. Tricky Dick* obteve seus votos, o cidadão americano agora tinha acesso a comida barata e, de fato, havia tanta que as pessoas precisavam ser criativas sobre o que fazer com ela. Peretti escreve:

> Em meados dos anos 1970, havia um excedente de milho. Butz voou até o Japão para pesquisar uma inovação científica que mudaria tudo: o desenvolvimento em massa de xarope de milho com alto teor de frutose (HFCS), ou xarope de glicose-frutose, como costuma ser chamado no Reino Unido, pastoso e muito doce, produzido a partir de milho excedente, que também era incrivelmente barato. O HFCS foi descoberto na década de 1950, mas apenas na década de 1970 se descobriu um processo para aproveitá-lo na produção em massa. O HFCS logo foi introduzido em todos os alimentos: pizzas, salada de repolho, carne. Proporcionava aquele brilho de "acabado de assar" em pães e bolos, tornava tudo mais doce e estendia a vida útil de dias para anos.

Mais ou menos na mesma época (como veremos no Capítulo 4), os consumidores estavam abandonando os produtos de origem animal por acreditarem que a gordura saturada representava um perigo para a saúde. Peretti diz: "A indústria alimentícia estava de olho na criação de um novo gênero de alimento, algo que eles sabiam que o público adotaria com grande entusiasmo, acreditando ser melhor para a saúde: 'baixo teor de gordura'".

* Apelido depreciativo dado a Nixon. (N.T.)

Peretti conectou nosso novo apetite por açúcar, com o crescente movimento por baixo teor de gordura, à escalada de um desastre alimentar: as pessoas estavam engordando, e ninguém sabia por quê. A gordura na dieta estava sendo vilanizada, sobretudo a de origem animal, portanto, a melhor solução era consumir mais carboidratos e óleos vegetais. Convenientemente, o governo também começou a subsidiar o milho e outras *commodities* transformáveis em *junk food* hiperpalatável com facilidade, disponível nas prateleiras e com alta margem de lucro.

Então, conectar a Guerra Fria à indústria de *junk food* não é uma ideia tão maluca.

Todos esses eventos e políticas tiveram consequências não intencionais notáveis, que exploraremos com mais detalhes em capítulos posteriores.

QUAL A SOLUÇÃO?

Até agora vimos, em resumo, como os humanos passaram da dieta de nossos ancestrais caçadores-coletores para nossa atual dieta altamente processada. Conforme abordaremos no Capítulo 4, pesquisas publicadas ao longo dos últimos cem anos nos levaram a acreditar que proteínas e gorduras animais, em especial da carne bovina, representam um perigo para a nossa saúde.

Embora como humanos sejamos notavelmente sofisticados, temos uma predileção por explicações simples do nosso mundo complexo. Esse desejo de simplicidade muitas vezes leva pesquisadores, políticos e o público a querer culpar *uma* coisa por nossos infortúnios. Um dia eram as gorduras, e no outro eram os carboidratos os culpados pelas doenças degenerativas no mundo ocidental. Mais recentemente, alguns médicos e pesquisadores colocaram a culpa de tudo, desde câncer até diabetes, na carne vermelha. Essa é a mais recente demonização da gordura e da carne. A ideia teve um alcance incrível e está mais uma vez influenciando tudo, desde a política de saúde até as práticas agrícolas. A história pode não se repetir, mas rima.

A representação da carne vermelha como nosso principal inimigo na dieta casa bem com nossos temores atuais sobre um planeta em aquecimento e considerações éticas e de sustentabilidade da pecuária industrial. O ataque multifacetado à carne vermelha a torna ainda mais maléfica do que a gordura ou o colesterol jamais poderiam ter sido (ironicamente, isso é fantástico para os fabricantes de alimentos, que podem capitalizar nossas preocupações com o bem-estar dos animais para vender produtos artificiais ultraprocessados que, como mostraremos, não são saudáveis, nem benéficos para o meio ambiente, nem isentos de crueldade).

Para muitos, parece que eliminar ou reduzir drasticamente o consumo de carne é a solução para nossos problemas de saúde e para o aquecimento do planeta. Em janeiro de 2019, a EAT-Lancet Commission, um coletivo de especialistas em nutrição com o objetivo de definir um sistema alimentar saudável e sustentável para todo o planeta, divulgou suas recomendações. Embora houvesse alguma controvérsia de que esse "estilo de tamanho único" poderia não ser apropriado em todas as áreas, parecia existir pouco reconhecimento de preferências alimentares culturais ou confiança em alimentações regionais. Eles recomendam menos de 14 gramas de carne por dia (cerca de meia almôndega), menos de 28 gramas de frango e um quarto de ovo – mas muitos grãos, óleos de sementes produzidos industrialmente e oito colheres de chá de açúcar.[11] Suas diretrizes visam corrigir a saúde de todas as pessoas na Terra e pretendem ser a maneira mais sustentável de alimentação. Mas e se eles entenderam tudo errado?

E se pudéssemos ajudar os países em desenvolvimento a produzir carne *melhor*, e não os desencorajar de consumi-la?

Quando presumimos que eliminar em grande parte ou totalmente a carne é a resposta, não estamos ignorando algumas verdades básicas sobre como o metabolismo e a natureza humana funcionam?

Há respaldo científico real nas alegações de que as proteínas de origem animal aumentam as taxas de obesidade, diabetes tipo 2 e câncer?

Faz sentido irrigar vastos campos de amêndoas em cidades onde a água potável chega em garrafas de plástico?

Será que a melhor solução para o futuro da proteína é cultivar alimentos em laboratórios?

Deveria haver menos alimentos ricos em nutrientes (carne) para toda a população humana quando estamos vendo, pela primeira vez em nossa história, que as pessoas no Ocidente estão superalimentadas e, ao mesmo tempo, subnutridas, e nos países em desenvolvimento elas enfim começam a obter os nutrientes de que precisam para cérebros e corpos saudáveis?

Deveríamos estar olhando para um futuro de monoculturas produzidas quimicamente se queremos melhorar nossa saúde ou nosso solo?

Em um mundo de recursos cada vez mais escassos, que tal reduzirmos nossa dependência da agricultura à base de produtos químicos sintéticos e voltarmos a ter contato com os ciclos naturais? Não deveríamos lutar por mais biodiversidade, e não menos?

Segundas-feiras sem carne resolverão nossas preocupações quanto à indústria de carne industrial?

Vamos resolver nossas epidemias de obesidade, diabetes tipo 2 e anemia por deficiência de ferro com menos carne vermelha?

Neste livro, faremos algumas perguntas fundamentais que poucas pessoas parecem abordar. Como você deve ter percebido, esse é um conjunto de assuntos muito complexo. Gostaríamos que houvesse uma maneira fácil e digna de abordar tudo, mas, se fizermos nosso trabalho, você logo entenderá por que as considerações nutricionais, ambientais e éticas quanto ao consumo de carne não podem ser ignoradas. Fique conosco enquanto examinamos o aspecto nutricional da carne.

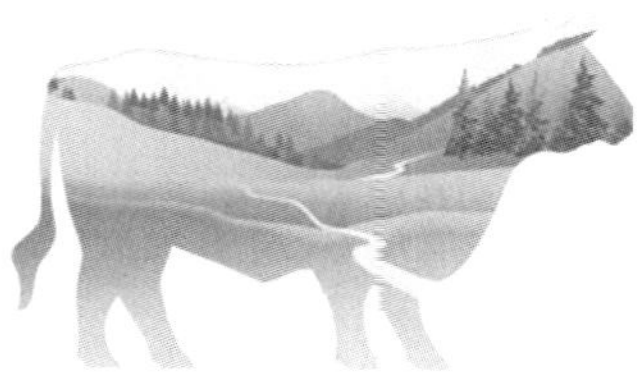

PARTE 1

A DEFESA NUTRICIONAL PARA UMA (MELHOR) CARNE

CAPÍTULO 2

OS HUMANOS SÃO ONÍVOROS?

John Durant, no livro *The Paleo Manifesto* (O manifesto paleo), descreve a história de Mokolo, um gorila de 25 anos que vivia no Cleveland Metroparks Zoo em 2005. Embora Mokolo não fosse obeso, estava acima do peso e apresentava sinais de doença cardíaca. E mais, também exibia comportamentos estranhos, como arrancar os pelos da cabeça de modo obsessivo. A equipe concluiu que a melhor maneira de avaliar a saúde de um gorila cativo era compará-lo com um selvagem. Mesmo levando em conta que Mokolo era menos ativo, ele obviamente não fumava, nem bebia ou se alimentava de *fast-food*. Na verdade, os gorilas em cativeiro sofrem de problemas muito semelhantes aos dos humanos modernos: colesterol alto, testosterona baixa, pressão arterial alta e doenças cardíacas, sendo essas as principais causas de morte desses animais em cativeiro – assim como acontece com os humanos.

Ciente de que precisaria intervir, a equipe avaliou todo o ambiente de Mokolo, desde o piso de concreto, os níveis de luz e ruído, até a dieta do animal. Ele se alimentava da "comida de gorila" padrão, ou seja, barras de fibras fortificadas, além de alguns vegetais folhosos e frutas. Então, decidiram que seria bem simples mudar tal dieta. Primeiro, tentaram aumentar a fibra dos biscoitos, o que causou diarreia. Em seguida, eliminaram totalmente os biscoitos de fibra e aumentaram a quantidade de plantas folhosas. Como é quase impossível ter acesso a verduras africanas nativas, usaram alface-romana da mercearia local. Os resultados foram surpreendentes: nos meses posteriores, Mokolo perdeu cerca de trinta quilos antes de o peso se estabilizar, e o comportamento de arrancar os pelos desapareceu.

Todo animal tem uma dieta biologicamente adequada, incluindo os homens. Os humanos parecem prosperar com uma dieta mais densa em nutrientes do que a de nossos grandes primos símios (embora alguns defensores apaixonados pelas dietas veganas sejam eloquentes sobre o poderoso gorila, os humanos *não conseguem* processar de treze a vinte quilos de vegetais por dia.) Em épocas ancestrais, os humanos existiram por centenas de milhares de anos com uma dieta que incluía muitos produtos de origem animal, além de um pouco de mel, raízes, tubérculos, folhas e frutas. Mas hoje, em "cativeiro", nossas dietas se desviaram desses alimentos "sem graça" em favor de substâncias altamente processadas semelhantes a alimentos. Também dormimos menos, movemo-nos menos e vivemos sob formas muito diferentes de estresse do que tínhamos no período dos caçadores-coletores.

Em nossos esforços atuais para minimizar a crescente epidemia de obesidade e diabetes, muitos acabam colocando a culpa no consumo da carne vermelha. Alguns sugeriram que talvez os humanos nunca tenham sido destinados a comer carne originalmente.

Você talvez tenha ouvido falar que nossos dentes se parecem menos com as presas afiadas de animais carnívoros e mais com os dentes lisos de mamíferos que consomem apenas plantas. Não temos garras e presas. Você talvez até mesmo tenha encontrado gráficos mostrando que os dentes humanos são mais parecidos com os "frugívoros" (animais que comem frutas, vegetais e nozes). Na verdade, somos biologicamente projetados para ser consumidores de plantas "pacíficos", em vez de caçadores agressivos e consumidores de carne? No entanto, aí vem a questão: pode um alimento que faz parte de nossa dieta "selvagem" por milhares de anos ser responsável por nossos atuais problemas de saúde? Vamos dar uma olhada na questão.

SOMOS PROJETADOS FISICAMENTE PARA COMER O QUÊ?

Os humanos desenvolveram uma mistura interessante de características anatômicas. Em comparação com outros primatas, temos cérebros maiores, intestino grosso mais curto e intestino delgado mais longo. Por quê?

Em 1995, os cientistas Leslie Aiello e Peter Wheeler propuseram uma explicação em um artigo publicado na revista *Current Anthropology*. Assim, apresentaram a sua hipótese do tecido caro, que postula o seguinte: o fato de um animal desenvolver um cérebro grande implica a priorização do combustível para o cérebro e o uso de menos energia em outros tecidos metabolicamente "caros". No caso dos humanos, diz a teoria, à medida que nossos ancestrais se aprimoraram na obtenção de alimentos ricos em nutrientes (o que indiscutivelmente constitui um ciclo de *feedback* da crescente complexidade cultural que leva a uma maior capacidade de obter alimentos ricos em nutrientes) e desenvolveram métodos de preparação usando ferramentas e cozimento, nosso trato digestivo mudou e nosso cérebro evoluiu. Desse modo, evoluímos para ter mais espaço no intestino delgado, que absorve alimentos ricos em nutrientes e altamente digeríveis. Em relação a outros primatas, a porção de fermentação de fibras do nosso trato digestivo, o cólon, é comparativamente menor.[1]

Fontes alimentares variadas fornecem uma dieta mais rica em nutrientes, e é disso que precisamos. Nossos corpos naturalmente querem variedade, e ficamos entediados ao comer a mesma coisa o tempo todo. Tal situação só era ótima quando precisávamos sair à procura de comida, pois nos motivava a buscar novos sabores e texturas. É também por isso que os restaurantes que nos permitem escolher à vontade são tão populares – podemos provar um pouco de tudo![2]

É tentador pensar que a forma como nossos corpos são formados – sem garras, dentes lisos – representa toda a evidência de que fomos biologicamente projetados para comer plantas. Infelizmente, isso não leva em conta a nossa capacidade de produzir ferramentas e fogo. Os humanos podem fazer flechas para caçar e afiar pedras e conchas para raspar, moer e fatiar carne. Não *precisamos* de garras ou dentes caninos enormes para matar e digerir a carne. Na verdade, embora alguns outros primatas comam um pouco de carne, os humanos a consomem em muito mais quantidade. Os nutrientes derivados desses produtos animais fornecidos ao nosso cérebro separam os humanos de outros primatas. Por outro lado, quando consumiam coisas como grãos ou leguminosas, as culturas tradicionais usavam a tecnologia para colocá-los de molho, germiná-los e fermentá-los*, a fim de reduzir as toxinas das plantas e melhorar a digestibilidade. Portanto, se

* No caso da batata da América do Sul, ela é consumida inclusive com argila. Especula-se que o costume peruano de comer batatas com molho de argila surgiu na era pré-colombiana para inibir os efeitos tóxicos dos glicoalcaloides presentes nas batatas silvestres, além de neutralizar seu amargor.

alguém aponta para a falta de caninos grandes como "prova" de que não fomos projetados para comer carne, é razoável simplesmente ignorar a tecnologia de que também precisávamos para consumir a maioria das plantas?

Abordando aspectos da nossa anatomia, nós, humanos, temos características distintas que nos possibilitam comer plantas e animais. Como já mencionado, nosso intestino delgado é mais longo que o de um primata comum, e nosso cólon é menor. Isso significa que não somos tão capazes de quebrar certas fibras vegetais ou outros tipos de materiais vegetais volumosos (como nossos parentes gorilas fazem tão bem). E mais, com um intestino delgado maior, estamos adaptados ao consumo de alimentos ricos em nutrientes, como carne e amidos *cozidos*, porque somos capazes de melhor absorver a nutrição deles. Também temos enzimas diferentes de outros primatas, as quais nos permitem digerir amidos densos e laticínios. Finalmente, quando se trata de dentes, temos caninos (para carne) e molares (para triturar plantas). Portanto, estamos equipados para mastigar alimentos vegetais e animais.[3]

Precisamos dos nutrientes encontrados em plantas e animais. Um estudo no *The American Journal of Clinical Nutrition*, depois de avaliar as dietas de 229 caçadores-coletores, descobriu que a maioria consumia entre 45% e 65% de suas calorias de alimentos de origem animal, e o restante de plantas. Essa mistura praticamente cinquenta-cinquenta apresenta a máxima variedade de ingestão de nutrientes, uma vez que os humanos precisam de alguns nutrientes para se desenvolver de modo saudável.[4]

Até aqui, esperamos que esteja bem claro que não se sustenta o argumento de que os humanos não foram "destinados" a consumir animais. Como vimos no Capítulo 1, evoluímos como caçadores-coletores e, quando nos dedicamos à agricultura, nossa dieta onívora continuou. Observando os registros históricos, fica bem evidenciado que nossos ancestrais comiam produtos de origem animal, incluindo medula óssea, cérebro, carne muscular, ovos, laticínios e insetos. Não há cultura humana tradicional que exclua produtos de origem animal. Mesmo sendo popular o argumento de que as sociedades anteriores não viviam tanto quanto nós, é importante destacar que os números da expectativa de vida são distorcidos pelas altas taxas de mortalidade infantil e pela falta de atendimento de emergência moderno. Em geral, os caçadores-coletores viveram vidas bastante longas[5], e nenhum desses grupos vivenciou as altas taxas de doenças crônicas atuais.[6] A vida dos caçadores-coletores contemporâneos e de nossos antepassados é um marco importante na saúde humana. Abordamos esse tema de modo bem extenso em nossos livros anteriores e agora concluímos: os humanos quase sempre prosperam com uma dieta onívora (alimentos vegetais e animais).

Ao aceitar que os humanos de fato evoluíram para consumir carne, vamos em seguida abordar outra ideia: que *quantidade* de carne deveríamos comer.

CAPÍTULO 3

ESTAMOS CONSUMINDO CARNE DEMAIS?

Quando dizemos "carne demais", o que você imagina? Muitos evocam a imagem de um gigantesco bife no prato em todos os jantares. Mesmo aqueles que tendem a concordar que a carne constitui uma parte natural da dieta humana costumam dizer que estamos comendo demais (quem decide qual é a quantidade "apropriada" de carne, a "polícia da carne"?). Muitas pessoas também acham que já ingerimos muita proteína, o que é perigoso.

Há muito o que destrinchar aqui, então examinaremos esses argumentos nas próximas páginas. A ciência está norteando nosso conceito de excesso, ou nossa percepção de que comer carne é um ato de gula configura nossas suposições relativas à quantidade "certa" para consumir? Abordaremos o assunto em breve, mas antes vamos falar sobre quanta carne os americanos *estão* de fato consumindo. É menos do que você pensa, e aí pode estar parte do nosso problema.

ENTÃO, QUANTA CARNE CONSUMIMOS?

Vamos começar pela definição de "carne". Quando as pessoas dizem tal palavra, quase sempre estão se referindo à carne bovina. Por alguma razão, costumamos separar os animais em diferentes categorias (frutos do mar, aves, carne vermelha). Muitos afirmam que não comem "carne", mas consomem frango, peixe ou ovos. No entanto, sendo bem sinceros, todas as proteínas animais devem ser consideradas como tal; vamos chamá-las de "proteínas animais" ou "carne" (parece ilógico categorizar peixes como "não carne", como se não fossem realmente "animais").

Com frequência se ouve que os americanos comem em torno de 120 quilos de carne por ano, o que significa proteína animal. Mas de onde vem esse número?

O Departamento de Agricultura dos Estados Unidos tem dois grupos de números de consumo de alimentos: a "disponibilidade de alimentos" e a "disponibilidade de alimentos ajustada para perdas". O número de "disponibilidade de carne" é de 120 quilos por pessoa por ano, o que engloba toda a carne produzida, incluindo pele, pescoço, órgãos do frango e, no caso da carne bovina, muita gordura, órgãos e outras partes que não chegam às nossas geladeiras ou aos nossos pratos. Portanto, convém observarmos o número ajustado para perdas.

Por exemplo, um boi de quinhentos quilos produz uma carcaça de 340 quilos, sendo cerca de 225 quilos cortes de varejo (carne moída, lombo* e assim por diante). Os números ajustados às perdas também consideram a perda que ocorre entre o açou-

---

* Do original "sirloin". No Brasil, todos os cortes de "sirloin" são do lombo, e como ele é um corte longo, existem várias regiões e consequentemente subcortes.

gueiro e nossa casa, como o que não é comprado no supermercado em decorrência da deterioração e como a redução (perda de água) quando se cozinha a carne. Outro fator também considerado na perda é a indústria de ração para animais domésticos, que utiliza um percentual bastante significativo de carne. Um estudo descobriu que, se cães e gatos tivessem o seu próprio país, este ocuparia o quinto lugar no consumo de carne.[1]

Portanto, na realidade, não estamos comendo nem perto de 120 quilos anuais de carne por pessoa. Em 2016, quando se ajustou a quantia para perdas, os americanos consumiam cerca de 50 gramas de carne bovina por dia (em torno de 18 quilos por ano), 40 gramas de carne suína por dia (14 quilos por ano) e cerca de 75 gramas de aves por dia (27 quilos por ano).

NÃO ESTAMOS COMENDO "CARNE DEMAIS"

Os norte-americanos comeram **menos de 57g** de carne bovina por dia em 2018, e o consumo global de carne bovina per capita tem **se mantido constante pelos últimos 50 anos**. O aumento nos países em desenvolvimento tem sido compensado pelo declínio nos países desenvolvidos. Ao mesmo tempo, estamos comendo **mais frango, grãos, óleos de sementes industrialmente processados e açúcares**[1].

DISPONIBILIDADE DE ALIMENTOS, PER CAPITA, NOS ESTADOS UNIDOS
AJUSTADA PARA PERDA (EM LIBRAS)

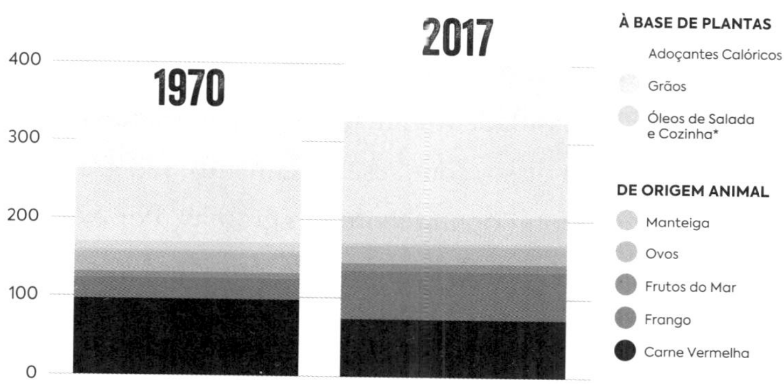

* Dados para o óleos de salada e cozinha disponíveis somente até 2010.

1. https://www.ers.usda.gov/data-products/food-availability-per-capita-data-system/food-availability-per-capita-data-system/

Então, se não estamos consumindo tanta carne, o que mais estamos comendo?

Desde 1970, nosso consumo de carne bovina na verdade *diminuiu* de cerca de 75 gramas por pessoa por dia para 50 gramas por dia em 2016, enquanto nossa ingestão de aves mais do que dobrou.[2] Aumentamos nosso consumo de adoçantes calóricos, e nossa ingestão de produtos de grãos se elevou cerca de 30% (e, em se tratando de grãos, não estamos falando de cevadinha, mas majoritariamente de alimentos ultraprocessados feitos de trigo e milho). Triplicamos nossa ingestão de óleos de sementes ultraprocessados.

DE QUE QUANTIDADE DE PROTEÍNA PRECISAMOS?

Pronto, já vimos que não estamos de fato comendo "tanta" carne; então, de quanto precisamos? Talvez você já tenha ouvido falar que as mulheres precisam de 46 gramas de proteína por dia, e os homens, de 56 gramas por dia. Mas esses números estão corretos? De onde vieram? E existe proteína ou carne "em exagero"?

De acordo com as Diretrizes Dietéticas dos EUA, a dose diária recomendada (ingestão diária recomendada, IDR/*recommended dietary allowance*, RDA) é de 0,8 grama de proteína por quilograma de peso corporal. No entanto, é importante observar que esta constitui uma necessidade mínima, não a quantidade ideal para se desenvolver.[3] Além disso, como esclarecimento, são gramas de *proteína*, não o peso total do *alimento* em gramas. Por exemplo, cem gramas de brócolis têm 2,4 gramas de proteína. Por outro lado, cem gramas de carne assada têm 27,2 gramas de proteína.

Explicando, é difícil para o público compreender a IDR de 0,8 grama de proteína por quilograma de peso corporal (a maioria dos americanos não está familiarizada com quilogramas, e muitos desconhecem o que é proteína), então, as pessoas que elaboraram as Diretrizes Dietéticas dos EUA decidiram apresentar quantidades reais. Para isso, basearam os números em um homem "referência" de 70 quilos e uma mulher "referência" de 57 quilos e calcularam os números baseados em tais dados. Portanto, se você for à internet e pesquisar "Quanta proteína preciso ingerir?", com frequência encontrará os números de 56 gramas por dia para homens e 46 gramas por dia para mulheres. Isso é também o que a maioria dos profissionais de saúde lhe dirá.

E é aí que surge o primeiro problema: quantos homens você conhece que pesam setenta quilos e quantas mulheres que pesam 57 quilos? O *Centers for Disease Control and Prevention* (CDC, Centros para Controle e Prevenção de Doenças dos Estados Unidos) diz que o homem americano médio pesa 88,6 quilos, e a mulher média, 75,6 quilos.[4] Certamente há uma grande diferença do homem e da mulher de "referência"! De acordo com o cálculo de 0,8 grama de proteína por quilograma de peso corporal, o homem americano médio precisa de 71 gramas de proteína por dia, e a mulher americana média, de 60 gramas.

O segundo problema? Lembre-se, este é o *mínimo* de que você precisa para evitar doenças, não a quantidade "ideal" de proteína.

A IDR atual para ingestão de proteína é explicada no *Dietary Reference Intakes* (Ingestão Dietética de Referência) do Institute of Medicine[5], que baseou recomendações originais de proteína em estudos de balanço de nitrogênio. Está meio técnico? Então tenha paciência conosco. O balanço de nitrogênio é a diferença entre a ingestão de nitrogênio e o nitrogênio excretado, uma coisa difícil de avaliar e muito variável entre os indivíduos. Portanto, é bastante fácil subestimar os níveis adequados de proteína com base nesses estudos. Na verdade, aqui está uma citação direta do relatório:

> Em adultos, geralmente se presume que a necessidade de proteína é alcançada quando um indivíduo está com balanço de nitrogênio zero. Até certo ponto, essa suposição apresenta problemas que podem subestimar a verdadeira necessidade de proteína.[6]

Isso também não leva em conta a qualidade de saciação da proteína ou a densidade de nutrientes das melhores fontes. Os humanos, na verdade, não precisam de "proteína"; precisamos de aminoácidos, e a carne tem o equilíbrio perfeito de aminoácidos mais micronutrientes que as plantas não contêm. Vamos aprofundar mais essa questão em breve.

Muito antes de se introduzirem as diretrizes atuais, propunham-se recomendações de proteína muito mais altas. Em um texto nutricional de 1912, os estudos de balanço de nitrogênio foram questionados como medidas imprecisas das necessidades de proteína, e recomendado que pelo menos cem gramas de proteína *digerível* (portanto, não apenas gramas de proteína total, mas proteína biodisponível – chegaremos a esse ponto mais tarde) fossem consumidas. Verificou-se que qualquer coisa abaixo de 100 gramas por dia desencadeava efeitos nocivos.[7]

Qual seria a quantidade "ideal" ou mesmo "adequada" de proteína? Há outro conjunto de números para observarmos, chamado faixa de distribuição aceitável de macronutrientes (*acceptable macronutrients distribution range*, AMDR). O AMDR é definido como "uma faixa de ingestão de uma fonte de energia específica que está associada à redução do risco de doenças crônicas, ao mesmo tempo que fornece ingestão adequada de nutrientes essenciais". A faixa recomendada de proteína, de acordo com o AMDR, é de 10% a 35% da ingestão calórica[8] (nas diretrizes de 1977, a recomendação era de apenas de 10% a 14%).

Como tais informações se traduzem em nossa dieta? O USDA (United States Department of Agriculture – Departamento de Agricultura dos Estados Unidos) recomenda uma dieta de cerca de 2 mil calorias por dia para mulheres moderadamente ativas e cerca de 2,6 mil calorias por dia para homens moderadamente ativos. Usando 10%-35% das calorias da proteína, a mulher de referência de 57 quilos precisaria de 50 a 175 gramas de proteína por dia, e o homem de referência, de 65 a 228 gramas de proteína por dia. Isso é uma faixa *gigantesca*! Torna os 45 gramas por dia comumente aceitos para mulheres e 54 gramas por dia para homens abaixo da faixa do AMDR.

A maioria dos americanos obtém cerca de 16% das calorias que consome de proteínas, e um estudo recente mostrou que os adultos americanos com mais de cinquenta anos ingeriam muito menos, com 46% deles nem mesmo atingindo a IDR de 0,8 grama por quilo de peso corporal. Segundo tal estudo, "Aqueles que não atendiam à recomendação de proteína propendiam mais a ingerir outros nutrientes abaixo dos níveis recomendados. Aqueles abaixo da recomendação de proteína apresentaram de modo significativo mais limitações funcionais em todas as faixas etárias, enquanto a força de preensão foi relevantemente menor naqueles com mais de setenta anos".[9]

Com conservadores 20% de calorias provenientes de proteínas, a mulher média em uma dieta de duas mil calorias diárias precisaria de cem gramas por dia, número mais do que o *dobro* do requisito de proteína comumente presumido de 45 gramas por dia. Na verdade, quando dizemos às mulheres que ingiram apenas 45 gramas de proteína, estamos recomendando menos de 10% do total de calorias, abaixo do ADMR*. Recomendar cem gramas de proteína em grande parte de origem animal equivale a cerca de menos de 100 a 170 gramas de carne por refeição, três vezes ao dia.

Muita gente (sobretudo mulheres) acha que isso é "demais". No entanto, nas situações em que as pessoas introduzem esse nível de proteína em sua dieta, elas com bastante frequência se sentem muito melhor e consomem menos calorias por se sentirem plenamente saciadas (como Diana observou em sua clínica e Robb constatou por meio do seu trabalho, e como os estudos têm respaldado). Veremos por que isso acontece e os benefícios nutricionais da carne no Capítulo 5.

O EXCESSO DE PROTEÍNA NÃO AFETA O CORPO?

A seguir, vamos analisar a crença do perigo de se consumir muita proteína. Talvez você já tenha ouvido falar que proteína em excesso causa muito ácido no corpo, ou que é inútil comer mais do que o mínimo recomendado pela IDR.

Na verdade, o *Dietary Reference Intakes* do Institute of Medicine não estabelece nenhum nível superior de proteína com base no risco de doença crônica, em virtude de a alta ingestão não demonstrar efeito prejudicial.

---

* O cálculo das calorias de proteína é de 1 grama de proteína para cada 4 calorias; portanto, em uma dieta de 2 mil calorias, 20% de ingestão de proteína equivaleriam a 400 calorias de proteína, o que corresponde a 100 gramas de proteína.

Você pode ter ouvido que a carne é muito "ácida". Embora seja fato que as tiras de urina podem mostrar um nível mais alto de ácido, dependendo do alimento consumido, na verdade, ocorre que o pH urinário pouco nos diz quanto à saúde, exceto em condições metabólicas extremas, e o corpo humano controla rigidamente o pH do sangue em 7,4. Nossa ingestão de alimentos não surte efeito sobre isso, e uma dieta mais "ácida" de carne não afetará a saúde dos ossos. A pesquisa não sustenta a hipótese ácido-alcalina.[10]

E quanto às preocupações de que a proteína causa doença renal e câncer? Em pessoas saudáveis, não se encontrou perigo algum na ingestão de proteína acima de três gramas por quilograma.[11] Os portadores de doença renal devem limitar a ingestão dela, mas inexiste prova de que o aumento da ingestão *cause* doença renal[12] (e todas as outras preocupações sobre ingestão de carne e doenças crônicas? Trataremos delas no próximo capítulo).

QUAIS OS RISCOS DE INGERIR MUITO POUCA PROTEÍNA?

Nosso corpo precisa de proteína e, se não ingerirmos o suficiente por meio da nossa dieta, haverá perda de massa muscular, flacidez e fragilidade de outros tecidos para obtê-la. Isso leva à fraqueza. A função imunológica diminui, porque a proteína é necessária para os anticorpos. Também precisamos dela para produzir enzimas e transportar oxigênio para os tecidos, de modo que o consumo muito baixo pode causar fadiga, queda de cabelo e unhas quebradiças, além de mãos e pés frios. E ainda mais: ganho de peso.[13] A deficiência de vitamina B12, ocorrência frequente em vegetarianos e veganos, demonstrou ser um fator de risco independente para doença arterial coronariana e distúrbios neurológicos graves em bebês de mães veganas.[14]

ENTÃO, QUANTO DE PROTEÍNA DEVO INGERIR?

Em síntese, é bastante confuso determinar quanta proteína ingerir, e as recomendações não parecem basear-se em muita ciência, por causa da imprecisão dos estudos de balanço de nitrogênio e dos intervalos gigantescos do AMDR.

Como um ponto de partida bastante razoável, parece que 100 gramas de proteína em uma dieta de 2 mil calorias é um excelente começo; se você estiver consumindo menos, e muitas pessoas consomem muito mais do que 2 mil por dia, então, pessoal, isso significa reforçar a proteína. A maioria dos americanos relata ingerir entre 1,8 mil e 2,5 mil calorias por dia (e os dados autorrelatados em geral são baixos), e isso significa que, com 20% das calorias, a ingestão de muitos deve estar entre 90 e 125 gramas de proteína por dia. Aí está: é um grande sucesso as pessoas aumentarem suas proteínas para 30% do total de calorias.

Níveis mais altos de proteína são eficazes para perda de peso. De acordo com a hipótese de alavancagem de proteína, as pessoas continuarão comendo alimentos a fim de satisfazer as próprias necessidades de proteína. Se a comida for ultraprocessada, pobre em proteínas, mas rica em calorias e carboidratos, o cérebro nos dirá para continuar ingerindo esse alimento até atingir o mínimo de proteína. Como ela é altamente saciante, ao aumentarmos sua ingestão, a ingestão calórica geral quase sempre diminui. A proteína é o mais saciante dos macronutrientes[15], e a ingestão de 15% a 30% do total de calorias pode ser bastante útil na regulação do apetite, maximizando a sensibilidade à leptina, induzindo à perda de peso e aumentando o controle do açúcar no sangue.[16] Em uma metanálise de ensaios clínicos randomizados (estudo ECR, em inglês RCT), o padrão-ouro da pesquisa nutricional, dietas ricas em proteínas, de 25% a 32% das calorias em comparação com grupos de controle de 15% a 20% (que ainda é maior do que a IDR), mostraram efeitos benéficos na perda de peso, nos níveis de HbA1C (hemoglobina glicada) e na pressão arterial em pacientes com diabetes tipo 2.[17]

Estudos científicos mostram que dietas com baixo teor de gordura e de carboidratos podem funcionar[18], mas, caso se deseje perder gordura corporal e manter massa muscular, a "chave mestra" é aumentar a ingestão de proteína e levantar alguns pesos, tomando cuidado para não consumir calorias totais em excesso (o que é bem mais fácil de fazer quando se está ingerindo quantidades decentes de proteína, pois a pessoa se sente muito mais satisfeita em razão dos efeitos saciantes da carne).[19] Parece também que mastigar a comida é muito mais saciante do que beber suas calorias[20], e, como abordaremos mais adiante, as proteínas animais superam as vegetais em termos de densidade de nutrientes. Coincidentemente, aumentar o consumo de carne também ajuda muito em populações com insegurança alimentar e que precisam de mais calorias de alta qualidade, o que pode aumentar o crescimento, os resultados comportamentais e o desempenho cognitivo em crianças.[21]

Mas como 20% de proteína se apresentariam em uma dieta? Se você estiver obtendo essas proteínas de alimentos de origem animal, seriam aproximadamente de 300 gramas a 500 gramas de carne, aves ou frutos do mar por dia, dependendo do seu porte físico e de suas necessidades específicas. Divida essa quantia entre três refeições, e chegará a algo em torno de **100 a quase 200 gra-**

mas de proteína animal por refeição. Isso *não* é um condimento. Se você tem mais necessidade de proteína (fase de crescimento, gravidez, estresse, recuperação de uma doença ou tentativa de perder peso – elementos com os quais a maioria de nossos leitores provavelmente se identifica), precisará de mais, sempre levando em conta o seu porte físico. Mais adiante, falaremos sobre por que a proteína animal é superior às proteínas vegetais, por estar mais biodisponível, conter todos os aminoácidos essenciais e ser mais densa em nutrientes do que as proteínas vegetais.

Neste capítulo, queremos abordar a ideia de que os americanos estão consumindo carne demais. Esperamos que você entenda agora que a ideia de "demais" não se baseia na ciência, mas sim em uma "sensação" de que a carne é, por natureza, glutona e pouco saudável. Quando olhamos objetivamente para os dados, a carne é um alimento saudável – possivelmente o mais rico em nutrientes para os humanos. Não estamos comendo "demais", e mesmo a IDR de proteína pode não bastar para as nossas necessidades. Agora, examinaremos mais de perto as descobertas de que a carne está ligada a doenças – e por que devemos considerá-las com mais cautela.

CAPÍTULO 4

CARNE CAUSA DOENÇAS CRÔNICAS?

Em uma canetada, somos informados de que a carne causa câncer, diabetes, doenças cardíacas. Esses estudos receberam muita atenção nos últimos anos e resultaram em muitos livros, artigos e documentários pedindo-nos para eliminar totalmente o consumo de carne. As descobertas são convincentes e assustadoras. Durante a redação deste livro, no entanto, uma revisão sistemática da pesquisa atual contra a carne bovina publicada no *Annals of Internal Medicine*, de forma surpreendente, concluiu que as evidências contra a carne são de baixa qualidade e, de fato, não dispomos de evidências para tornar públicas recomendações de saúde que limitem o consumo de carne vermelha e processada.[1] A ideia de que a carne pode não ser tão ruim quanto muitos desejam é uma blasfêmia no mundo cuja base são os vegetais, e muitos na grande mídia estão chamando esse estudo de "controverso". Ironicamente, as mesmas pessoas que apontam que os autores do estudo têm vínculos financeiros com a indústria alimentícia *também* têm laços financeiros com essa mesma indústria, e têm também livros à venda que discordam das descobertas, uma crença quase religiosa no valor da pesquisa observacional (explicaremos mais adiante por que discordamos que a política nutricional deva ser definida com base nesse tipo de pesquisa) ou preconceitos ideológicos contra a carne.[2] Existem evidências fortes o bastante para condenar a carne vermelha e a processada? Vamos olhar mais de perto.

OS DESAFIOS DA PESQUISA NUTRICIONAL

É difícil fazer pesquisa nutricional. Em geral, fica difícil provar que as pessoas estavam seguindo determinada dieta, a menos que estejam trancadas em uma enfermaria metabólica, e fazer isso é caro, difícil e de curto prazo. Câncer, diabetes e doenças cardíacas não são doenças que se desenvolvem rapidamente; levam anos. Por essa razão, a maioria das pesquisas em nutrição analisa grandes populações por longos períodos, o que é chamado de epidemiologia observacional. Esses estudos correlacionais não estão testando uma intervenção específica em um grupo de controle, mas apenas analisando os dados de uma população específica ao longo do tempo. Podem ser quaisquer dados, desde os níveis de colesterol até o peso e a causa da morte. Esses tipos de estudos podem ser longitudinais (avançam no tempo) ou retrospectivos (olham para trás no tempo). A pesquisa observacional pode nos dar uma ideia sobre quais tipos de conexões existem entre as escolhas de estilo de vida e o risco de uma doença específica, constituindo um ótimo ponto de partida para estudos mais rigorosos no futuro. É também aqui que os experimentos naturais (falaremos sobre eles mais adiante) se encaixam nesta história, pois acontecem muitas vezes mudanças e só mais tarde os pesquisadores reconhecem uma oportunidade de observar o que elas podem significar.

Por mais importante que seja a epidemiologia observacional, tudo o que de fato pode mostrar é uma *correlação*. Por exemplo, um estudo pode descobrir que as pessoas que comem cachorro--quente têm maior probabilidade de morrer de ataques cardíacos. Mas isso significa que os cachorros-quentes *causam* ataques cardíacos? Para fazer a devida diligência, devem-se realizar estudos de acompanhamento para revelar os diferentes fatores que contribuem para essa história.

Digamos que as pessoas que comem cachorros-quentes tendem a comê-los com um pão grande, com batatas fritas e refrigerante. Vamos supor também que, em geral, as pessoas que não comem cachorro-quente não comem tantas batatas fritas nem bebem tanto refrigerante. No final, pode-se dizer com certeza que foram mesmo os cachorros-quentes que causaram os ataques cardíacos? Ou foram as batatas fritas, refrigerante, pão, molho de queijo processado ou milhões de outras coisas que uma pessoa que come cachorro-quente pode fazer e uma que não come pode não fazer? Os que comem cachorro-quente, nesse exemplo, também podem fumar mais do que a população em geral, não sair tanto ou tender a evitar frutas e vegetais frescos. Ou talvez a combinação de alimentos hiperpalatáveis promova excessos significativos, ganho de peso, inflamação e dislipidemia, que é a marca registrada do aumento do risco de doença cardiovascular? No caso da relação cachorro-quente e câncer, *podemos* ter um mecanismo de causalidade na forma de nitratos no cachorro-quente, e também correlações positivas entre outras coisas – como o pão com carboidratos processados ou o estilo de vida em geral. Talvez esses alimentos de baixo custo sejam consumidos com mais frequência por aqueles de nível socioeconômico mais baixo, com mais probabilidade de serem expostos a toxinas, condições de trabalho estressantes e perigosas, bairros inseguros, falta de acesso a cuidados de saúde e menos tempo de lazer.

Entende o nosso ponto? Existem inúmeros outros fatores envolvidos com potencial de influenciar essa conexão. Todos esses aspectos, chamados de fatores de confusão, devem ser considerados. Alguns epidemiologistas são bem sinceros na afirmação de que é difícil contabilizar todas essas variáveis. Outros sugerem que fatores de confusão, incluindo coisas que os pesquisadores ainda não pensaram em considerar, podem ser explicados por meio de massagem estatística*. Mesmo quando considerados no contexto da pesquisa epidemiológica, é impossível dizer com frequência que as correlações são o melhor que podemos encontrar. Um aspecto pouco apreciado pelos pesquisadores e pelo público leigo se refere ao possível reducionismo da pesquisa de nutrição decorrente de esforços equivocados por desejar ser "científica". A única maneira de determinar verdadeiramente uma causa entre duas variáveis é realizar o estudo experimental. Em boa ciência, gostaríamos de mudar apenas uma variável entre nossos objetos de estudo para podermos eliminar variáveis de confusão ao testar seus efeitos. Isso funciona bem quando se considera a eficácia de um antibiótico ou a toxicidade de determinada substância, no entanto, quando se considera a complexidade quase infinita da dieta humana, essa abordagem se torna uma espécie de risco. Um estudo experimental para relacionar cachorros-quentes a doenças cardíacas, por exemplo, exigiria comparar a incidência de ataques cardíacos entre um grupo de pesquisa confinado a uma dieta básica com mais cachorros-quentes por determinado período com outro grupo com a mesma dieta básica *sem* cachorros-quentes, e ainda controlando simultaneamente todos os outros fatores do estilo de vida,

* Termo usado em estatística para a manipulação de dados em favor de determinado resultado. (N.T.)

como bebida, movimento, estresse e sono. Ou podemos alimentar diferentes grupos *apenas* com cachorros-quentes, salgadinhos *ou* refrigerantes separadamente, e então avaliar os riscos relativos a doenças cardiovasculares. Sabe-se que as pessoas que têm acesso a apenas um alimento tendem a sentir tédio e fadiga do paladar, e comem muito menos do que se tivessem acesso a todos esses alimentos. Na melhor das hipóteses, esse é um assunto complicado, e é um grande desafio chegar a qualquer informação valiosa e útil. Uma maneira bastante persuasiva de simplificar esse processo é confundir erroneamente causalidade com correlação e direcionar o processo para uma agenda específica. Infelizmente, isso descreve uma parte significativa da pesquisa nutricional.

Com a pesquisa observacional, é impossível dizer que *x causa y*, apenas que existe uma possível conexão entre os dois.

Outros exemplos engraçados da fraqueza das correlações podem ser encontrados no blog de Tyler Vigen e em seu livro *Spurious Correlations* (Correlações espúrias); um dos nossos favoritos é o gráfico que mostra o número de pessoas que se afogaram ao cair em uma piscina correlacionado com o número de filmes em que Nicolas Cage participou em determinado ano. As linhas têm uma semelhança incrível. Isso poderia ser coincidência, ou Nicolas Cage de fato causa afogamentos em piscinas?

Dr. John Ioannidis, professor de medicina e de pesquisa e política de saúde na Stanford University School of Medicine, e de estatística na Stanford University School of Humanities and Sciences, é um crítico ferrenho da pesquisa nutricional. No artigo "Por que os resultados de pesquisas mais publicados são falsos", ele explica que "os resultados de pesquisas podem ser simplesmente medidas precisas do viés predominante".[3]

NÚMERO DE PESSOAS QUE SE AFOGARAM CAINDO EM PISCINA CORRELACIONADO COM NÚMERO DE FILMES EM QUE NICOLAS CAGE PARTICIPOU

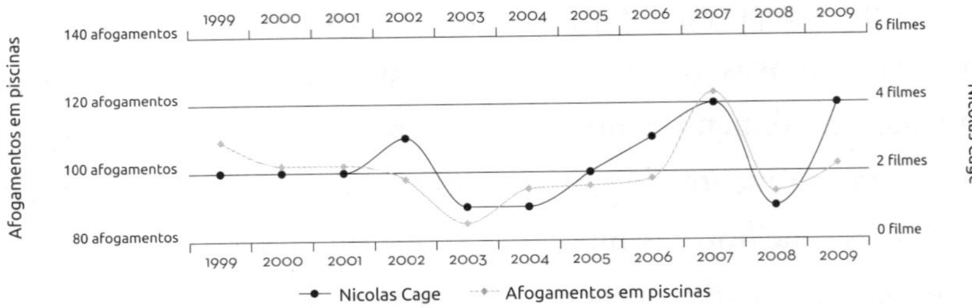

Fonte: adaptado de tylervigen.com.

Pessoas que consomem muita carne processada também tendem a estar acima do peso, a fumar e a se envolver em outras atividades que aumentam as chances de câncer. Em um estudo denominado "Tudo o que comemos está associado ao câncer? Uma revisão sistemática do livro de receitas", publicado no *American Journal of Clinical Nutrition*, Jonathan D. Schoenfeld e John Ioannidis selecionaram cinquenta ingredientes de receitas aleatórias e procuraram qualquer evidência que as ligasse ao câncer. Dos cinquenta ingredientes, quarenta tiveram pelo menos um estudo examinando o risco de câncer: vitela, sal, pimenta, farinha, ovos, pão, carne de porco, manteiga, tomate, limão, pato, cebola, aipo, cenoura, salsa, maçã, xerez, azeitonas, cogumelos, tripas, leite, queijo, café, bacon, açúcar, lagosta, batatas, carne bovina, cordeiro, mostarda, nozes, vinho, ervilhas, milho, canela, pimenta-de-caiena, laranja, chá, rum e passas. Descobriram que, na maioria desses estudos, as associações entre o alimento específico e o câncer se revelaram bastante fracas[4], mas o resumo (e ele é lido pela maioria) tendia a maximizar os resultados, levando a associação a parecer muito mais significativa do que os resultados reais.

A menos que o alimento seja uma toxina comprovada, é impossível afirmar que o alimento *x* **causa** a doença *y* com certeza absoluta.

Outro aspecto da pesquisa nutricional que torna um desafio determinar qualquer coisa com certeza é o fato de as pessoas mentirem ou deturparem seus padrões alimentares. A maioria das pesquisas nutricionais se baseia em questionários de frequência alimentar, nos quais se solicita aos pesquisados que determinem a frequência com que consomem determinado alimento ou tipo de alimento. Verificou-se que as **pessoas relatam o que *acham* que deveriam comer, não o que comem *de fato*.**[5] É muito menos provável que "se lembrem" da *junk food* que comeram e que tendam a "esquecer" comportamentos pouco saudáveis, como o quanto bebem de cerveja e fumam.

Vamos colocar desta forma: você se lembra de quantas cebolas comeu nos últimos três meses? E quanto à carne? (E quando perguntam sobre carne bovina, listam alimentos como almôndegas e tacos, além do bife.) E como você comeu? As almôndegas estavam misturadas ao macarrão ou em um sanduíche branco coberto com queijo (com um refrigerante grande ao lado)? O bife foi servido com salada ou com muito queijo, cerveja e batatas fritas? Um artigo verificou que as pessoas que consumiam mais carne vermelha também consumiam mais óleo vegetal, batatas e café, e menos frutas e vegetais. Conclusão dos pesquisadores: "A associação entre o consumo de carne e uma dieta de baixa qualidade pode comprometer os estudos sobre carne e saúde".[6]

Como interpretar um estudo científico para determinar a precisão das afirmações feitas? Aqui está uma lista de perguntas que devem ser feitas antes de assumir os resultados como um "fato" indiscutível:

- Qual foi o tipo de estudo? Observacional? Experimental?
- Houve algum conflito de interesse? Quem financiou o estudo? Uma empresa com interesse nos resultados? Os pesquisadores eram veganos ou vegetarianos?
- Que alimentos foram testados? Como se coletaram as informações sobre os alimentos consumidos?
- Quantos participantes? Quem eram? Humanos? Animais?
- Os resultados do estudo são significativos para a mortalidade em geral? Estavam observando apenas um composto específico em um alimento?
- Se o estudo relatar um aumento no risco de doença, qual o real efeito significativo geral desse risco?

Em virtude da complexidade da pesquisa nutricional, se houvesse um cenário em que uma população adotasse determinada dieta e estilo de vida, e saúde e expectativa de vida conhecidas, e então víssemos uma mudança na dieta, e uma mudança na saúde e expectativa de vida, poderíamos ter alguma coisa em que pensar. Se a dieta mudou mais uma vez, e com essa mudança ocorreu um resultado previsível (saúde precária), temos uma oportunidade notável de aprender sobre o que pode constituir, se não o ideal, ao menos uma nutrição humana de mais qualidade.

Infelizmente, como veremos, não é isso que tende a acontecer; muitas vezes, adotam-se estudos correlacionais como prova de que determinado alimento leva à doença, e ainda usam essa tênue conexão como base para recomendações de saúde abrangentes.

DIRETRIZES DIETÉTICAS (EQUIVOCADAS)

Nos últimos anos, os americanos viram as recomendações mudarem dos "quatro grupos de alimentos" para a "pirâmide alimentar" e para o atual MyPlate*. Em princípio, as recomendações da academia e do governo parecem razoáveis: coma menos, sobretudo gorduras e produtos de origem animal, e movimente-se mais. Porém, há um pequeno e incômodo problema aí: tais recomendações continuam falhando em manter os americanos saudáveis.

Por quase cinquenta anos, o governo dos Estados Unidos disse ao mundo que uma dieta rica em gordura saturada e colesterol alimentar aumentaria nossa probabilidade em tudo, desde câncer até diabetes e doenças cardíacas. Não faz muito tempo, publicaram uma retratação afirmando que, de fato, não há relação entre o colesterol e a ingestão de gordura na dieta com as doenças mencionadas. O texto não gerou muitas manchetes, mas deveria ter sido um momento marcante na história, considerando o tempo, o dinheiro e o esforço investidos na venda dessa narrativa.

Um dia o problema é "carboidrato demais"; no outro, "carboidrato de menos". O cenário se torna muito confuso, em especial quando observamos uma variedade de culturas que consomem mais e menos gordura ou carboidratos do que os americanos, mas que, em geral, têm saúde melhor do que a deles. Parece que nem os pesquisadores nem o governo estão olhando para o fracasso contínuo de nossas recomendações alimentares na tentativa de nos tornar mais saudáveis de ver-

---

* Referência ao guia nutricional atual publicado pelo Centro de Promoção e Política Nutricional do Departamento de Agricultura dos Estados Unidos; serve como uma recomendação baseada nas diretrizes dietéticas para americanos. (N.T.)

dade, da mesma forma que os tratadores de Mokolo fizeram no exemplo do Capítulo 2.

A fome é um fator importante, e quase sempre as pessoas comem *ad libitum*, que se traduz literalmente como “à vontade”. Isso funciona muito bem no “mundo selvagem”, quando nossas opções são frutas silvestres, um peixe na brasa e uma raiz assada, mas não tão bem quando deparamos com a tigela enorme de macarrão de alguns restaurantes, ou com um pote de sorvete, ou com um saco de biscoitos. Escolhemos cardápios ou abrimos a porta da geladeira e comemos até a saciedade. É claro que a loja de conveniência, a sala de descanso no trabalho e a despensa em casa têm dezenas, se não centenas, de opções de lanches... O mundo foi criado dessa forma, não é mesmo? Projetaram muitos desses alimentos para serem hiperpalatáveis. Alguns argumentariam que eles são viciantes; por exemplo, nos últimos anos, alguns pesquisadores chegaram a comparar o açúcar com a cocaína.[7] A afirmação de que um alimento (ou as substâncias semelhantes a alimentos que compõem a maior parte dos corredores dos supermercados) pode causar dependência é controversa, mas podemos apostar que quase todos têm uma comida favorita que quase os faz gritar: “Como me livro de você?”.

Muitos especialistas em nutrição e medicina aconselham a “moderação” e a “encontrar o equilíbrio”. Embora bem-intencionado, o conselho, além de ineficaz, pode até ser prejudicial para as pessoas, que passam a se culpar pelo “fracasso” em vez de questionar conselhos bem-intencionados, mas terríveis.

Quando nossos carros quebram, recorremos a um mecânico, quase sempre com bons resultados. Quando nossas dietas dão errado (como evidenciado no excesso de peso ou em vários problemas de saúde), tendemos a recorrer a médicos e nutricionistas. Ao contrário dos mecânicos de automóveis, no entanto, essas pessoas são pagas de qualquer forma, nos dando bons conselhos ou não, gerando resultados favoráveis ou não. Os nutricionistas, médicos e acadêmicos que dizem que podemos "comer o que quisermos, mas com moderação" estão nos preparando para o fracasso, para problemas de saúde e uma vida mais curta e difícil.

Quando analisamos a moderação como estratégia para perder peso e melhorar a saúde, podemos afirmar que funciona?

PREVALÊNCIA DE OBESIDADE EM ADULTOS ENTRE 20 E 74 ANOS NOS EUA

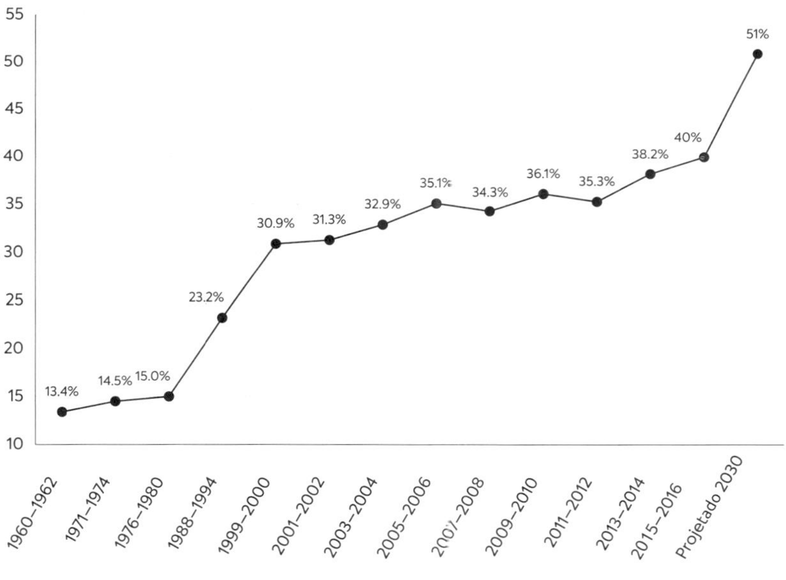

Fonte: dados do National Health and Nutrition Examination Survey, 2015–2016, e do *American Journal of Preventive Medicine.*[8]

Em 2016, um estudo da University of Georgia se propôs a avaliar como as pessoas definem moderação em se tratando de comida. Quanto mais alguém gostava de um alimento específico, digamos pizza, mais pizza essa pessoa julgava ser uma quantidade "moderada". A tendência dos participantes foi definir "moderado" como quantidades maiores daquilo que comiam para justificar sua ingestão, e ainda defender seu consumo atual da maioria dos alimentos como "apropriado". Portanto, independentemente de estarem comendo um ou dez biscoitos de chocolate por dia, o conceito de moderado sempre extrapolou o que cada um consumia.[9] Engraçado como justificamos as coisas, não é? Você perguntaria a um alcoólatra quanta cerveja ele consideraria uma quantidade "moderada"? Sim, "moderação" pode funcionar para algumas pessoas, mas a taxa de falha nessa abordagem é gigantesca e insustentável.

Quando comparada a "tudo com moderação", praticamente *qualquer* intervenção nutricional funciona melhor. Talvez pareça difícil de acreditar, mas é verdade: estudos verificaram que as abordagens dietéticas que limitam as opções (como vegana, paleolítica, *low carb* [baixa ingestão de carboidratos]) funcionam melhor do que as recomendações da academia que focam não a qualidade dos alimentos, mas no controle e na moderação das porções.[10]

(Há ainda mais ironia nessa história: embora a maioria dos nutricionistas rejeite dietas *low carb* e hiperproteica considerando-as "modismos passageiros", a principal restrição a esse tipo de alimentação está no fato de "excluir grupos inteiros de alimentos". E mais, essas mesmas pessoas e organizações recomendam rotineiramente dietas vegetarianas e veganas, mesmo para crianças. Como alguém pode criticar uma estratégia nutricional e endossar outra, quando *ambas* apresentam a mesma característica de "excluir grupos inteiros de alimentos", e uma dieta vegana, por princípio, eliminar *nutrientes* essenciais?) Se uma dieta requer suplementação, é saudável?

Sim, o tamanho das porções é importante, mas parece que, no contexto atual dos alimentos ultraprocessados, as opções ilimitadas de alimentos dificultam tal controle. E se a própria ideia de "moderar" alimentos modernos hiperpalatáveis estiver, na verdade, indo de encontro à essência da fisiologia e da evolução humanas? Quer se considere uma dieta vegana *low fat*, uma dieta hiperproteica e *low carb* ou outra intermediária, as estratégias alimentares que de fato obtêm resultados apresentam algo em comum: até certo ponto, todas limitam nossas opções alimentares.

Como chegamos à nossa situação atual? Não é preciso ser adepto de teorias de conspiração para perceber que algumas grandes corporações ganham uma quantia extraordinária de dinheiro quando nossos guardiões, como nutricionistas, médicos e educadores de saúde, nos dizem para "comer tudo o que quiser, mas com moderação".

Caso nos ache paranoicos, considere o seguinte: em uma iniciativa conjunta com o American College of Sports Medicine, a Coca-Cola investiu milhões de dólares em uma campanha chamada "Exercise is Medicine" (Atividade física é remédio) para incluir treinamento físico com personal trainer como parte do programa Affordable Care Act. Pensando bem, ter uma seguradora nos reembolsando pelo custo de um personal trainer pode parecer uma excelente ideia, mas aqui está a pegadinha: a Coca-Cola quer que a história "oficial" seja que o que você come (e bebe) não importa; o que importa é o quanto se exercita.[11] No entanto, a pesquisa mostra o contrário: não importa o quanto você se exercite se a sua dieta é ruim.[12] Observamos uma taxa suspeitamente alta de doenças cardiovasculares e outros problemas inflamatórios sistêmicos em atletas de elite que consomem quantidades gigantescas de carboidratos refinados.[13] A má alimentação acabará por nos atingir, seja em uma circunferência de cintura em expansão, seja em uma ida à unidade de cuidados cardíacos.

Como nossas políticas governamentais se distanciaram tanto do que a pesquisa *realmente* evidencia é um assunto que vale a pena explorar.

CHAVES DO REINO

Uma das maiores críticas contra a carne vermelha recai no fato de ser rica em gordura saturada, o que vai entupir as artérias e causar ataque cardíaco, conforme todos sabemos, certo? Só que não. Comer gordura não significa mais gordura no sangue.

Alguns especialistas têm alcançado êxito em reverter o preconceito generalizado contra a gordura. No entanto, décadas de medo dela e do colesterol não são facilmente apagadas. Tudo começou com um pesquisador chamado Ancel Keys.

Keys era uma pessoa notável, com uma formação eclética que ia da química à zoologia e economia, e conseguiu alterar drasticamente o curso da política alimentar americana e global. Seus interesses o motivaram a estudar a nutrição humana e as doenças usando a ferramenta da epidemiologia – o estudo das doenças em populações humanas. Keys e outros pesquisadores, observando que os americanos eram um pouco mais pesados e sofriam de doenças cardiovasculares mais do que a população de muitos outros países ocidentalizados, lideraram um estudo no início dos anos 1950 denominado Estudo dos Sete Países, que se tornaria um dos estudos científicos com maior influência na história da nutrição. O objetivo básico era observar as quantidades de gordura saturada, em especial de origem animal, consumidas em vários países e relacioná-las às taxas de morte por doenças cardiovasculares.

Os dados de Keys apontaram uma correlação quase perfeita entre maior ingestão de gordura e mortes por doenças cardiovasculares. No Japão, que detinha o menor percentual, verificou-se a menor incidência de doenças cardíacas, enquanto no Canadá e nos Estados Unidos, com o maior percentual de calorias provenientes de gordura, verificou-se o maior.

As descobertas de Keys foram impulsionadas quando analisaram os dados de saúde da Europa após a Segunda Guerra Mundial. Certos países viram uma redução acentuada nas doenças cardiovasculares durante e logo depois do conflito. A guerra alterou drasticamente o comércio, e havia escassez de quase todas as mercadorias. As pessoas dependiam de produtos caseiros para atender às suas necessidades básicas e, consequentemente, comiam menos gordura, açúcar e calorias em geral. Apesar de vários fatores dietéticos importantes terem mudado, os defensores da teoria "gordura alimentar = doença" atribuíram a melhora da saúde apenas à redução da ingestão de gordura.

As descobertas de Keys talvez tenham se perpetuado como uma nota de rodapé interessante na história da pesquisa médica, mas a formação de um comitê governamental, no início encarregado de abordar o problema da desnutrição nos EUA, forneceu o catalisador para lançar o governo e as empresas nas "guerras dos macronutrientes". O governo dos EUA aceitou o trabalho de Keys e começou a recomendar dietas com baixo teor de gordura para todos (a recomendação de evitar gordura saturada *ainda* faz parte das diretrizes dietéticas americanas).[14] No entanto, muita gente na comunidade de pesquisa da época criticava Keys, dizendo que seu trabalho era rico em correlação, mas anêmico em causalidade. Embora algumas das pesquisas de Keys sugerissem uma ligação entre ingestão de gordura, níveis de colesterol no sangue e doenças cardiovasculares (DCV), havia dados desconcertantes mostrando exemplos de maior ingestão de gordura e menores taxas de DCV, e também menor ingestão de gordura e taxas mais altas de DCV (tudo relativo aos EUA). Apesar dessas inconsistências, Keys perseverou em promover sua hipótese e conquistou a reputação de atacar publicamente vozes dissidentes de uma forma que talvez o tornasse bem-sucedido em uma campanha presidencial moderna. Achamos justo dizer que ele não considerou outros fatores, como açúcar e ingestão de carboidratos refinados.

Outro estudo interessante, mas enganoso, contribuiu para nosso mal-entendido sobre o que causa doenças cardíacas: no início do século 20, o patologista Nikolai Anichkov realizou um estudo em que coelhos foram alimentados com dietas com baixo (nenhum) ou alto colesterol. Os animais que consumiram grandes quantidades de colesterol apresentaram altas taxas de danos e obstruções nas artérias. Sem dúvida, uma descoberta notável, na medida em que relacionou o colesterol às doenças cardiovasculares, mas, de novo, a história é muito mais complexa do que parece à primeira vista (esta é uma boa hora para voltar ao Mokolo e à ideia da “dieta ancestral” de qualquer organismo). Algumas criaturas comem plantas; outras, animais; e algumas, ambos. A fisiologia digestiva e metabólica de um herbívoro é muito diferente da de um carnívoro ou onívoro. O colesterol dietético, um produto encontrado apenas em animais, certamente criaria sérios problemas para os coelhos, que, afinal, não são programados para o consumo de produtos de origem animal.

O colesterol é um dos temas mais controversos em toda a medicina. Um grupo clama que devemos nos esforçar, por todos os meios necessários, para reduzir o máximo possível os níveis de colesterol a fim de evitar doenças. Do outro lado, afirmam *não* haver relação entre o colesterol e o desenvolvimento de aterosclerose e doenças cardiovasculares. Como na maioria dos temas, o diabo está nos detalhes, o que veremos mais adiante, mas a conclusão é simples: estudos de colesterol em coelhos foram importantes para sugerir um mecanismo potencial para doenças cardiovasculares. No entanto, ressalvamos que eles também foram retirados do contexto; como veremos, acabaram entrando em uma história de pesquisadores e políticos influenciados por trabalhos como o de Ancel Keys (a propósito, Keys foi claro ao afirmar que o colesterol dietético não era um fator para doenças cardiovasculares; mas muitos alimentos ricos em gordura também são ricos em colesterol. Por isso, no processo de demonização da gordura dietética, o colesterol entrou junto).

Ancel Keys, por meio de sua influência em uma importante comissão governamental, é sem dúvida uma figura importante na formação das políticas dietéticas modernas. Em 2016, publicou-se um artigo interessante que analisava a pesquisa liderada pelo Dr. Ivan Frantz Jr., um dos colaboradores mais próximos de Keys.[15] O trabalho original fazia parte do Minnesota Coronary Experiment (Experiência Coronariana de Minnesota), que transcorreu entre 1968 e 1973. Esse foi um dos mais importantes e mais bem conduzidos estudos controlados desse tipo. Hoje seria literalmente inviável um estudo de tal porte, em razão dos custos e das considerações éticas. No estudo, alimentaram-se mais de nove mil pacientes com doenças mentais, hospitalizados, com uma dieta rica em gordura saturada, ou com uma dieta em que se substituiu a gordura saturada por gorduras poli-insaturadas de óleos vegetais. Os níveis de colesterol dos pacientes alimentados com óleos vegetais baixaram, mas, curiosamente, não houve diminuição na mortalidade. Na verdade, observou-se o oposto: durante o período do estudo, os pacientes alimentados com óleos vegetais tiveram mais probabilidade de morrer do que aqueles alimentados com gordura saturada, que tinham níveis mais elevados de colesterol. Esse material não foi publicado até 1989, e, estranhamente, a publicação alegou que não havia diferença entre os dois grupos.[16] Análises recentes dos dados brutos deixaram muitos na comunidade de pesquisa coçando a cabeça sobre por que a divulgação do estudo demorou tanto e por que, depois de liberadas, as informações não refletiam com precisão o que os dados sugeriam.[17]

O que fazer? Cabe suspeitar que suprimiram a informação para promover a posição de baixo teor de gordura de Keys, mas não sabemos de fato o porquê. O que resta bem claro é que um estudo vasto e bem controlado, influenciado pelo trabalho do próprio Keys, lança sérias dúvidas sobre a ideia de que a gordura saturada e o colesterol elevado sejam causadores de doenças cardiovasculares.

COMISSÃO MCGOVERN – OU CIÊNCIA POR COMITÊ

Exatamente que influência o governo deve exercer em nossas vidas é um assunto polêmico – tema que, se a bebida e os acalorados debates políticos puderem se misturar o bastante, tem potencial de transformar qualquer reunião familiar educada em uma cena de crime. Onde quer que se esteja no espectro político, não há dúvida de que o governo influencia, *sim*, as nossas vidas.

O Senate Select Committee on Nutrition and Human Needs (Comitê Seleto do Senado sobre Nutrição e Necessidades Humanas), liderado pelo senador George McGovern, foi criado em 1968 e encarregado de abordar o problema da desnutrição nos EUA. O comitê alcançou um grau louvável de sucesso nesse sentido, mas, como costuma ocorrer com agências governamentais, quando o estatuto inicial do comitê estava quase pronto, ele não foi dissolvido. Em vez disso, foram orientados a formular diretrizes dietéticas para reduzir as taxas de doenças que afligiam os americanos, incluindo as cardíacas. As pessoas encarregadas desse processo não eram cientistas, mas advogados e outros funcionários, muitos dos quais apaixonados pela ideia de dietas vegetarianas e com baixo teor de gordura.

Depois de audiências e consultas com uma nutricionista de tendência vegetariana da Harvard University, divulgaram-se as diretrizes iniciais com a recomendação de aumentar carboidratos e diminuir gorduras, sobretudo a saturada. As recomendações não foram recebidas com entusiasmo, e a comunidade científica criticou bastante tal posicionamento. Curioso é o fato de que os cientistas que argumentaram que havia poucas evidências para apoiar a ideia de que a saúde melhoraria pela redução de gordura, carne e ovos foram descartados como meros serviçais das indústrias de carne e laticínios.[18] O dinheiro sem dúvida influencia a política; ninguém pode argumentar contra isso. No entanto, quando o governo escolhe os "vencedores", investindo tudo em uma abordagem dietética específica, que posteriormente é sustentada por subsídios governamentais, não estamos falando de influência ou resultados equânimes.

Apesar da resistência da comunidade científica, a ideia de que reduzir a ingestão de gordura, em especial de origem animal, melhoraria a saúde soou atraente. Estávamos no final da Guerra do Vietnã, o "sistema" era o inimigo, e muitos dos alimentos básicos da experiência culinária americana, como bife, ovos e manteiga, caíram em desuso em decorrência do surgimento de cozinhas "iluminadas" que focavam mais os feijões e cereais integrais.

O crescente movimento vegetariano, em conjunto com pesquisas e diretrizes nutricionais questionáveis, resultou em uma mudança nas recomendações alimentícias governamentais no sentido de ingestão de mais carboidratos e de menos gordura. Quando os cientistas pediram tempo para coletar mais dados que apoiassem tais mudanças, o senador McGovern brincou: "Nós, senadores, não temos o luxo que um cientista de pesquisa tem de esperar até que cada fragmento de evidência esteja disponível".[19]

Entre a pesquisa de Keys e a pressa da comissão McGovern para fornecer resultados, o cenário estava montado: a gordura dietética, antes um alimento básico, logo seria vista como um pecado.

Em virtude da nossa posição até agora, você pode pensar que somos retrógrados que se afastam de todos os avanços modernos. Longe disso. A medicina moderna é um milagre. Caso alguém seja ferido a bala, atropelado por um ônibus ou contagiado por um vírus tropical, existe hoje mais chance de sobrevivência do que nunca antes na história. Mas a classe médica produziu algumas recomendações que não envelheceram bem. Cinquenta anos atrás, um médico poderia prescrever uma marca de cigarro "saudável".[20] Daqui a cinquenta anos, apostamos que será absurdo que a classe médica atual coloque seu sagrado selo de aprovação em quase tudo, desde que tenha baixo teor de gordura (e não seja carne vermelha).

Dito isso, apresentamos uma perspectiva que vai irritar algumas pessoas no campo da dieta *low carb*: se as recomendações dietéticas nascidas do trabalho de Ancel Keys (coma menos gordura e mais carboidratos) e reforçadas pela comissão McGovern tivessem sido implementadas como forma completa de alimentação, poderiam não ter tido assim tanta importância. O recente ensaio clínico randomizado DIETFITS Study (Diet Intervention Examining The Factors Interacting with Treatment Success) colocou os participantes em uma *dieta toda baseada* em comida de verdade, ou de baixo teor de gordura ou de baixo teor de carboidratos, e os acompanhou por treze meses. Foi um estudo bem planejado que não apenas forneceu educação, suporte e monitoramento contínuos para ajudar a garantir a adesão, mas também buscou marcadores genéticos que poderiam sugerir que uma dieta ou outra seria mais adequada para qualquer pessoa. **A ingestão de proteínas foi adequada e igual em ambos os grupos!** Voltaremos a esse ponto várias vezes ao longo deste capítulo, pois a ingestão adequada de proteínas, sem muitos alimentos processados, pode ser a receita para o sucesso alimentar.

Os resultados? Em geral, ambos os grupos perderam uma quantidade significativa de peso e melhoraram a saúde, ainda que, na realidade, algumas pessoas nos dois grupos tenham se saído pior.[21]

Tal pesquisa (e mais de vinte anos de experiência pessoal) sugere que diferentes pessoas se saem melhor ou pior em diferentes programas alimentares. Ao trabalharmos com clientes no aspecto nutricional, usamos abordagens com baixo teor de gordura e baixo teor de carboidratos, mas em um contexto de "comida de verdade". No entanto, o aspecto mais triste diz respeito à miopia da mensagem bem-intencionada de ingerir menos gordura, dado o nosso ambiente de alimentos ultraprocessados e a variabilidade das populações humanas. Pior ainda, essa mensagem de tudo ou nada de "reduzir a ingestão de gordura a todo custo" foi cooptada pela nascente indústria de *junk food* e ganhou vida por meio de estímulos do governo para conquistar votos e amenizar as preocupações sobre a segurança alimentar nacional durante a Guerra Fria. O resultado na comunidade médica e na maior parte da sociedade se assentou em "se tiver baixo teor de gordura, tudo bem".

Então, claro, há muitos problemas com a pesquisa nutricional e as recomendações dela resultantes. Nas próximas páginas, veremos um pouco do que você talvez tenha ouvido sobre carne e doenças crônicas – e esperamos eliminar seus medos.

CARNE CAUSA CÂNCER?

A pesquisa sobre carne e câncer é uma excelente oportunidade de ver como até mesmo as melhores intenções podem, se não piorarem as coisas, distorcê-las bastante. A ideia de que a carne tem potencial para desempenhar papel no câncer tem sido uma característica da pesquisa e do misticismo por mais de cem anos. A fonte mais citada é a Organização Mundial da Saúde (OMS), que toma como base principal o trabalho da Agência Internacional de Pesquisa sobre o Câncer (IARC, International Agency for Research on Cancer), que categoriza diferentes substâncias ou "agentes" segundo os seguintes grupos:

Grupo 1	Carcinogênico para humanos	120 agentes
Grupo 2A	Provavelmente carcinogênico para humanos	81
Grupo 2B	Possivelmente carcinogênico para humanos	299
Grupo 3	Não classificável quanto a ser carcinogênico para humanos	502
Grupo 4	Provavelmente não carcinogênico para humanos	1

O material mais citado coloca a carne, sobretudo as processadas, entre os carcinógenos do grupo 1, juntamente com uma série de substâncias, inclusive tabaco, várias infecções virais, álcool e plutônio. Reportagens e documentários como *What the*

*Health** concluíram que a carne é "tão ruim" quanto o fumo ou a exposição à radiação.

Mas não sejamos tão precipitados. Em uma entrevista para a Cancer Research UK**, o professor Phillips explica o processo da IARC: "A IARC faz 'identificação de perigos', não 'avaliação de riscos' [...] isso soa bastante técnico, mas significa que a IARC não está preparada para nos dizer a potência de algo para causar câncer – apenas se causa ou não". Para fazer uma analogia, pense em cascas de banana, que certamente podem causar acidentes, explica Phillips, mas na prática eles não acontecem com muita frequência (a menos que se trabalhe em uma fazenda de banana). E o tipo de dano decorrente de um escorregão em uma casca de banana em geral não é tão grave quanto, digamos, sofrer um acidente de carro. Mas, sob um sistema de identificação de perigos como o da IARC, cascas de banana e carros estariam na mesma categoria – ambos causam acidentes.

Então, vejamos o que a IARC está dizendo sobre a carne.

Carne *processada* – ou seja, bacon, presunto, salsichas e carnes defumadas, carne enlatada e molhos à base de carne – está classificada no grupo 1, "carcinogênicos para humanos". Também na categoria classe 1, podemos encontrar "ar", vinho e sentar-se perto de uma janela em um dia ensolarado. A pesquisa parece sugerir que, a cada aumento diário de cinquenta gramas de carnes processadas, há um aumento de 18% no risco de câncer colorretal (esse é o caso que defendemos anteriormente quanto a risco relativo *ver-*

---

* *What the Health* é um trocadilho sonoro com a expressão norte-americana "*what the hell*", que significa "Mas que inferno é esse?!", ou seja, algo como "Mas que saúde é essa?".

** Maior organização independente de pesquisa do câncer do mundo. (N.T.)

sus risco absoluto). Um aumento de 18% parece assustador, não é? Mas isso significa que precisamos parar de comer bacon?

Uma fatia de bacon pesa aproximadamente oito gramas. Portanto, se um indivíduo comesse cinco tiras de bacon todos os dias, o risco aumentaria 18%. Agora, vejamos também o que de fato significa um aumento de 18% no risco de câncer. O risco de contrair câncer é de 1.500% a 3.000% (ou de trinta a cinquenta vezes) maior para fumantes do que para não fumantes. Um aumento de 18% de câncer por comer carne processada não é nem o dobro do risco. Nos Estados Unidos, a taxa média de câncer de cólon fica em 5%. Um aumento de 18% nesse risco o levaria a quase 6%, caso se comessem cinco fatias de bacon todos os dias. Agora, se comer cinco fatias de bacon diariamente dobra a chance de contrair câncer de cólon, é justificável que seja motivo de preocupação, mas o risco é apenas um pouco maior (e com base inteiramente em estudos observacionais, que, conforme explicamos antes, são elaborados a partir de pesquisas da frequência alimentar; o risco real é discutível, dado o erro potencial desses tipos de estudos). No entanto, com um pouco de massagem estatística, a diferença entre 5% e 6% (20% nesse caso, que é chamado de "risco relativo") é reportada e apresentada em concisas manchetes de noticiários. Portanto, conclui-se ser enganoso classificar carnes processadas e cigarros na mesma categoria. Além disso, fumar causa mais tipos diferentes de câncer, incluindo pulmão, boca, garganta, esôfago, fígado, bexiga, rim, colo do útero, estômago, medula óssea e sangue.

A carne vermelha fresca foi colocada no grupo 2, ou "provavelmente" carcinogênica. A propósito, o mesmo acontece com qualquer alimento grelhado. No entanto, não há qualquer evidência clara de que a carne vermelha fresca cause câncer. Nenhuma.

Curiosamente, um grupo de pesquisadores analisou a pesquisa que a IARC usou para vincular a carne vermelha e a carne processada ao câncer. Na verdade, a maioria dos estudos, cerca de 80%, envolveu populações ocidentais. De 15% deles conduzidos em países asiáticos, a maioria não evidenciou relação entre carne fresca ou processada e câncer. Se a carne vermelha e também a processada causam câncer, também não causariam câncer em asiáticos? Os pesquisadores relataram: "A incidência de câncer colorretal pode estar relacionada a fatores causais além do consumo de carne, como etnia, hábitos alimentares, consumo de álcool, tabagismo, estresse, atividades físicas, frequência de exames médicos ou poluição ambiental".[22] Se houvesse um mecanismo para a carne causar câncer, esperaríamos ver alguma evidência em ensaios controlados randomizados, mas não é esse o caso.

CARNE CAUSA DOENÇAS CARDÍACAS?

As alegações de que a carne causa doenças cardíacas vêm em grande parte do medo de que a gordura saturada eleve o colesterol, e este cause doenças cardíacas. No início deste capítulo, discutimos como Ancel Keys atribuiu de forma incorreta a gordura saturada na dieta como causa de doenças cardíacas. Uma metanálise muito extensa e uma revisão sistemática de estudos observacionais e randomizados controlados envolvendo mais de seiscentos mil participantes concluíram que "as evidências atuais não apoiam de forma clara as diretrizes cardiovasculares que incentivam o alto consumo de ácidos graxos poli-insaturados e o baixo consumo de gorduras saturadas totais".[23] Mais uma vez, os estudos que ligam a gordura saturada e o colesterol a doença cardíaca são fundamentados na epidemiologia, que pode revelar associações, mas não causas. O colesterol dietético foi justificado e não é mais "um nutriente preocupante" pela Academy of Nutrition and Dietetics. Muitos livros e artigos provaram que a hipótese dieta-coração estava errada. Não há conexão entre colesterol dietético e ingestão de gordura saturada com doenças cardíacas.

Ainda não está convencido? Se comer carne causasse doenças cardíacas, então você poderia apostar que os tsimané, a população boliviana com a menor taxa de doenças cardíacas do mundo, provavelmente teria uma dieta absolutamente desprovida de carne. No entanto, cerca de 14% dela vem de frutos do mar e da caça. Claro, existem muitos outros fatores nessa dieta e no estilo de vida de caçadores-coletores dos tsimané que podem estar contribuindo para uma boa saúde, mas é importante lembrar que eles também tendem a ter infecções por vermes parasitas. Um estudo publicado no *Lancet* relatou que as artérias dessa população aos oitenta anos se parecem com as de um ocidental típico aos cinquenta.[24] Se comer apenas carne fosse a causa de doença cardiovascular, nós a veríamos nessa população, o que não acontece.

CARNE CAUSA OBESIDADE?

A carne torna as pessoas obesas ou as pessoas obesas tendem a comer mais carne? Mais uma vez, apenas estudos observacionais são incapazes de nos dar essa resposta. Você talvez esteja pensando que conhece pessoas que, ao eliminar a ingestão de carne, perderam peso. Pode até ser verdade, mas há dois fatores em jogo aqui.

Primeiro, quando as pessoas adotam uma dieta vegana ou vegetariana, muitas vezes eliminam também os alimentos que causam obesidade – os processados. Ao cortar da dieta alimentos ultraprocessados e pobres em nutrientes que nos estimulam a comer demais, as pessoas naturalmente perderão peso. Segundo, quando as pessoas reduzem sua ingestão calórica geral, perdem peso, lembrando que perder peso não equivale a perder gordura. Tanto as dietas com baixo teor de carboidratos quanto aquelas com baixo teor de gordura levam à perda de peso, pois, em geral, envolvem também a restrição de calorias. Mas aqui cabe observar que as dietas com alto teor de proteínas e com baixo teor de carboidratos ou baixo teor de gordura desencadeiam mais perda de *gordura*. Uma avaliação publicada no *Journal of the American College of Nutrition* verificou que se encontraram benefícios de uma dieta rica em proteínas *mesmo quando as pessoas continuaram a comer a mesma quantidade de calorias*. Com base nisso, os autores recomendaram uma ingestão diária de 1,5 a 2 gramas de proteína de alta qualidade (de origem animal) por quilo de peso corporal.[25]

Como funciona uma dieta rica em proteínas (pelo menos o dobro da RDA de 0,8 grama por quilograma de peso corporal)? A primeira coisa implica simplesmente se sentir mais satisfeito. A proteína é o macronutriente mais saciante, em grande parte por seu efeito sobre os hormônios reguladores do apetite. Embora a restrição calórica funcione em ambientes de laboratório, no mundo real, as pessoas quase sempre comem até a saciedade; portanto, caso se sintam mais satisfeitas, é menos provável que comam demais. Quando combinada com levantamento de peso, a proteína aumenta a massa muscular, de modo que se perde gordura e ganham-se músculos. Outras dietas, como a restrição calórica, em geral também causam perda de peso, mas o objetivo precisa ser a perda de gordura, não apenas de “peso”. E dietas ricas em proteínas nos ajudam a queimar mais gordura por causa de algo chamado “efeito térmico da comida" (basicamente, quanta energia é necessária para digerir o alimento ingerido). A proteína tem um alto efeito térmico nos alimentos porque se torna necessária mais energia para quebrá-la. Curiosamente, as dietas ricas em proteínas tendem a negar a necessidade de contar calorias. As pessoas que seguiram uma dieta rica em proteínas e cortaram a ingestão de calorias ou a mantiveram demonstraram melhora na composição corporal, mas aquelas que ingeriram *mais* calorias não pareciam constatar aumento da massa de gordura quando tais calorias extras vinham das proteínas. Simplificando: aumente a proteína, mantendo as mesmas calorias, exercite-se e, provavelmente, perderá peso.[26]

Longe de causar obesidade, uma dieta rica em proteínas pode ser o elemento-chave para ajudar as pessoas a *regular* o peso – um problema generalizado que não podemos negar. Talvez seja mesmo fácil perder peso quando se reduzem as calorias, mas a sensação permanente de fome acabará falando mais alto. Sim, plantas têm menos calorias, mas ingeri-las em maior quantidade não aumentará a saciedade. A proteína animal também é muito mais absorvível do que a vegetal. Se você quiser atender às suas necessidades de proteína apenas com alimentos vegetais, precisará consumir mais calorias (voltaremos a essa ideia no Capítulo 6).

VEGETARIANOS VIVEM MAIS DO QUE QUEM COME CARNE?

Você pode ter visto manchetes dizendo que os vegetarianos vivem mais do que os não vegetarianos; estudos dos adventistas do sétimo dia descobriram que vivem de seis a nove anos a mais do que a população em geral. Um americano "médio" pode ter uma expectativa de vida mais curta que a de um americano *vegetariano*. Porém, isso não significa que os vegetarianos vivem mais por causa da dieta. Lembra quando discutimos fatores de confusão na pesquisa? Os vegetarianos também são muito menos propensos a fumar ou a beber, e muito *mais* propensos a praticar atividades físicas. Também tendem a comer menos alimentos processados e açúcar. Portanto, dizer que a carne é o *único* fator causador de doenças é uma lógica falha.

Na verdade, um estudo que analisou pessoas que compravam em lojas de produtos naturais (uma mudança que parece explicar alguns desses fatores de estilo de vida mais saudável) não encontrou diferença entre mortalidade de vegetarianos e onívoros.[27] E ao ajustar fatores de confusão, um estudo recente muito extenso não encontrou "qualquer diferença significativa na mortalidade em geral entre vegetarianos e não vegetarianos".[28]

E quanto aos adventistas do sétimo dia? Quando comparados ao típico onívoro americano, esses estudos mostram que os adventistas do sétimo dia têm menos probabilidade de desenvolver câncer ou doenças cardíacas, ou de morrer por qualquer causa. Mas não estão levando em conta o fato de que essa população não bebe nem fuma, tem uma comunidade forte e em geral um estilo de vida muito saudável.

Se ao menos houvesse um grupo semelhante que comesse carne... Opa, espere aí! Acontece que os mórmons praticam hábitos de vida muito semelhantes aos dos adventistas do sétimo dia. Três estudos analisando a longevidade dos mórmons mostraram que esse grupo tem saúde significativamente melhor e expectativa de vida mais longa que a dos americanos típicos.[29]

MAS E...?

Mas e quanto a mTor, TMAO, Neu_5Gc e similares? (Se você desconhece o que são, não se preocupe.) Talvez já tenha ouvido falar de estudos que relacionam certos compostos menos conhecidos encontrados em produtos de origem animal a problemas de saúde.[30] De novo, quando os examinamos de forma crítica, descobrimos que em geral não são conduzidos em humanos e analisam compostos isolados (não alimentos integrais como bife de carne bovina). Também esperamos ver evidências muito fortes de que a redução de produtos de origem animal melhorou a saúde das pessoas e a longevidade. No entanto, isso não está acontecendo. Na verdade, algumas pesquisas sugerem que o TMAO é benéfico (se você está se perguntando, o nome se refere ao *N*-óxido de trimetilamina, um composto cuja taxa aumenta no sangue depois que ingerimos alimentos, por exemplo, a carne vermelha, que contêm carnitina).[31]

Entre todos os componentes da carne já vilanizados, talvez os únicos que mereçam mais atenção sejam os produtos finais da glicação avançada (AGEs, do inglês *advanced glycation end-products*). Há uma preocupação de que certos tipos de cozimento resultem em altos níveis deles, e de que os produtos finais de glicação avançada de dietas (dAGEs) contribuam para o aumento do estresse oxidativo e da inflamação.[32] O efeito do cozimento que está implícito aqui também é conhecido como escurecimento ou reação de Maillard, uma prática normal da culinária, mas considerada problemática em grandes quantidades. Cozinhar em temperaturas mais baixas, em vapor e recorrendo ao uso de ácidos como limão e vinagre parece reduzir a formação de AGEs.

Para não nos alongarmos demais, vamos dedicar mais tempo em Sacredcow.info para desmascarar mais dessas alegações de saúde contrárias à carne (que poderiam ocupar todo o livro!). Temos a esperança de que você tenha entendido que confiar em questionários de frequência alimentar, eliminar um aspecto isolado da dieta e atribuir a culpa a determinado alimento – em especial um que faz parte da dieta humana há milhares de anos – deve ser enfrentado com o mais alto nível de ceticismo.

A DIETA DE MEADOS DA ERA VITORIANA

Passamos este capítulo analisando algumas das pesquisas de alto nível que foram usadas para justificar as críticas à carne. Mas gostaríamos de concluí-lo com um estudo do qual você talvez nunca tenha ouvido falar. Publicado discretamente no *International Journal of Research and Public Health*, o artigo "How the Mid-Victorians Lived, Ate and Died" descreve a história notável de um grupo de pessoas que passou por um dos experimentos naturais mais fantásticos da história há 150 anos.

Os pesquisadores escrevem:

> Durante esses trinta anos [entre 1850 e 1880], uma geração cresceu com provavelmente os melhores padrões de saúde já desfrutados por um estado moderno [...] a Grã-Bretanha e seu império mundial eram apoiados por uma força de trabalho, um

> exército e uma Marinha composta por indivíduos mais saudáveis, mais aptos e mais fortes do que somos hoje. Eles viviam quase totalmente livres das doenças degenerativas que mutilam e matam tantos de nós, e embora seja comumente afirmado que isso ocorreu porque todos morreram jovens, o contrário é verdadeiro: registros públicos revelam que eles viveram tanto, ou até mais, do que nós no século 21.

Agora, naquela época, antes do movimento de saúde pública, essa população vivia em situações insalubres, em meio a cidades sujas e altos níveis de doenças, em locais cada vez mais urbanizados. Ainda assim, argumentam os autores do artigo, os vitorianos desfrutavam um padrão de saúde comparável ao nosso hoje – tudo graças à dieta que adotavam (muitas vezes se descarta, equivocadamente, a ideia de que houve populações mais saudáveis do que as pessoas modernas).

Então, o que eles consumiam durante esse período de notável saúde? A marca registrada da dieta vitoriana é uma abundância de alimentos integrais, em grande parte não processados, produzidos de uma maneira que vai muito além de nossos padrões modernos de "orgânicos" e a pasto. Cebolas, muito abundantes e baratas, em geral estavam disponíveis o ano todo, assim como repolho, alcachofra-de-jerusalém, agrião, cenoura e nabo. Também comiam maçãs, que resistem bem no inverno, além de frutas secas, e no verão comiam groselhas, ameixas e outras frutas sazonais, mas mais perecíveis. Comiam legumes secos e nozes, peixes e frutos do mar frescos e em conserva. Toda a carne era *free range* (oriunda de animais criados soltos), sendo a suína a mais comum. Preparavam a carne com o osso, em muitos ensopados, e comiam as carnes das articulações e das vísceras. Consideravam uma "dieta de pobreza" limitar o consumo da carne. Muitas famílias criavam galinhas soltas nos quintais, para ovos, e com frequência consumiam queijos curados. E mais, houve um forte movimento de temperança que resultou em cerca de um terço dos lares se abstendo totalmente de álcool. Bebiam bastante cerveja, mas estima-se que o teor alcoólico ficava provavelmente em 1% ou 2% quando produzida em casa e de 2% a 3% nos bares, nível bem inferior à média atual de 5%.

Em contraste com a dieta ultraprocessada de hoje que leva a alimentos densos em calorias, mas com baixo teor de vitaminas e minerais, no Ocidente, essa dieta é chamada nutricionalmente densa, o que significa que cada caloria consumida contém uma grande quantidade de micronutrientes (vitaminas e minerais).

A ciência denomina o caso dessa era vitoriana de experimento natural. Quando consideramos as diferenças entre experimentos e estudos observacionais descritos a seguir, embora experimentos naturais sejam observacionais do ponto de vista técnico, eles em geral contêm elementos notavelmente semelhantes ao padrão-ouro da pesquisa biomédica: o estudo clínico randomizado (ECR).

Certamente não podemos criar dimensões alternativas para experimentos como esse, de forma a afirmar com certeza que aquela boa dieta *foi a causa* da boa saúde! Ainda assim, experimentos naturais podem nos dizer muito. Em princípio, a principal diferença na dieta vitoriana foi um *aumento* do consumo de carne, frutos do mar, frutas e vegetais. Antes de 1850, a dieta da população era rica em grãos. Saúde e longevidade melhoraram de forma acentuada, em paralelo com a melhoria na qualidade da dieta. Então, depois de 1880, as tendências alimentares mudaram mais uma vez, tornando-se mais ricas em alimentos refinados, incluindo aumentos significativos de açúcar, farinha e carnes enlatadas. Isso aconteceu em conjunto com a redução de vegetais, frutas, carne fresca e frutos do mar – e a saúde se deteriorou:

> Infelizmente, mudanças negativas que viriam a prejudicar esses ganhos nutricionais já estavam tomando forma. Graças à sua posição global dominante e aos desenvolvimentos tecnológicos de navegação, a Grã-Bretanha criou um padrão de mercado global nos produtos da agricultura colonial e da americana, para fornecer alimentos cada vez mais baratos às crescentes massas urbanas. A partir de 1875, e em especial depois de 1885, o aumento das importações de alimentos básicos baratos afetou cada vez mais a cadeia alimentar doméstica.

As condições de saúde pioraram tanto que as pessoas ficaram mais baixas – a infantaria teve até de reduzir seus requisitos mínimos de altura para recrutas.

Um dos principais indicadores de saúde e aptidão tanto individual como para a sociedade é altura média (os exames de puericultura incluem essa informação básica, mas fundamental). Os vitorianos sofreram uma perda de quinze centímetros na altura média em aproximadamente uma geração. A altura humana é significativamente controlada por fatores genéticos, mas muito suscetível a nanismo quando um indivíduo ou uma população estão subnutridos. Os céticos podem revirar os olhos coletivamente ao falar sobre a significância da altura e da saúde humana, mas é um dos indicadores mais confiáveis de prosperidade ou sobrevivência, de saúde sólida ou doença subjacente. Simplificando: se uma população está, em média, perdendo altura ao longo de gerações sucessivas, afirmamos com confiança que as gerações mais baixas são, em média, menos saudáveis. Um artigo recente na

The Economist observou que, conforme as populações aumentam o consumo de carne, não apenas a altura média aumenta, mas também a qualidade de vida e a longevidade:

> *Muitas crianças africanas são raquíticas (notavelmente pequenas para a idade) em parte por não receberem o bastante em micronutrientes, como vitamina A. A deficiência de ferro é surpreendentemente comum. No Senegal, uma pesquisa de saúde em 2017 constatou que 42% das crianças e 14% das mulheres são de moderada a gravemente anêmicas. A má nutrição prejudica cérebros e corpos.*
>
> *Os produtos de origem animal são excelentes fontes de vitaminas e minerais essenciais. Estudos em vários países em desenvolvimento mostraram que dar leite a crianças em idade escolar as torna mais altas. Uma pesquisa recente na zona rural do oeste do Quênia descobriu que as crianças que comiam ovos regularmente cresciam 5% mais rápido do que aquelas que não os comiam; o leite de vaca teve um efeito menor.*[33]

Nos Estados Unidos, pela primeira vez em quase cem anos, altura e expectativa de vida média não estão mais aumentando. Robb deparou com esse fenômeno recentemente, quando sua filha caçula fez um check-up infantil aos quatro anos: ela e a irmã mais velha tinham exatamente a mesma altura e menos de meio quilo de diferença no peso aos quatro anos. O pediatra comentou que a caçula estava no percentil 98 da altura. Robb perguntou qual havia sido a classificação da filha mais velha. Apesar de ambas as meninas terem a mesma altura na mesma idade, a filha mais velha de Robb estava no percentil 96 para sua faixa etária. Não era uma diferença significativa, mas ele questionou o médico sobre essa discrepância: mesma altura, diferentes percentis? Depois de algumas pesquisas, o médico relatou: "As crianças estão ficando mais baixas". Parece que na diferença de idade de dois anos e meio entre a primeira e a segunda filhas de Robb, a altura média das crianças diminuiu o bastante para colocar a caçula em um percentil dois pontos acima.

Alguns podem descartar esse episódio com um aceno de mão, mas um estudo recente publicado na *eLife* analisou cem anos de tendências de altura humana e descobriu que a altura dos americanos estagnou, enquanto grande parte do resto do mundo continuou a crescer.[34] Essa desaceleração do crescimento está ocorrendo em conjunto com problemas de saúde, custos médicos mais altos e uma série de problemas associados. À medida que nossas dietas se tornam cada vez mais industrializadas, estamos perdendo nutrientes e saúde. Valeria a pena considerar, quando olhamos para as baixas taxas de doenças crônicas de algumas culturas tradicionais e a melhoria da saúde da era vitoriana, que a carne poderia ser parte da resposta aos problemas da dieta americana padrão?

CAPÍTULO 5

CARNE É UM ALIMENTO SAUDÁVEL?

Já mostramos que a carne não mata, então, agora, vamos falar sobre alguns dos nutrientes que os produtos de origem animal fornecem, além da proteína, assunto já abordado. Primeiro, apresentaremos os nutrientes da carne em geral, os quais são difíceis de obter das plantas. Depois, discutiremos os tipos específicos de produtos de origem animal, como carne de órgãos e frutos do mar, pois cada espécie animal fornece um conjunto exclusivo de micronutrientes.

VITAMINAS B

Ao contrário do que algumas pessoas imaginam, não existe nos alimentos vegetais vitamina B12, mas tão somente vestígios de análogos da B12 em algas, por exemplo. Entretanto, estes não são tão eficazes quanto a B12 real no corpo e, na verdade, aumentam a necessidade de B12 real.[1] A deficiência dessa vitamina pode afetar o sistema nervoso, causar doenças mentais, problemas neurológicos e infertilidade; retomaremos esse assunto no Capítulo 6. Daí já concluímos que os veganos necessitam de um suplemento de vitamina B12, considerando-se não ser encontrada em alimentos vegetais.

Os animais também constituem uma excelente fonte de várias outras vitaminas B, incluindo tiamina (vitamina B1), riboflavina (vitamina B2), ácido pantotênico (vitamina B5), piridoxina (vitamina B6), niacina (vitamina B3) e folato (vitamina B9). Cada um deles desempenha um papel no metabolismo energético (ou seja, como usamos as calorias para obter energia), na prevenção de defeitos congênitos e em uma variedade de outras funções. Algumas das melhores fontes de vitaminas B incluem amêijoas (várias espécies de moluscos), ostras e atum.

VITAMINA D

A vitamina D nos ajuda a absorver o cálcio, razão pela qual é fundamental para a saúde óssea. Como nossa pele produz vitamina D quando exposta à luz solar, então o fato de muitos de nós passarmos tanto tempo dentro de casa resultou na frequente deficiência de vitamina D. Ela vem em duas formas, D2 e D3, sendo a última a preferida.[2] As melhores fontes alimentares de vitamina D3 são óleo de fígado de bacalhau e peixes gordurosos, lembrando ainda que fígado bovino e ovos também contêm alguma vitamina D. Cereais, cogumelos e alguns sucos são enriquecidos com vitamina D2, aquela que é mais difícil de o corpo absorver.[3]

FERRO

Na carne há o tipo mais absorvível de ferro: o heme. Um estudo mostrou que, quando se fortificava o ferro para adolescentes, *apenas* a fortificação com ferro heme aumentava seus níveis.[4] A anemia por carência de ferro é a deficiência mineral mais comum nos EUA, afetando mais de 25% da população e quase metade de todas as crianças em idade pré-escolar; vamos compreender melhor por que isso é um problema no Capítulo 6. Como a prevalência de carência de ferro é tão alta, e como o tipo heme é mais bem absorvido, as pessoas suscetíveis à deficiência de ferro devem consumir mais fígado e carne vermelha, não menos. O ferro é importante sobretudo para mulheres grávidas, bebês e crianças. Amêijoas, ostras e fígado também são ótimas fontes.

O FERRO HEME É RUIM PARA VOCÊ?

Alguns afirmam que o ferro heme se associa a inflamação, câncer e diabetes. Porém, ao analisarmos todas as pesquisas sobre o assunto, parece que existem apenas *associações* entre quem come carne (e, portanto, consome ferro heme) e doenças.

A sobrecarga de ferro pode ser um problema sério para alguns, e há uma mutação rara em um gene chamado *HFE*, responsável pela "hemocromatose hereditária", que afeta uma em 227 pessoas com descendência europeia.[5] Para essa pequena porcentagem da população, a carne vermelha deve ser evitada; no entanto, em pessoas saudáveis e com deficiência de ferro, carne vermelha é a melhor fonte.

OUTROS MINERAIS

A carne é uma grande fonte de minerais altamente biodisponíveis, incluindo zinco, magnésio, cobre, cobalto, fósforo, níquel, selênio e cromo. Na verdade, as plantas podem bloquear a absorção de minerais, o que faz da carne a melhor maneira de obtê-los. A deficiência de zinco, em particular, é comum naqueles que evitam produtos de origem animal, e esse mineral, em animais, é muito absorvível.

GORDURAS ANIMAIS

A gordura de origem animal tem sido um dos alimentos mais difamados nas últimas décadas. "Especialistas em nutrição" se empenham para que nos afastemos de gordura animal, sobretudo a saturada. Mas, conforme abordamos no capítulo anterior, não há evidências que sustentem essa recomendação. Ácidos graxos de cadeia longa, como EPA (ácido eicosapentaenoico) e DHA (ácido docosa-hexaenoico), também são encontrados em produtos de origem animal, em especial nos frutos do mar. Suplementos de algas podem fornecer DHA, mas não existem formas alimentares reais à base de plantas desse importante nutriente.

POR QUE CONSUMIR CARNE VERMELHA?

Embora o foco deste livro seja carne bovina e pecuária, existem vários animais ruminantes excelentes para o meio ambiente (como explicaremos no próximo capítulo) e bastante ricos em nutrientes. Fígado de galinha, salmão e ostras estão entre alguns dos alimentos animais mais ricos em nutrientes disponíveis, fornecendo grandes quantidades de B12, ferro, zinco e DHA, elementos que com frequência faltam em uma dieta que exclui carne.

Em uma porção de 170 gramas de...	Vitamina B12 (microgramas)	Ferro (miligramas)	Zinco (miligramas)	DHA (gramas)
Bife de carne bovina	1,67	2,57	6,02	0
Costeleta de porco	0,94	1,12	4,35	0,003
Peito de frango	0,58	1,26	1,36	0,034
Peito de pato	0,42	**4,08**	2,31	0
Fígado de galinha	**28,19**	**15,28**	**4,54**	0
Salmão	**5,41**	1,36	1,09	**1,895**
Camarão	1,89	0,36	1,86	0,119
Ostra	**14,88**	**7,84**	**66,81**	0,231

Dito isso, é importante saber que carne bovina, bisão, cordeiro, cabra e outras carnes vermelhas são particularmente densas em nutrientes e superam as aves na maioria deles, sobretudo em B12, ferro e zinco. Além disso, o perfil de ácidos graxos da carne bovina é muito melhor que o das aves e dos suínos, que são mais ricos em gorduras ômega-6.

AVES

Em uma porção de um pouco mais de cem gramas de frango há todas as vitaminas B, semelhantemente à carne vermelha. Tiamina, riboflavina, niacina, ácido pantotênico, piridoxina, N12, folato, biotina e colina exercem funções importantes no corpo, desde o metabolismo energético até a manutenção da saúde do sistema nervoso. Frango é uma excelente fonte de niacina, fornecendo 97% da

RDA em apenas cem gramas. Os minerais nele presentes incluem selênio, zinco, cobre, magnésio, fósforo e ferro heme.

Muitas pessoas não percebem que as aves também são incrivelmente ricas em ômega-6, embora muitas vezes seja mais difícil encontrar aves bem-criadas do que carne vermelha e peixe. Não somos contra comer frango e peru, mas, em geral, a carne vermelha e o peixe são mais densos em nutrientes e contêm menos ômega-6, o que facilita a obtenção de bons nutrientes.

PEIXES

Peixes selvagens constituem uma das melhores fontes de gorduras ômega-3 altamente anti-inflamatórias, DHA e EPA. Não se encontram esses dois tipos de gorduras nas plantas, ainda que algumas contenham ALA (ácido alfalinolênico), uma fonte menos ativa de ômega-3.

Peixes, além de ricos em vitamina A, constituem uma das poucas fontes alimentares de vitamina D e, como acontece com outros tipos de proteína animal, são ricos em muitas vitaminas do complexo B. Minerais encontrados em peixes incluem potássio, zinco, selênio e iodo.

MARISCOS

Mariscos, incluindo alimentos como lagosta, ostras, vieiras, amêijoas, camarões, caracóis, caranguejos, mexilhões e lulas, também são uma excelente fonte de proteínas e de muitas vitaminas e minerais, sobretudo zinco. Além disso, como muitas outras fontes de proteína, eles contêm vitaminas B, em especial B12, e também são ricos em fósforo, potássio, iodo e selênio.[6]

PROTEÍNAS DE INSETOS

Muito nos intriga o número crescente de empresas de proteínas de insetos no mercado, mas ainda não nos convencemos de que o público as aceitará como um dos principais alimentos básicos da nossa dieta. Do ponto de vista da sustentabilidade, também não estamos vendo um papel delas na regeneração do nosso solo, pois a maioria dessas empresas parece alimentar os insetos com grãos transgênicos. Talvez o mais significativo benefício das proteínas de insetos em nosso sistema alimentar se relacione, na verdade, a um suplemento da alimentação para frangos e porcos, e não ao consumo humano direto pelas populações ocidentais.

CARNE DE ÓRGÃOS

Esses tipos de carne constituem os órgãos de animais – os mais comuns são fígado, língua, coração, cérebro, molejas (pâncreas), rins e tripas – que podem ser consumidos como alimento, antes muito valorizados por seu conteúdo nutricional. Muitos desses órgãos são bastante ricos em vitaminas e minerais. Em geral, órgãos são ricos em vitamina B12, ácido fólico e ferro, bem como vitaminas lipossolúveis, como as vitaminas A, D, E e K. O conteúdo nutricional pode variar dependendo do tipo de carne.

A CARNE A PASTO É MAIS SAUDÁVEL DO QUE A CARNE CONVENCIONAL?*

Este é um assunto que vai irritar alguns e definitivamente deu início a algumas discussões acaloradas, tanto online quanto em conferências, mas a verdade deve ser dita: não existem dados que sustentem a afirmação de que a carne bovina produzida a pasto seja mais saudável para humanos do que a carne convencional (ou terminada em confinamento). Em outras palavras, *até o momento* não há grandes evidências que justifiquem as alegações feitas a favor da carne produzida a pasto *do ponto de vista da nutrição humana*. Sim, sabemos que isso é chocante, mas, ao mesmo tempo, sentimos ser fundamental analisarmos todos os dados disponíveis, e não estudos selecionados que corroborem nossas reivindicações ideológicas.

No mais significativo estudo até o momento, pesquisadores da Michigan State University analisaram o conteúdo nutricional de 750 amostras de carne bovina de animais alimentados a pasto comercialmente disponível de doze produtores em dez estados nos EUA.[7] A carne bovina lhes foi fornecida por fazendas que criavam entre 25 cabeças até cinco mil cabeças de gado.

---

* Muito importante ressaltar que, diferentemente dos Estados Unidos, no Brasil a maioria da carne é produzida e finalizada no pasto. Segundo a Embrapa: "No Brasil cerca de 95% da carne bovina é produzida em regime de pastagens".
Fonte: https://www.embrapa.br/qualidade-da-carne/carne-bovina/producao-de-carne-bovina/pastagem#:~:text=No%20Brasil%20cerca%20de%2095,de%20167%20milh%C3%B5es%20de%20hectares.

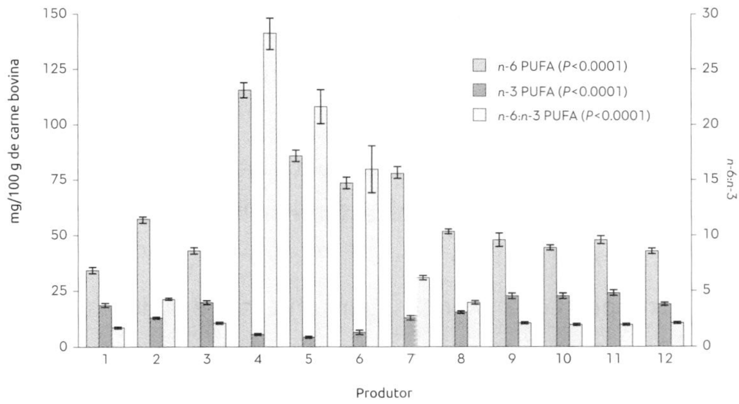

Fonte: adaptado de *Meat and Muscle Biology*.

O teor de gordura total variou amplamente, de 0,08 a 3,6 gramas por 100 gramas de carne bovina, com média de 0,7 grama. Comparativamente, um filé de lombo convencional, eliminada toda a gordura, contém 5,6 gramas de gordura por 100 gramas de carne bovina.[8] Também houve variações notáveis nas concentrações de todos os ácidos graxos individuais testados. Observe as diferenças entre a composição da gordura do gado alimentado a pasto e a do gado convencional na tabela a seguir.

Composição de ácido graxo da carne bovina a pasto *vs.* convencional (mg por 100 g de carne bovina)

Ácido graxo	Carne a pasto (média)	Carne a pasto (variação)	Carne convencional
Total	720	84–3.610	5.670
Saturada	320	29–1.790	2.345
Monoinsaturada	320	15–1.710	2.710
Poli-insaturada	80	25–224	380
Ômega-6 Ácido linoleico Ácido araquidônico ALC (ácido linoleico conjugado)	67 47 17 1,5	17–220 12–168 4–50 0,05–23	320 250 46 22
Ômega-3 Ácido alfalinolênico EPA DPA DHA	14 6 3,5 4 0,3	1–48 0,3–30 0,2–14 0,4–10 0,05–1	20 10 2 8 0
Proporção de ômega-6 para -3	9,9	1–96	16

Poderíamos fazer muitas observações sobre as diferenças na composição da gordura, mas destacamos aqui algumas mais relevantes:

- A carne produzida por pastagem é mais magra.
- Ambas têm uma concentração semelhante de gordura saturada (45% da gordura total).
- A proporção de ômega-6 para ômega-3 é muito menor na carne produzida por pastagem.
- A carne bovina convencional fornece mais ácido linoleico conjugado.

Dos quatro principais pontos apresentados, o único de real mérito se refere ao fato de a carne produzida por pastagem ser mais magra. Essa diferença de cinco gramas no teor total de gordura se traduz em 45 calorias por cem gramas de carne bovina, o que pode aumentar facilmente para alguém que consome muita carne bovina e tem baixa necessidade de energia. Mesmo assim, pode-se optar apenas por cortes mais magros de carne bovina convencional, como o lagarto, com 2,5 gramas de gordura por cem gramas de carne.[9]

Sabemos que muitos podem falar da proporção mais baixa de ômega-6 para ômega-3 como evidência de superioridade, mas observemos os valores absolutos. Caso se ingira um quilograma de carne bovina, ainda receberá apenas 3,2 gramas de ácidos graxos ômega-6 na carne bovina convencional. Isso é três vezes menos do que a quantidade fornecida por quase trinta gramas de nozes[10] e equivale aproximadamente a trinta gramas de amêndoas.[11] O mesmo acontece com o conteúdo de ômega-3. Um quilograma de carne produzida a pasto fornece apenas 35 miligramas de EPA e 3 miligramas de DHA, com a maior parte do conteúdo de ômega-3 sendo ácido alfalinoleico. Basta comer cerca de três gramas de salmão-rei para obter a mesma quantidade de EPA e DHA; um filé de cem gramas fornece aproximadamente um grama de cada.[12] E podemos também ignorar o ácido alfalinolênico, uma vez que não é facilmente convertido em EPA e DHA – ácidos graxos ômega-3 de cadeia longa associados a benefícios para a saúde.[13]

Dito isso, a troca de 690 gramas por semana de carne vermelha de gado convencional por carne vermelha de gado e cordeiro a pasto demonstrou aumentar significativamente as concentrações séricas de ácidos graxos ômega-3 totais, incluindo DHA, e reduzir a proporção sérica de ômega-6 para ômega-3.[14] A ingestão diária de DHA mostrou aumentar em 4,5 miligramas, de 9,5 para 14 miligramas, o que está de acordo com os valores de DHA encontrados em carne bovina de pasto.[15] No entanto, em virtude da ampla variação no conteúdo de ômega-3 de amostras de carne bovina produzida a pasto disponíveis comercialmente, não temos como saber se consumir esse tipo de carne teria o mesmo impacto sobre você. Além disso, a triagem dos participantes excluiu qualquer pessoa que comesse peixe gordo (salmão, truta, atum fresco, arenque, cavala e sardinha, por exemplo) mais de duas vezes por mês. Será que consumir carne a pasto seria digno de nota se alguém comesse apenas uma porção de peixe gordo toda semana? Precisamos verificar como um alimento impactará toda a semana de refeições da pessoa, não uma mordida.

O mesmo se aplica à quantidade do ALC. Em um ensaio clínico randomizado, adultos que tiveram a dieta suplementada com 2,2–2,7 gramas de ALC por dia durante várias semanas não obtiveram efeitos significativos nos marcadores de saúde além de uma redução pouco significativa nos triglicerídios.[16] Para obter esse nível de ingestão de ALC, seria necessário comer 10–12 quilogramas de carne convencional e uma quantidade equivalente de carne produzida a pasto, se usarmos a quantidade máxima registrada de ALC (23 mg por 100 g de carne).

Agora, muitas dessas diferenças provavelmente são importantes quando se usa o sebo bovino isolado, pois é gordura pura. No entanto, ao optar pela carne bovina, sobretudo a magra, não existe muita diferença entre o gado alimentado a pasto e o convencional. Portanto, quando as pessoas relatam que a carne bovina produzida por pastagem tem mais ômega-3 ou ALC, ou qualquer outra coisa, precisamos de algum contexto que sustente a afirmação. O valor de três centavos supera o de um centavo, mas ainda é pouco dinheiro! O estudo da Michigan State University também analisou as concentrações de minerais e antioxidantes. De novo, houve expressiva variação em muitos desses compostos, incluindo ferro, zinco, cobre, selênio, vitamina E e betacaroteno. Em média, as quantidades da maioria eram superiores à carne bovina convencional[17], mas não em um grau significativo. As diferenças foram de aproximadamente 1 miligrama de ferro, 13 miligramas de magnésio, 200 miligramas de potássio, 20 miligramas de cobre e 0,4 miligrama de vitamina E.

Vamos inserir essa ideia no contexto da dieta geral de uma pessoa. Imagine que alguém está comendo uma tonelada de alimentos ultraprocessados, carregados de ômega-6; cerca de 70% da ingestão é de alimentos à base de grãos. A pessoa come poucos vegetais e nenhum peixe gordo. Aqui está a típica dieta americana, em que a proporção de ômega-6 para -3 atinge algo em torno de 20:1. Trocar a carne convencional por carne a pasto no contexto dessa dieta em geral não causará um importante impacto na saúde. Agora, compare isso com alguém que come uma dieta densa em nutrientes, rica em vegetais, frutos do mar e carne, com pouco ou nenhum alimento processado. Suponhamos que essa dieta tenha uma proporção de ômega-6 para -3 de cerca de 3:1.

Caso essa pessoa comesse mais uma porção de salmão ou sardinha, haveria um impacto muito maior na ingestão de ômega-3 do que mudar para 100% de carne bovina a pasto. Precisamos observar como um alimento afetará toda a semana de refeições da pessoa, não apenas uma mordida.

Em síntese, existem diferenças entre a carne a pasto e a convencional, sendo a primeira possivelmente mais densa no aspecto nutricional, mas ainda se desconhece o impacto disso em nosso corpo. Não observamos consistência na literatura sobre nutrientes da carne bovina a pasto ou seus impactos na saúde humana. Em outras palavras, digamos que lhe falássemos que alguns estudos (mas não todos) mostraram que as cenouras orgânicas têm o dobro de proteínas que as cenouras típicas. Seria essa a melhor razão para comer cenouras? Quem come cenouras para obter proteína? Nutricionalmente, existem outros motivos pelos quais as pessoas consomem cenouras. E mais, também há boas razões ambientais para escolher cenouras orgânicas, mas é certo dizer àqueles que não têm acesso a produtos orgânicos que não comam cenouras?

Mas e quanto a outros componentes não nutritivos, como bactérias e substâncias tóxicas? Segundo os Centros de Controle de Doenças (CDC, Centers for Disease Control), em 2017, os surtos de intoxicação alimentar ocorreram com mais frequência por moluscos (19%), peixe (17%), frango (11%) e carne bovina (9%).[18] Em relação à carne bovina, o problema decorre em grande parte da *E. coli* O157:H7, que muitas vezes chega à carne bovina por meio da contaminação com matéria fecal. No entanto, amostras fecais de bovinos alimentados a pasto e convencionais mostram concentrações semelhantes de *E. coli*[19], dado, porém, que ignora os métodos de produção de carne bovina no varejo. A Consumer Reports descobriu que *E. coli* e outras bactérias patogênicas prevaleciam mais em cortes comerciais de carne bovina convencional do que em carne produzida a pasto[20], talvez em razão de como o gado é abatido e levado ao mercado (por exemplo, carne e gordura provenientes de vários animais e taxas de abate de algumas centenas de cabeças por hora). Além disso, as bactérias do gado convencional demonstram maior resistência aos antibióticos comuns,[21] o que significa que qualquer intoxicação alimentar tem chance de ser mais grave. É claro que se contorna todo esse problema cozinhando a carne o suficiente, mas isso desencadeia outros problemas com a palatabilidade e a formação de carcinógenos (por exemplo, "bem passada" ou grelhada).

A resistência aos antibióticos e a ameaça à saúde humana constituem uma preocupação significativa, apesar de haver muito pouca evidência de que a carne comprada em supermercados e açougues tenha resíduos de antibióticos. A questão envolvendo antibióticos e pecuária surge de fato quando medicamentos importantes para os humanos são consumidos em excesso e passam do animal para o meio ambiente. O selo "livre de antibióticos" não é aprovado pelo USDA, não tem um significado claro e não implica, necessariamente, que o animal não carrega bactérias resistentes a antibióticos. O gado doente é tratado com antibióticos, mas deve-se esperar que os medicamentos desapareçam antes do processamento. Outro uso de antibióticos na indústria pecuária acontece como elemento de prevenção de doenças e promoção do crescimento. A partir de 2017, no entanto, a FDA (Federal Drug Administration) não permitiu mais que medicamentos importantes do ponto de vista médico fossem usados na pecuária para fins de produção, de modo que sua utilização está diminuindo rapidamente em geral.[22] Descarta-se qualquer carne considerada positiva para resíduos de antibióticos.

Em 2018, menos de 0,5% das carnes coletadas pelo Programa de Resíduos dos Estados Unidos (US Residue Program) continha quantidades detectáveis de antibióticos.[23] Alguns estudos mostraram maiores níveis de resíduos de antibióticos em amostras de carne em outros países[24], lembrando, no entanto, que cada país tem regulamentações próprias. Todas as carnes importadas para os EUA são inspecionadas pelo Serviço de Inspeção de Segurança Alimentar do Departamento de Agricultura dos Estados Unidos, e é contra a lei qualquer pessoa vender qualquer carne com níveis inseguros de antibióticos. Em função do risco de antibióticos resistentes a medicamentos no meio ambiente, achamos que existe um bom argumento para evitar a carne de animais criados industrialmente, mas parece menos um argumento nutricional. Em síntese, soa bastante improvável que se consumam resíduos de antibióticos de carne bovina convencional, embora exista um bom argumento para um melhor manejo do gado onde os antibióticos seriam menos necessários. Falaremos mais sobre esse assunto na Parte 2.

Quanto às substâncias tóxicas, muitos poluentes orgânicos persistentes são lipossolúveis e armazenados na gordura de animais, incluindo humanos.[25] Portanto, faz sentido que o gado exposto a níveis mais elevados de poluentes ambientais e pesticidas em sua alimentação contenha mais substâncias tóxicas em sua carne.[26] No entanto, a carne de gado alimentado com alimentos cultivados com glifosato apresenta as mesmas concentrações insignificantes do herbicida que a carne de gado que nunca o comeu.[27] O glifosato na alimentação de gado nem mesmo parece afetar negativamente a composição corporal ou a saúde metabólica do animal.[28] Sem dúvida, existe um risco de que outras substâncias tóxicas estejam presentes em maiores concentrações na carne de gado convencional, mas por ora não temos evidência alguma disso.

Outra área ainda com pesquisa escassa se refere aos efeitos do estresse, em particular o que ocorre antes do abate, na qualidade nutricional da carne. Sabemos desde pelo menos os anos 1970 que o estresse dentro de 48 horas antes do abate faz com que os glicocorticoides se infiltrem na carne, diminuindo seu pH (aumentando a acidez) e tornando-a menos macia.[29] No entanto, o impacto nutricional da carne bovina, seja pelo estresse do abate, seja pelo estresse crônico do ambiente da fazenda industrial, não foi ainda investigado.

Gostaríamos que existisse uma defesa nutricional melhor para a carne produzida a pasto, pois certamente resultaria em uma história simples. Há uma relevante diferença nutricional entre laticínios de animais criados a pasto e convencionais, e o mesmo vale para ovos convencionais e criados a pasto, e peixes selvagens e de cativeiro. E, com base nas evidências por ora disponíveis, podemos elaborar (e faremos) um argumento sólido para a superioridade ética e ambiental da carne produzida a pasto. Mas, quando consideramos apenas as características *nutricionais* (proteínas, gorduras essenciais, minerais e vitaminas), a diferença entre a carne bovina a pasto e a convencional efetivamente inexiste, com base na pesquisa publicada que revisamos. Procuramos *alguma* maneira de tecer o argumento nutricional em prol da carne produzida a pasto, no entanto, é bem fácil verificar os dados reais. Se encobrirmos isso para uma narrativa mais palatável, a falha óbvia nessa posição pode lançar dúvidas sobre tudo o mais que estamos sugerindo.

Sabemos que nossa posição é bastante impopular. Mas, retomando o nosso exemplo da cenoura, um médico com senso ético nunca diria a um paciente que ele deveria comer apenas vegetais orgânicos ou nenhum vegetal. Compartilhamos a mesma posição sobre a carne. Para aqueles que simplesmente não têm acesso à carne bovina produzida a pasto, ainda sentimos que a carne vermelha em geral constitui um alimento importante e rico em nutrientes para os seres humanos. Exploraremos essa ideia com mais detalhes na próxima seção e no Capítulo 15. Em suma, ainda que aplaudamos aqueles que podem consumir apenas carne produzida a pasto, achamos antiético exigir que as pessoas de baixa renda removam a carne das respectivas dietas e a substituam por opções menos nutritivas e que também têm impactos ambientais. Como pais e especialistas em nutrição, aconselhamos aqueles que desejam dar a suas famílias e a si mesmos o melhor benefício possível a alimentar-se com carne bovina. Nem todos têm o privilégio de "conhecer o seu fazendeiro".

Agora, antes que você jogue este livro longe, isso não significa que estejamos argumentando contra a compra de carne produzida a pasto, ou mesmo dizendo que a ciência esteja em consenso em tal assunto. Precisamos de mais pesquisas. Podemos aprender que o tipo de forragem oferecido ao gado é o elemento-chave, ou que outros compostos, por exemplo, os polifenóis, desempenham um papel importante. Esperamos em breve aprender mais. Sem dúvida, *existem* muitas outras razões bastante boas para consumir carne bovina produzida a pasto, conforme explicaremos nas seções sobre ética e meio ambiente, mas a nutrição (a partir das evidências revisadas por pares que temos até o momento) não é uma delas.

MAS CALMA AÍ! CARNE BOA É MUITO CARA!

Quando as pessoas mudam de uma dieta repleta de grãos e alimentos processados para uma mais rica em proteínas animais, muitas vezes há algum choque inicial. Uma dieta rica em vegetais frescos e proteínas animais é definitivamente mais cara do que os elementos de uma dieta ocidental típica e, sim, a carne bovina produzida a pasto custa mais do que a convencional.

Mesmo assim, vamos olhar para o preço da carne a pasto *versus* uma alternativa popular de proteína sem carne. Quando comparamos os preços da carne bovina orgânica produzida a pasto e da alternativa de carne ultraprocessada Beyond Burger (hambúrguer de origem vegetal) em maio de 2019, esta era quase duas vezes mais cara por meio quilo. Ao compararmos o preço médio da carne orgânica produzida a pasto, ela ainda é mais barata (e mais densa em nutrientes) do que produtos de proteína à base de plantas altamente processados. Não vemos muitas pessoas dizendo que *tofurkey* (substituto de carne à base de plantas imitando carne de peru) é muito caro! Considerando algo em torno de trinta gramas, a carne orgânica produzida a pasto é mais barata do que muitos alimentos comuns, como batatas fritas, vinho tinto, biscoitos de marca, bebidas de café populares, rosquinhas sofisticadas e até morangos frescos. E se fôssemos comparar o preço por grama de proteína, ou por micronutriente, veríamos um valor ainda melhor. Existem maneiras de tornar o consumo de comida de verdade mais barato, por exemplo, utilizar mais carne moída e de órgãos, ainda mais ricas em nutrientes do que os cortes musculares. Visite Sacredcow.info para mais informações sobre aquisição e preparo de carne.

E mais, achamos que, se mais pessoas começassem a comprar carne a pasto, o preço cairia. Os produtos orgânicos costumavam ser muito mais caros do que hoje, e isso é uma consequência da demanda do consumidor. Em 2017, as vendas de alimentos orgânicos totalizaram quase 50 bilhões de dólares. Quando se comparam os alimentos de acordo com o teor de proteínas e micronutrientes de alta qualidade, o vencedor é claro.

Mas não é aí que estamos gastando nosso dinheiro com alimentos. Gastamos mais em alimentos hiperpalatáveis e ultraprocessados do que nunca. Está aumentando o consumo de grãos, óleos de sementes processados industrialmente e adoçantes. Em média, gastamos a maior porcentagem de nossos alimentos em restaurantes, e, quando estamos fora, a maioria come muito mais e faz escolhas menos saudáveis do que quando estamos em nossos lares. Em 2017, 53% dos americanos gastaram dinheiro em alimentação em refeições fora de casa.[30]

Depois dos gastos comendo fora, a maior parte de nosso dinheiro com comida vai para os chamados alimentos diversos, categoria que inclui refeições pré-preparadas, condimentos e salgadinhos processados, por exemplo, batatas fritas. Na segunda categoria mais popular estão as bebidas, que incluem refrigerantes, sucos de frutas, café e chá, seguidas por produtos de panificação, ou seja, pães, rosquinhas, bolos e biscoitos. A maior parte do que compramos nem mesmo engloba coisas de que precisamos para cozinhar, e os gastos nessas categorias vêm aumentando a cada ano. Mais do que nunca as pessoas odeiam cozinhar; na verdade, apenas 10% dos estadunidenses relatam "gostar" de cozinhar.[31]

QUANTO OS AMERICANOS GASTAM COM COMIDA POR ANO (US$ 7.023 EM MÉDIA)

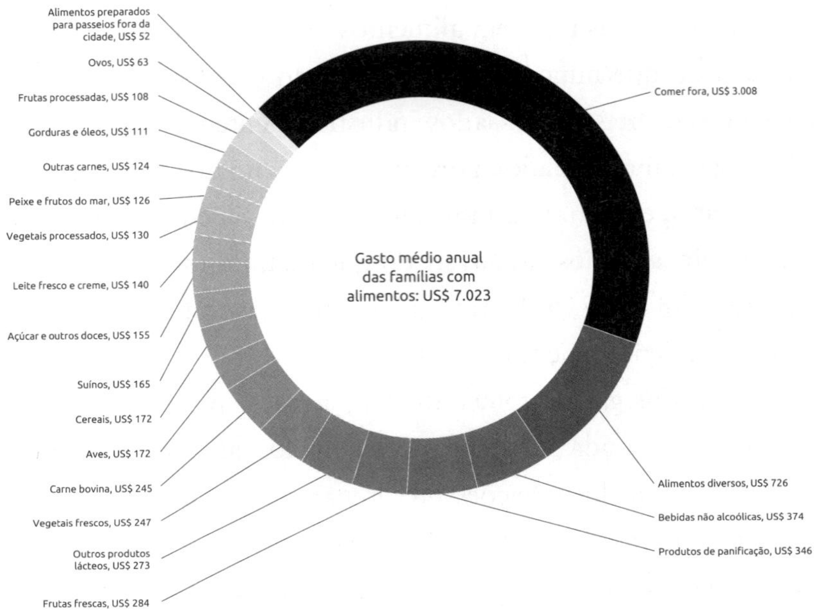

Fontes: Business Insider[32] e Bureau of Labor Statistics (Secretaria de Estatísticas Trabalhistas dos Estados Unidos).

Esses modernos alimentos hiperpalatáveis iludem o sistema natural de regulação do apetite do nosso cérebro e, assim, contribuem para comermos demais. Eles têm muitas características que associamos a substâncias viciantes, como cocaína e opiáceos. Alguns argumentariam que qualquer coisa que atenda a esses parâmetros deve ser regulamentada, talvez banida ou tributada com valores elevados. Entretanto, pelo que vimos historicamente, a proibição não ajuda muito a mitigar a ingestão de substâncias viciantes. Está fora do escopo deste livro se aprofundar na economia da indústria de *junk food*, mas gostaríamos de sugerir humildemente que talvez o governo não devesse interferir e baratear esse tipo de comida, e se nós, como sociedade, decidirmos tributá-la, como o refrigerante, certamente não deveríamos fazê-lo enquanto continuamos a subsidiar a produção de seus principais ingredientes.

Quaisquer que sejam as boas intenções sob as quais os programas de subsídios tenham se iniciado, os subsídios governamentais de *junk food* não estão ajudando em nada os consumidores. Observemos um pouco de economia doméstica. Uma rápida pesquisa na Amazon revela uma caixa de dez unidades de Hostess Twinkies (bolinhos industrializados) por 4,67 dólares, que é mais ou menos o preço na maioria dos supermercados. Portanto, o preço desses bolinhos deliciosos é de US$ 0,47 cada um. Maçãs orgânicas (na época em que são mais baratas) custam cerca de US$ 2,99 por 1,35 quilograma. Cada maçã pesa cerca de um terço desse peso, e daí se conclui que cada uma custa apenas cerca de 1 dólar. Agora, nós não olhamos para as maçãs orgânicas como esnobes, mas, como a maioria dos produtos orgânicos e da carne alimentada a pasto não recebe *nenhum* subsídio do governo, o preço reflete a oferta e a demanda reais baseadas no mercado.

Se, por um lado, o bolinho industrializado parece barato, vejamos quanto ele está custando em termos de energia de cada produto: o Twinkie fornece 160 calorias, sobretudo na forma de farinha refinada, açúcar e óleos vegetais (itens baratos em grande parte por causa dos subsídios). A maçã, por outro lado, tem cerca de 95 calorias, principalmente de uma mistura de açúcares, mas também fornece uma grande dose de fibras, antioxidantes, vitaminas e minerais. Vejamos o comportamento de ambos os produtos em relação às calorias por dólar.

Maçã: 95 calorias por dólar
Twinkie: 347 calorias por dólar

Apesar de todo o discurso moderno sobre privilégio, parece que não falamos o suficiente sobre os alimentos mais baratos costumarem ser os menos saudáveis, o que tem um efeito desproporcional nos lugares onde as pessoas não podem gastar tanto em comida (comunidades de baixa renda, de diferentes etnias e áreas rurais).[33] Para as pessoas mais desprovidas, é óbvio que podem obter mais calorias totais por menos dinheiro por meio do consumo de alimentos não saudáveis. No entanto, quando falamos em atender às necessidades nutricionais humanas, não podemos pensar apenas em atender às necessidades calóricas. Também precisamos incluir aí os nutrientes certos, e o alimento mais rico em nutrientes que esses grupos (ou qualquer um) poderiam comer – ou seja, carne – é injustamente criticado como prejudicial à saúde.

É nesse aspecto que a ideologia "menos carne, melhor carne" adquire contornos problemáticos quando consideramos os impactos dessa mensagem na saúde pública. Não ouvimos a expressão "vegetais orgânicos ou nada de vegetais", ou "menos vegetais, melhores vegetais". Muitas pessoas não têm acesso à carne bovina a pasto ou não podem pagá-la; e existem muitos benefícios em consumir mais proteína, em especial de fontes animais como a carne bovina, e poucos benefícios para a saúde humana em consumir carne bovina em regime de pastagens em comparação com a carne convencional. Portanto, afirmamos que as pessoas devem comprar a melhor carne que puderem. Um hambúrguer feito de carne de gado confinado ainda é uma escolha melhor, do ponto de vista calórico e de densidade nutricional, do que *junk food* (ou, como veremos no próximo capítulo, até mesmo do que feijão e arroz). Se quisermos resolver nossos crescentes problemas de obesidade e diabetes, a mensagem de "menos carne" não vai ajudar.

CAPÍTULO 6

MESMO QUE A CARNE NÃO FAÇA MAL, POSSO OBTER TODA A MINHA NUTRIÇÃO DE PLANTAS?

Expusemos bons argumentos sobre os benefícios da carne para a saúde, mas algumas pessoas talvez não queiram consumi-la por outros motivos. Vamos comentar os aspectos envolvendo nossa defesa ambiental e ética para uma carne melhor em breve, mas primeiro abordaremos por que as dietas que excluem todos os produtos de origem animal não são ideais.

Vamos observar as diferentes formas de dietas "sem carne", pois daí resulta uma grande diferença no impacto nutricional, dependendo da quantidade de produtos de origem animal consumida. Lembremos que o termo "vegetariano" pode significar coisas diferentes. Os vegetarianos pesco-frango evitam carne vermelha e comem vegetais, frango e peixe. Os piscitarianos consomem apenas plantas e peixes e excluem frango ou carne bovina. Os ovolactovegetarianos consomem vegetais, além de laticínios e ovos. Os veganos, por sua vez, excluem completamente da dieta todos os produtos de origem animal. Os tipos de alimentos incluídos ou excluídos em cada uma dessas dietas variam muito. Por exemplo, os vegetarianos que comem laticínios e ovos estão, na verdade, consumindo produtos de origem animal, razão pela qual devemos tratá-los de maneira muito diferente dos veganos que comem *apenas* plantas.

É muito mais fácil ser saudável e sentir-se satisfeito com proteínas e gorduras de alta qualidade que os ovos e os laticínios fornecem. Ocorrem menos complicações de saúde, como deficiências nutricionais, com vegetarianos quando comparados aos veganos. Para nossos propósitos neste capítulo, definiremos *vegetariano* como aquele cuja dieta inclui ovos e laticínios, mas sem carne vermelha, aves ou peixe, e *vegano* aquele com uma dieta que evita todos os produtos de origem animal.

Se alguém planejasse uma dieta bem balanceada *desprovida* de produtos de origem animal, deveria focar-se em vegetais de baixo índice glicêmico e proteínas, sobretudo de leguminosas demolhadas, sem a inclusão de carnes "falsas" ou outros alimentos altamente processados. Com algum esforço e muitos suplementos, essa pode ser uma dieta nutritiva para *algumas* pessoas; no entanto, ainda não dispomos de dados sobre como essa dieta funciona ao longo de várias gerações de mães e filhos. Conforme discutiremos, discordamos que uma dieta baseada só em plantas seja a melhor para todas as pessoas e, de fato, pode até não ser segura para algumas.

NEM TODA PROTEÍNA É IGUAL

Já explicamos que as recomendações mais comuns quanto à ingestão diária de proteínas são inferiores ao que consideramos ideal. É bem mais difícil obter proteína de plantas do que de animais, e, como consequência, vegetarianos e veganos correm mais risco de ter uma dieta deficiente em proteínas do que pessoas que consomem carne e aves.

A proteína é composta de aminoácidos (AAs), e nosso corpo utiliza vinte deles, nove essenciais, o que significa que devemos obtê-los dos alimentos (em contrapartida, um nutriente "não essencial" não significa que não precisamos dele, mas sim que nosso corpo é capaz de produzi-lo a partir de elementos fundamentais de outros nutrientes, e, portanto, nossas dietas não necessitam deles diretamente. Dito isso, a conversão pode ser um processo difícil, por isso é sempre preferível consumir a forma verdadeira). Produtos de origem animal contêm todos os AAs de que precisamos, enquanto as plantas carecem de um ou mais AAs, particularmente leucina, que é um dos AAs mais importantes para os seres humanos. Portanto, quando em uma embalagem de alimento se registram os "gramas de proteína", esse valor não apresenta a história completa sobre o perfil de aminoácidos ou o quão digerível a proteína é pelos humanos.

A qualidade da proteína nos produtos de origem animal difere bastante da qualidade da proteína nas plantas. Existem algumas maneiras pelas quais pesquisadores e profissionais de saúde avaliam tal questão. O escore de aminoácidos corrigido pela digestibilidade da proteína (conhecido pela sigla PDCAAS) foi introduzido em 1989 pela Organização das Nações Unidas para Alimentação e Agricultura e pela Organização Mundial da Saúde, tornando-se amplamente adotado como o método preferido para avaliar como as proteínas atendem melhor às necessidades nutricionais humanas. A tabela a seguir, com dados do *Journal of Sports Science & Medicine*, mostra carne bovina, caseína, ovos, leite, soja e proteínas do soro do leite como as de maior valor nutricional segundo o PDCAAS.[1]

Tipo de proteína	Escore de aminoácidos corrigido pela digestibilidade da proteína
Caseína	1,00
Ovo	1,00
Leite	1,00
Proteína de soja	1,00
Proteína do soro do leite	1,00
Carne	0,92
Feijão-preto	0,75
Amendoim	0,52
Glúten de trigo	0,25

No entanto, o PDCAAS não leva em conta fatores antinutricionais, por exemplo, inibidores de tripsina, lectinas e taninos, os quais podem reduzir a hidrólise de proteínas e a absorção de aminoácidos de proteínas vegetais como a soja (abordaremos esse assunto em breve).[2] A digestibilidade das proteínas vegetais também é afetada pela idade e pelo estado do intestino da pessoa.[3] Aceita-se amplamente que a proteína animal (ovos, leite, carne, peixe e aves) é a fonte mais biodisponível.[4] Proteínas à base de carne também não têm aminoácidos limitantes, enquanto a soja é baixa em AA metionina, não sendo considerada uma proteína "completa".

Vamos comparar feijão e carne bovina. Como se pode ver nas tabelas a seguir, com informações do banco de dados de nutrientes do USDA, cerca de cem gramas de feijão cozido não só contêm muito menos proteína do que a mesma quantidade de bife de carne bovina, como também menos vitaminas e minerais, tornando a carne bovina muito mais densa em nutrientes por caloria do que o feijão.

Feijão e um bife de carne bovina constituem apenas dois exemplos, mas os produtos de origem animal em geral são uma fonte muito melhor de proteína por caloria do que as plantas. Assim, para obter trinta gramas de proteína, você pode comer cerca de 137 calorias de peixe, 181 calorias de bife ou *640 calorias* de feijão (o que implica também 122 gramas adicionais de carboidratos). Não queremos dizer com isso que necessariamente nunca se deve comer feijão e arroz, porém, o exemplo ilustra que, se estamos tentando reduzir as calorias totais e limitar os carboidratos, as proteínas vegetais não são a solução.

CARNE VS. FEIJÃO - PROTEÍNA

As fontes animais são **as fontes de proteína mais completas** porque contêm todos os aminoácidos necessários para uma **saúde ideal**. Para obter a mesma quantidade de proteína de um bife de 113g (181 calorias) você precisaria comer **340g de feijão mais uma xícara de arroz**, o que equivale a **638 calorias e 122g de carboidratos**.

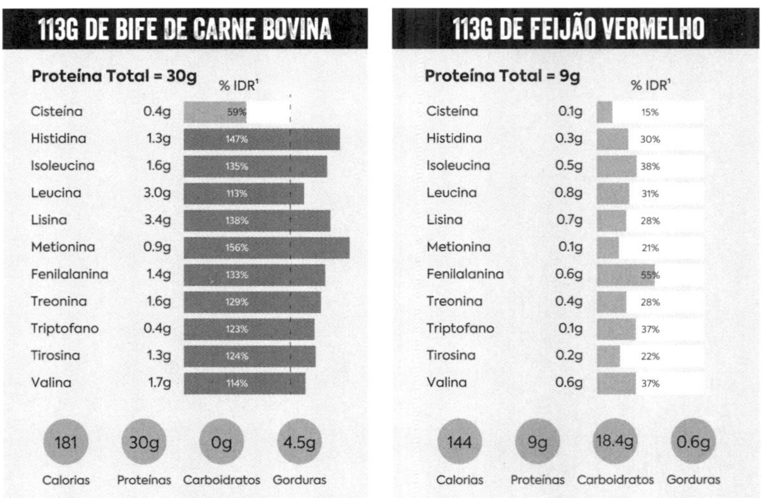

1. A Ingestão Diária Recomendada (IDR) é o nível de ingestão diária de um nutriente que é considerado suficiente para atender as exigências de 97-98% de indivíduos saudáveis em todos os EUA.

CARNE VS. FEIJÃO - VITAMINAS

A carne bovina é mais **nutricionalmente densa** do que o feijão, especialmente em vitaminas do complexo B. Um bife de 113g atende **95% do IDR[1] para B12**, uma das deficiências de nutrientes mais comuns no mundo.

113G DE BIFE DE CARNE BOVINA

		% IDR[1]
B1 (Tiamina)	0.1 mg	8%
B2 (Riboflavina)	0.3 mg	30%
B3 (Niacina)	9.0 mg	64%
B5 (Pantotênico A)	0.5 mg	10%
B6 (Piridoxina)	0.9 mg	68%
B12 (Cobalamina)	2.3 µg	95%
Folato	5.7 µg	1%
Vitamina A	15.9 IU	1%
Vitamina C	0.0 g	0%
Vitamina D	1.1 IU	0%
Vitamina E	0.3 mg	2%
Vitamina K	2.2 µg	2%

Calorias	Proteínas	Carboidratos	Gorduras
181	30g	0g	4.5g

113G DE FEIJÃO VERMELHO

		% IDR[1]
B1 (Tiamina)	0.2 mg	16%
B2 (Riboflavina)	0.1 mg	6%
B3 (Niacina)	0.7 mg	5%
B5 (Pantotênico A)	0.2 mg	5%
B6 (Piridoxina)	0.1 mg	10%
B12 (Cobalamina)	0.0 µg	0%
Folato	147.4 µg	37%
Vitamina A	0.0 IU	0%
Vitamina C	1.4 mg	2%
Vitamina D	1.1 IU	0%
Vitamina E	0.0 mg	0%
Vitamina K	9.5 µg	11%

Calorias	Proteínas	Carboidratos	Gorduras
144	9g	18.4g	0.6g

1. A Ingestão Diária Recomendada (IDR) é o nível de ingestão diária de um nutriente que é considerado suficiente para atender as exigências de 97-98% de indivíduos saudáveis em todos os EUA.

CARNE VS. FEIJÃO - MINERAIS

Um pedaço de 113g de bife fornece **mais da metade** do IDR[1] de zinco e selênio, e é uma boa fonte de fósforo. No geral, a carne bovina é **mais nutricionalmente densa** do que o feijão, por porção.

113G DE BIFE DE CARNE BOVINA

		% IDR[1]
Cálcio	18.1 mg	2%
Cobre	0.1 mg	7%
Ferro	3.3 mg	18%
Magnésio	17.0 mg	5%
Manganês	0.0 mg	0%
Fósforo	306.2 mg	44%
Potássio	435.4 mg	9%
Selênio	30.8 µg	56%
Sódio	76.0 mg	3%
Zinco	5.1 mg	64%

Calorias	Proteínas	Carboidratos	Gorduras
181	30g	0g	4.5g

113G DE FEIJÃO VERMELHO

		% IDR[1]
Cálcio	39.7 mg	4%
Cobre	0.2 mg	27%
Ferro	2.5 mg	14%
Magnésio	47.6 mg	15%
Manganês	0.5 mg	27%
Fósforo	156.5 mg	22%
Potássio	459.3 mg	10%
Selênio	1.2 µg	2%
Sódio	1.1 mg	0%
Zinco	1.1 mg	14%

Calorias	Proteínas	Carboidratos	Gorduras
144	9g	18.4g	0.6g

1. A Ingestão Diária Recomendada (IDR) é o nível de ingestão diária de um nutriente que é considerado suficiente para atender as exigências de 97-98% de indivíduos saudáveis em todos os EUA.

CALORIAS NECESSÁRIAS PARA OBTER 30 GRAMAS DE PROTEÍNAS

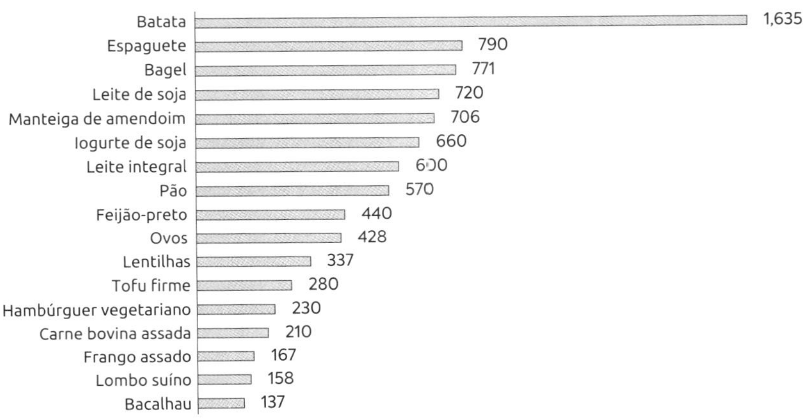

Mais uma vez, se pretendemos que 20% de uma dieta de 2.000 calorias venham de proteína, isso significa 100 gramas.

Vejamos como essa diferença entre proteína vegetal e animal se traduz em aconselhamento dietético público. Em um esforço para simplificar a maneira como os americanos podem obter proteína, as recomendações "MyPlate"* destinam-se a dividir as Diretrizes Dietéticas dos EUA em termos "simples", de modo que sejam usadas como uma ferramenta de ensino em massa. O USDA dividiu os alimentos proteicos em "equivalentes de proteína", e, infelizmente, se alguém seguisse esse conselho e tentasse obter proteína de fontes vegetais, certamente ficaria aquém do ideal. Observe agora os equivalentes de proteína na categoria animal *versus* vegetal:

Fontes animais		
30 gramas de carne bovina cozida	8,3 g de proteínas	53 calorias
30 gramas de presunto cozido	5,9 g de proteínas	41 calorias
30 gramas de frango cozido	8,8 g de proteínas	49 calorias
1 fatia de peru	4,9 g de proteínas	31 calorias
30 gramas de peixe cozido ou marisco	6,5 g de proteínas	30 calorias
1 ovo	6,3 g de proteínas	78 calorias

Fontes vegetais		
15 gramas de amêndoas	6 g de proteínas	164 calorias
15 gramas de sementes de abóboras	8,5 g de proteínas	163 calorias

* O "MyPlate" é uma ferramenta online desenvolvida pelo Departamento de Agricultura dos Estados Unidos da América com o objetivo de auxiliar o consumidor a fazer escolhas mais saudáveis em sua alimentação e atua como facilitador das mudanças de estilo de vida necessárias para se atingir o bem-estar. (N.T.)

1 colher de sopa de manteiga de amendoim	3,6 g de proteínas	96 calorias
¼ de xícara de feijão-preto cozido	3,5 g de proteínas	60 calorias
¼ de xícara de grão-de-bico cozido	3,6 g de proteínas	67 calorias
¼ de xícara de feijão cozido ou frito (tutu de feijão)	3 g de proteínas	60 calorias
¼ de xícara (cerca de 50 g) de tofu	6.8 g de proteínas	68 calorias
30 gramas de tempê cozido (grãos de leguminosas fermentados por um tipo de fungo)	5,6 g de proteínas	55 calorias
¼ de xícara de soja torrada	10 g de proteínas	104 calorias
2 colheres de sopa de *homus*	2,2g de proteínas	53 calorias

Observe que carne e frutos do mar são produtos muito mais eficientes em relação à proteína quando comparados com fontes vegetais. Os derivados de soja constituem as opções mais próximas da proteína animal, mas apresentam alguns problemas, como descreveremos a seguir. A maioria de nós não deseja aumentar o consumo calórico; queremos, sim, sentir-nos satisfeitos, e aumentar a ingestão de proteína é uma ótima maneira. Portanto, fontes animais são as mais desejáveis, em termos de proteína biodisponível *e* outros micronutrientes.

Com o crescente interesse por gorduras alternativas "limpas", leites e proteínas vegetais, precisamos reconhecer que eles não são, do ponto de vista nutricional, iguais aos verdadeiros. O leite de amêndoa, ainda que seja um líquido branco, empalidece em conteúdo nutricional em relação ao leite real. Hambúrgueres à base de plantas e carne de laboratório não são "comida de verdade". Algumas dessas alternativas até se assemelham ao real no painel nutricional da embalagem, mas, como mostramos, a proteína vegetal não é igual à proteína animal em termos de aminoácidos, e enriquecer um produto com vitaminas e minerais sintéticos não significa que o absorveremos da mesma forma que acontece com fontes naturais. Esses produtos são popularmente vistos como opções "mais saudáveis" e melhores do que a carne, mas na verdade são alimentos ultraprocessados e, com frequência, muito piores para a nossa saúde do que os reais.

Se você está feliz com sua saúde, peso e metabolismo em uma dieta baseada em plantas, isso é fantástico. Se não estiver, considere ingerir alguma proteína animal para ajudá-lo a reduzir as calorias, a se sentir saciado e receber um aumento de nutrientes vitais que provavelmente estão faltando*.

POR QUE COMER PLANTAS?

Se carne é tão bom, por que precisamos comer coisas do reino vegetal? Há um número crescente de pessoas que parecem se dar bem com a dieta carnívora (apenas produtos de origem animal), acredite ou não (confira o trabalho de Shawn Baker, cujo livro e site mostram pessoas com êxito em uma dieta carnívora). Embora isso soe bastante promissor para aqueles com intolerâncias alimentares graves e não deva ser descartado como uma ferramenta terapêutica, a maioria das pessoas gosta e se beneficia da ingestão de alimentos vegetais. Como veremos na seção "Coma como um nutrívoro", certamente não incitamos todos a adotarem uma dieta só de carne! Frutas e vegetais são saborosos, quase sempre têm poucas calorias e apresentam nutrientes úteis, como vitami-

* Temos um post longo e detalhado analisando os aminoácidos em alimentos vegetais *versus* alimentos de origem animal em www.sacredcow.info/blog/are-all-proteins-created-equal.

nas, minerais, antioxidantes, gorduras e proteínas. No entanto, a digestão de plantas pode ser bastante difícil, além de elas apresentarem defesas com potencial de bloquear a absorção de nutrientes. Existem maneiras de tornar as plantas mais digeríveis por meio do cozimento e da fermentação, mas acreditamos fortemente que, sozinhas, elas não atendem às nossas necessidades nutricionais.

Ainda que nos produtos de origem animal estejam as fontes mais ricas da maioria dos micronutrientes necessários aos seres humanos, há algumas vitaminas e minerais que são mais encontrados nas plantas, por exemplo, vitaminas folato (B9, ácido fólico), C, E e betaína. Na categoria mineral, as plantas fornecem maiores quantidades de magnésio, potássio, selênio e manganês do que a maioria das fontes animais.

Vale a pena destacar que alimentos como alface talvez pareçam ter uma alta pontuação de densidade de nutrientes, o que ocorre porque, em uma base *por caloria*, neles pode haver muitas vitaminas e minerais. Entretanto, se considerarmos o volume de comida e o número de calorias em uma porção típica, o cenário se altera. Em uma xícara de alface há apenas oito calorias, portanto, o volume de alface que se precisa comer para corresponder à mesma densidade de nutrientes em uma pequena porção de, por exemplo, ostras, é drástico.

Nozes e sementes são excelentes fontes de minerais, incluindo magnésio, manganês, cobre, selênio e zinco. No entanto, confiar apenas em nozes como principal fonte desses minerais apresenta algumas desvantagens. A maioria das nozes é rica em gorduras ômega-6, que já são encontradas em excesso em muitas de nossas dietas e competem pela absorção do anti-inflamatório ômega-3. Precisamos de algumas gorduras ômega-6 para a saúde, mas ocorre que a maioria de nós já está comendo demais, portanto, acrescentar uma fonte adicional de ômega-6 pode não ser o ideal[5], pois ele também contém antinutrientes (consulte a próxima seção).

Ainda que nas plantas haja cálcio, a biodisponibilidade desse elemento nos alimentos pode variar muito. Mesmo a soja, considerada "rica" em cálcio, tem apenas de 30% a 40% de biodisponibilidade. O leite de soja, com frequência usado como alternativa ao leite de vaca, é enriquecido com cálcio, aumentando a biodisponibilidade para 75%. Mesmo que muitos desses alimentos vegetais contenham cálcio, a quantidade absorvida é bastante baixa.[6] O ferro não heme (ferro férrico ou inorgânico) vem de fontes vegetais e não é tão bem absorvido quanto o ferro de proteína animal, pois não está vinculado a nenhuma proteína. A absorção de ferro proveniente das plantas é baixa, cerca de 5% a 12%.[7]

As plantas contêm o pigmento betacaroteno e fitoquímicos, com propriedades antioxidantes benéficas.[8] Ervas como hortelã, especiarias como cravo, café expresso, vinho tinto e chocolate amargo são conhecidas pelo alto teor de antioxidantes.[9] Nas prateleiras de lojas de produtos naturais, tornou-se comum ver suplementos que contêm altas doses de antioxidantes, que podem ser perigosas em níveis elevados.[10] A maioria dessas vitaminas são produzidas em algumas fábricas de produtos químicos na China e depois pulverizadas em alimentos processados para prevenir deficiências, em oposição ao amplo espectro de antioxidantes e vitaminas encontrados em alimentos naturais.[11]

ANTINUTRIENTES

Todas as criaturas vivas precisam se defender contra serem mortas ou devoradas, a fim de que disseminem seus genes para a próxima geração. Plantas, no entanto, não conseguem fugir e precisam de outra maneira de se proteger dos insetos e dos outros animais que as consomem, fato que as fez criarem outros tipos de defesas na tentativa de produzir descendentes. Embora muitas plantas sejam venenosas para os humanos, outras farão o possível para usá-lo como um veículo de propagação de suas sementes, enviando defesas químicas enquanto passam pelos intestinos (se você já comeu espiga de milho, deve ter notado que os grãos permanecem surpreendentemente intactos).

Denominam-se antinutrientes essas defesas químicas encontradas nas plantas, como em raízes, folhas e sementes. Algumas, muito amargas, desencorajam os animais de comê-las.

Os antinutrientes são encontrados em maiores quantidades em cereais e leguminosas, ainda que também possam estar em outras plantas. Os mais comuns incluem:

- Saponinas
- Ácido fítico (fitato)
- Glúten
- Taninos
- Oxalatos
- Lectinas
- Polifenóis
- Flavonoides
- Inibidores de tripsina
- Isoflavonas
- Solanina
- Chaconina[12]

Um dos principais problemas com os antinutrientes está indicado no próprio nome: eles trabalham "contra" os nutrientes, e podem impedir a absorção destes ao se ligarem a vitaminas e minerais, situação com potencial de gerar deficiências nutricionais. Além disso, podem impedir a absorção de proteínas, no caso das leguminosas, o que talvez leve à deficiência de proteínas se a dieta não for bem balanceada para incluir outras fontes proteicas. Certos antinutrientes atuam como inibidores enzimáticos que interferem na função de importantes enzimas digestivas, causando problemas gastrointestinais. Alguns são tão venenosos que as toxinas podem se acumular em um nível perigoso, comprometendo funções celulares e teciduais.

Por exemplo, o ácido fítico reduz significativamente a absorção de zinco, ferro e cálcio – minerais que podem ser a razão exata pela qual estamos comendo tais alimentos específicos! O ácido fítico age interferindo nas enzimas que decompõem esses alimentos durante a digestão para extrair esses minerais importantes. Pode-se remover algum ácido fítico de grãos, castanhas e sementes ao deixá-los de molho ou assá-los, mas não está ainda claro quanto resta e o efeito na absorção.[13]

A deficiência de ferro representa um desafio particular em dietas sem carne, pois oxalatos, taninos e fitatos bloqueiam a absorção de ferro. Por exemplo, muitos pensam que o espinafre é uma expressiva fonte de ferro, mas apenas 2% do ferro nele contido são absorvidos. Isso ocorre não somente por ser uma forma não heme, mas também pelo fato de o espinafre ser rico em oxalatos, que bloqueiam a absorção de ferro.[14] Além disso, os oxalatos também reduzem a biodisponibilidade de cálcio; no caso desse vegetal, reduz-se para apenas 5%, embora ele tenha muito cálcio.

Devemos levar em conta que antinutrientes não são de todo negativos. Por exemplo, consideram-se os flavonoides como antinutrientes, mas trazem muitos benefícios à saúde, por atuarem como antioxidantes. Embora os antinutrientes possam, às vezes, comprometer a absorção de vitaminas e minerais ou causar doenças em algumas pessoas, a maioria delas deve ser capaz de tolerar certa quantidade de alimentos que os contenham, sobretudo quando esses alimentos são preparados de maneira adequada.

OS PROBLEMAS DA SOJA

A soja é um dos poucos alimentos vegetais que fornecem todos os nove aminoácidos essenciais, razão pela qual a promovem com frequência como uma alternativa incrível para substituir a carne. Porém, há uma quantidade preocupante de pesquisas que a relacionam a problemas digestivos, reprodutivos, e declínio cognitivo.

Um dos motivos que justificam a ingestão de soja gerar tanta pesquisa e controvérsia está no fato de ela ser rica em antinutrientes, em particular isoflavonas. Esses compostos vegetais se assemelham ao estrogênio e são usados pela planta da soja como uma defesa natural, comprometendo o ciclo reprodutivo do gado que a consome.[15] Algumas pesquisas sugeriram que as isoflavonas podem interferir na fertilidade, no equilíbrio hormonal e no funcionamento da tireoide em humanos.[16] O comportamento desses compostos no corpo é complicado, além de estar fora do escopo deste livro mergulhar completamente em todas as pesquisas sobre a soja – milhares de estudos a têm investigado. Mesmo assim, achamos que algumas coisas precisam ser pontuadas.

Culturas tradicionais que consomem muitos produtos à base de soja tendem a fermentá-la ou prepará-la de forma a reduzir o teor de antinutrientes, assim diminuindo o risco de toxicidade. Mas, na maioria das sociedades ocidentais, consumimos soja na forma de óleo, isolado de proteína de soja (um pó altamente processado e rico em proteínas), ou como lecitina de soja (uma combinação de óleo de soja e fosfolipídios). Já abordamos como o óleo de soja é rico em gorduras ômega-6, distorcendo ainda mais a proporção entre os ácidos graxos essenciais.

Os produtos de soja consumidos na forma altamente processada podem gerar problemas para a saúde. A alergia à soja, que acomete algumas pessoas, talvez seja desencadeada pela lecitina de soja, que está escondida nos alimentos como um emulsificante comum[17], lembrando ainda que ela é capaz de prejudicar a função cognitiva e afetar a química do cérebro.[18]

Em razão de pesquisas levantarem questões preocupantes sobre a segurança da soja, achamos a carne uma escolha superior, pois oferece muito mais nutrição por calorias. Nossa opinião é, portanto, assim resumida: limitar ou evitar a soja na dieta, em especial nas formas encontradas em alimentos processados e embalados.

COMO TORNAR AS PLANTAS MAIS DIGERÍVEIS

Deixar de molho, germinar, cozinhar, fermentar ou até mesmo mastigar plantas ajuda em parte a reduzir seus efeitos negativos na digestão e diminuir suas toxinas. Por exemplo, mandioca, ou *yuca,* é uma fonte primária de carboidratos para pessoas em muitos países africanos. No entanto, a mandioca, se não for processada adequadamente, é rica em cianeto, então, extremamente tóxica.

Porém, por meio de uma variedade de processos de preparação, como fermentação, secagem, demolha e cozimento, a planta se torna uma excelente fonte de carboidratos concentrados.[19]

Embora as plantas possam ser difíceis de digerir e algumas contenham antinutrientes, é importante que incorporemos uma grande variedade delas em nossa dieta, conforme tolerado. Comer plantas cruas permite a preservação de certas enzimas, antioxidantes e vitaminas hidrossolúveis que são sensíveis ao calor. Plantas cozidas, fermentadas e germinadas possibilitam uma melhor digestão, ajudando a inativar os antinutrientes.

O QUE ACONTECE QUANDO VOCÊ NÃO INGERE PRODUTOS DE ORIGEM ANIMAL?

Por um tempo, parecia que não se passava uma semana sem ouvir que alguma celebridade tinha se tornado vegana. Sentimos a importância de reconhecer que se manter saudável consumindo apenas plantas é bem mais fácil para pessoas privilegiadas, com tempo, conhecimento e meios para pesquisar e comprar os suplementos necessários. Tal situação funciona muito bem para celebridades, mas não tão bem para bebês, adolescentes exigentes, aqueles que lutam contra doenças e aqueles com menos informação quando se trata de necessidades nutricionais.

Estamos de fato muito preocupados com o crescente número de adolescentes que se tornam veganos porque acham "legal". Os pais cujos filhos anunciam que estão desistindo da carne em geral se sentem compelidos a apoiá-los; talvez, no entanto, desconheçam o caminho certo para seguir uma dieta vegana, basicamente em razão de lhes faltarem informações sobre a importância das proteínas e dos micronutrientes essenciais. Isso é fundamental para que possam ajudar os filhos a maximizar a nutrição ao eliminar produtos de origem animal. Muitas crianças e adolescentes são consumidores tão meticulosos que, quando eliminam a carne da dieta, ficam com *bagels*, macarrão, pão branco e arroz como prato principal. Os danos que se acumulam com rapidez nessa situação começam com um bioma intestinal alterado e um desarranjo hormonal e metabólico em virtude da ingestão de tantos carboidratos processados. Nas garotas, pode haver comprometimento da menstruação, queda de cabelo e piora da acne, e há ainda o risco de sua energia e sistema imunológico colapsarem, deixando-as exaustas e quase sempre doentes (Diana trabalha frequentemente com essa população, tentando reverter os danos de uma dieta vegana ruim entre os adolescentes).

Abordaremos as implicações ambientais da carne na próxima parte deste livro. Mesmo assim, já é importante observar que um estudo recente analisou as implicações nutricionais e ambientais da remoção de animais da agricultura dos Estados Unidos. Constatou-se que, embora as emissões de gases de efeito estufa fossem reduzidas em apenas 2,6%, criaríamos um sistema alimentar incapaz de atender às nossas necessidades nutricionais. Em seu sistema exclusivamente vegetal, os EUA produziriam 23% a mais de alimentos, mas nos faltariam nutrientes. Um sistema exclusivamente vegetal resultaria em deficiências de cálcio, vitamina K, vitamina D, colina e ácidos graxos essenciais. E mais, ainda ocorreria um aumento de 12% no total de calorias.[20] Nosso sistema alimentar não tem problemas para produzir calorias ("ração" para humanos). O que precisamos é de *nutrientes*.

Ainda que se argumente que uma dieta vegana bem planejada pode ser mais densa em nutrientes do que uma dieta repleta de alimentos processados, nem a vegana nem a ocidental imitam o que os humanos comem tradicionalmente. Quando observamos as culturas tradicionais, nenhuma delas se baseou 100% em plantas. Produtos de origem animal – ovos e laticínios ou algum tipo de carne – fazem parte de todos os grupos já estudados. Por outro lado, existem culturas tradicionais que prosperaram com bem poucas plantas ou praticamente nenhuma.

Talvez você até conheça pessoas saudáveis que seguem há muito tempo uma dieta baseada em plantas. Como provavelmente já sabe, a genética desempenha um papel importante em nossa aparência, nosso risco de doenças e nossa expectativa de vida; nossos genes também podem afetar nossa reação a determinados alimentos. Por exemplo, nos alimentos vegetais há uma forma inativa de vitamina A, o betacaroteno. No entanto, quase metade da população tem um gene que reduz a conversão de betacaroteno em vitamina A em aproximadamente 70%.[21] Outros fatores que afetam como uma pessoa reagiria a uma dieta vegana são integridade intestinal, estado de saúde e idade. Lembramos, ainda, que uma dieta que funciona para um adulto saudável não necessariamente é uma boa ideia para bebês, crianças em crescimento ou idosos.

É bem possível que você encontre alguns (novos) veganos ou vegetarianos que afirmam estar prosperando com essa dieta: "Nunca estive tão bem mentalmente!"; "Emagreci dez quilos"; "Até que enfim não me sinto mais doente". E tais afirmações podem ser verdadeiras por um tempo. Afinal, ao iniciarem uma dieta vegetariana ou vegana, as pessoas tendem a eliminar também muitos alimentos problemáticos, por exemplo, açúcar e alimentos processados, o que imediatamente torna *qualquer um* mais saudável. Entretanto, essa significativa sensação de saúde em nada se relaciona à eliminação de alimentos de origem animal, como muitos gostariam de acreditar. Na verdade, uma dieta vegana pode se assemelhar a um jejum. Jejuar *temporariamente* tende a ser bom, ajuda as pessoas a sentirem bem-estar e ainda melhora vários marcadores de saúde, pelo menos no início.[22] Dietas veganas também eliminam duas fontes de gatilhos comuns de intolerâncias alimentares: laticínios e ovos. Sem esses alimentos, muitos podem até se sentir mais saudáveis, ter menos problemas digestivos e perder peso.

Mas o que diz a ciência? Muitos dos estudos sobre os benefícios da eliminação da carne tendem a modificar também várias outras variáveis no grupo experimental. Os pesquisadores às vezes pedem aos participantes que eliminem alimentos processados, comecem a praticar atividades físicas ou implementem outros hábitos saudáveis, além de evitar a carne. E como aprendemos no Capítulo 4, com todas essas mudanças rumo a um estilo de vida mais saudável, torna-se impossível determinar a causa exata dos resultados. Em síntese, não temos provas de que a eliminação de produtos de origem animal, mantendo todos os outros fatores iguais, melhorará a saúde.

Muitos vegetarianos e veganos se sentem bem melhor, pelo menos no começo, ao adotarem tais dietas, ainda que o bem-estar não seja pelas razões que eles talvez pensem; provavelmente não é pela ausência da carne. Se os novos vegetarianos ou veganos diminuírem a ingestão de *junk food* e aumentarem a ingestão de plantas, isso pode significar uma grande mudança quanto ao que consumiam antes em termos de densidade de nutrientes. Provavelmente estão recebendo mais vitaminas, minerais e antioxidantes seguindo uma dieta com comida de verdade. No entanto, eliminar produtos de origem animal é um empreendimento arriscado, com potencial de resultar em deficiências.

DEFICIÊNCIAS NUTRICIONAIS EM DIETAS VEGETARIANAS E VEGANAS

Aqueles que seguem uma dieta sem carne têm mais riscos de apresentar baixo teor de proteínas e de outros nutrientes essenciais, o que pode afetar a saúde física e mental. Portanto, ao eliminarem produtos de origem animal da dieta, eles precisam encontrar fontes alternativas em prol de uma vida saudável. Vamos conhecer alguns dos problemas mais comuns.

DEFICIÊNCIA DE B12

As deficiências nutricionais mais preocupantes prevalentes na população vegetariana e na vegana se relacionam à vitamina B12: 60% dos veganos adultos apresentam deficiência dela[23], assim como 40% dos vegetarianos.[24] Tal problema pode causar depressão, psicose e comprometimento cognitivo[25], com potencial de desencadear consequências irreversíveis para as crianças, incluindo atraso no desenvolvimento cognitivo, desempenho escolar mais baixo, dano neural e déficit de crescimento. Em função da gravidade e do impacto de longo prazo desses sintomas, a Academy of Nutrition and Dietetics recomenda a todos os veganos e vegetarianos a suplementação de B12 por meio de alimentos fortificados ou suplementos. Vegetais como algas contêm análogos de B12, e não a verdadeira forma da vitamina, e ainda por cima aumentam a necessidade da forma verdadeira.[26] A maioria dos produtos de soja não contém B12. O tradicional produto de soja asiático tempê incorpora B12 durante o processo de fermentação; no entanto, com apenas 0,7–8,0 µg para cada 100 gramas, seria necessário consumir 300 gramas de tempê diariamente para atingir a RDA de 2,4 µg por dia para humanos adultos. Tal quantidade é absurda!

DEFICIÊNCIA DE FERRO

Destacamos a deficiência de ferro como a mais comum em todo o mundo, afetando aproximadamente 25% da população global e quase metade de todas as crianças em idade pré-escolar. A deficiência de ferro pode acarretar doenças graves e crônicas, insuficiência cardíaca crônica, câncer e doença inflamatória intestinal[27]; em crianças, sérios atrasos no desenvolvimento e problemas comportamentais. Vegetarianos são quase sempre deficientes em ferro, que é um fator de risco para diabetes tipo 2.[28] O ferro heme, presente na carne vermelha, é o tipo mais absorvível, duas a três vezes melhor que o ferro de origem vegetal, e a absorção também depende dos atuais depósitos de ferro. Na Nova Zelândia, as hospitalizações decorrentes desse problema dobraram nos últimos dez anos, conforme o consumo de carne vermelha diminuiu.[29] O vegetarianismo na Nova Zelândia aumentou quase 30%, e aqueles que consomem carne recorrem a mais do que o dobro de frango e porco, enquanto o consumo de carne bovina e ovina caiu drasticamente. Os primeiros sinais de deficiência de ferro incluem fadiga, tontura e falta de ar. Embora o rótulo da embalagem de um alimento sem carne muitas vezes registre uma quantidade significativa de ferro, apenas cerca de 1,4% a 7% do ferro à base de plantas pode realmente ser absorvido, em comparação com 20% na carne vermelha.[30]

NÍVEIS BAIXOS DE CÁLCIO

Sabe-se que os veganos têm mais remodelação óssea em razão do baixo teor de cálcio e vitamina D, elementos essenciais para a saúde dos ossos.[31] O cálcio presente nos alimentos vegetais não é tão biodisponível quanto o encontrado em alimentos como laticínios e sardinhas.[32] Algumas verduras, por exemplo, espinafre e couve, contêm compostos que bloqueiam a absorção de cálcio. Na verdade, um estudo sugeriu que seria preciso consumir de cinco a seis xícaras de espinafre cozido para atingir o mesmo nível de cálcio encontrado em um copo de leite.[33] Baixos níveis de cálcio e vitamina D (outro nutriente escasso em dietas veganas)[34] constituem uma séria preocupação quanto à saúde óssea. Por exemplo, as taxas de fratura são 30% mais altas entre os veganos do que entre aqueles que consomem produtos de origem animal.[35] Outros nutrientes que preocupam aqueles que adotam dietas sem carne incluem glicina, selênio, metionina, taurina, creatina, colina e iodo.[36] A deficiência de iodo pode levar a danos cerebrais e retardo mental irreversível.[37]

PROCESSOS COGNITIVOS AFETADOS

Inúmeros estudos apontam um elo perturbador entre depressão e dietas sem carne, pois muitos dos nutrientes em geral ausentes nesse tipo de dieta geram impactos na depressão e na ansiedade. Por exemplo, o zinco – cujos níveis são documentados como baixos em veganos – não é facilmente encontrado nas plantas. Um estudo suplementado com zinco por doze semanas mostrou melhora no humor.[38] As taxas de deficiência de EPA e DHA também são muito mais relevantes em pacientes psiquiátricos, cuja dieta os médicos têm suplementado com óleo de peixe, observando melhoria na saúde mental dos pacientes.[39] A sociedade norte-americana já sofre de deficiências nos principais nutrientes encontrados em produtos de origem animal que podem interferir na saúde do cérebro. Para aqueles de vocês que andam evitando produtos de origem animal e sofrem de depressão ou outros problemas de saúde mental, aqui está um excelente motivo para incorporar alguns desses nutrientes na dieta e ver se isso ajuda.

DEFICIÊNCIAS COMUNS E SEUS EFEITOS

Muitos dos nutrientes que em geral faltam em grande parte da população dos EUA podem afetar a saúde mental, e os animais fornecem a melhor fonte para a maioria deles. A tabela a seguir lista algumas das deficiências nutricionais mais comuns e as funções cerebrais que podem ser afetadas.[40]

Nutriente	**Taxa de deficiência nos EUA**	**Função cerebral importante**
Zinco	10%	Síntese de serotonina
Vitamina B6	10%	Síntese de neurotransmissor
Vitamina D3	10%	Regulação do cálcio
Ferro	10%-20%	Síntese de neurotransmissor
Vitamina B12	25%	Síntese de mielina
Magnésio	25%	Inibição do glutamato
Ácidos graxos de ômega-3	80%	Sinalização neural

A creatina, uma substância encontrada naturalmente em nossos músculos, é mais baixa em dietas vegetarianas, além de poder influenciar o desenvolvimento cerebral saudável. A suplementação de creatina demonstrou, em um estudo, a melhora do desempenho cognitivo (em um nível significativo) em vegetarianos. Não se observaram melhorias semelhantes em indivíduos que consumiam carne, sugerindo, portanto, que o desempenho inferior dos vegetarianos nos testes ocorria em razão dos baixos níveis de creatina. Os resultados desse estudo apontam que uma deficiência de creatina pode diminuir a inteligência fluida e a memória operacional em até um desvio padrão, aproximadamente quinze pontos de QI.

Os autores escrevem:

> É possível que, embora o vegetarianismo atraia pessoas com inteligência superior, tornar-se vegetariano reduza a inteligência fluida e a memória operacional. [...] As pessoas talvez nem mesmo notem uma redução no funcionamento cognitivo quando se tornam vegetarianas se a inteligência fluida, mas não cristalizada, for afetada (ou seja, tornar-se vegetariano pode prejudicar a capacidade de resolver problemas sem causar o esquecimento do que se aprendeu, portanto, o efeito talvez não seja perceptível).

A redução da função cognitiva foi revertida com a suplementação de creatina.[41] Realizou-se esse estudo com adultos, e não houve estudo algum de longo prazo sobre o impacto da ingestão de creatina e o desenvolvimento cerebral em crianças, então desconhecemos o efeito nesse público.

A incapacidade de obter quantidades adequadas de EPA e DHA, duas gorduras ômega-3 necessárias para a saúde cerebral, constitui outra preocupação em uma dieta vegana. Algumas plantas fornecem ALA, um ômega-3 em geral mal convertido nas formas ativas. Determinadas pessoas conseguem converter ALA em

EPA de forma eficaz; a capacidade de fazê-lo, entretanto, depende de outros nutrientes, sobretudo zinco, ferro e piridoxina, e é bem difícil obtê-los na quantidade suficiente quando se eliminam da dieta todos os produtos de origem animal.

Em virtude de muitas pessoas optarem por eliminar a carne por razões ambientais ou éticas, quando a saúde passa por um declínio, elas tendem a não perceber que o alimento é a causa do problema. Muitas vezes, sentem que as questões relativas à saúde surgem por não seguirem a dieta com rigor. E, para certas pessoas, nem mesmo basta ingerir os suplementos "certos".

No livro *The Vegetarian Myth* (O mito vegetariano), Lierre Keith explica o sofrimento do seu corpo por causa da eliminação da carne. Ela tornou-se vegana aos dezesseis anos, depois de conhecer os horrores da produção animal em escala industrial. Portanto, após pesquisar, certificou-se de que sua dieta incorporava as combinações certas de proteínas. Ela ainda tomava suplementos de B12 e comia muitas frutas e vegetais. A maior parte da proteína vinha do consumo de produtos de soja. Lierre seguiu a mesma dieta por vinte anos. Embora tenha deixado de menstruar, sofresse de depressão e tenha desenvolvido uma doença degenerativa do disco, o que lhe causava dores atrozes, ela explica que nunca relacionou seus problemas médicos com a dieta. Até que a dor se agravou ainda mais e a exaustão ficou insuportável. Então, ela descobriu um mestre de *qigong* que, segundo soube, havia "curado o incurável". O homem rapidamente resumiu o estado de Lierre e disse-lhe que deveria comer um pouco de carne. Assim, ela caminhou até um mercado, onde pegou uma lata de atum e um garfo de plástico (porque não queria contaminar a louça) e comeu. "Ai, meu Deus, pensei: é esse o sentimento de se estar vivo. Abaixei minha cabeça e chorei", escreveu.

Se você se alimenta principalmente de plantas e tem alguns problemas de saúde – fadiga, tontura, acne, erupções cutâneas, alterações de humor, confusão mental, desconforto digestivo, problemas de regulação do açúcar no sangue ou outros sintomas de saúde –, é fundamental considerar que a eliminação da carne pode ser a causa. Tal acontece porque os humanos são onívoros, e uma dieta vegana requer suplementação, o que nem sempre funciona; sentimos que, quando um adulto escolhe ser vegano, é uma coisa, mas impor esse tipo de dieta às crianças pode ter sérias consequências*.

UMA DIETA SEM CARNE É SEGURA EM TODAS AS FASES DA VIDA?

Como todas as questões que exploramos neste livro, agora nos debruçamos sobre um tema controverso e talvez o mais complexo de todos. Além do esforço para eliminar a carne de nossas dietas, há um número crescente de recursos destinados à ajuda na criação de crianças veganas. De acordo com a pesquisa nutricional que compartilhamos nos últimos capítulos, provavelmente não o surpreenderá que nos posicionemos contra. Estamos tentando ser sensíveis às considerações éticas das dietas das pessoas, porém, como acabamos de aprender, pode ser muito, muito mais difícil manter-se saudável com uma dieta vegana.

---

* Apresentamos no Capítulo 17 nossas recomendações para um modelo de dieta ideal, mas, para um mergulho mais profundo na densidade nutricional, comparando dietas ricas em carne, onívoras e veganas, visite: www.sacredcow.info/blog/what-if-we-all-went-plant-based.

O crescimento se inicia com uma gravidez saudável, que permite ao feto um desenvolvimento adequado. Todos nós sabemos da importância de uma boa nutrição durante a gravidez, e alguns dos nutrientes mais importantes para bebês em crescimento – proteína, cálcio, vitamina B12, vitamina D – estão em produtos de origem animal. Mesmo assim, muitos descartam as preocupações com a alimentação vegana ou vegetariana durante a gravidez, dizendo não existir problema em obter esses nutrientes de outras fontes. Como acabamos de ver, ainda que possível, pode *não* ser fácil consegui-los sem carne, ovos ou laticínios.

Sabe-se muito bem que o ácido graxo DHA é necessário para o desenvolvimento cerebral dos bebês, no entanto, ele inexiste em uma dieta vegana sem suplementação. Entre mulheres veganas, um estudo apontou que o conteúdo de DHA no leite materno desse grupo era 69% menor do que o de mães que consumiam produtos de origem animal[42], e outro estudo mostrou que, no sangue dos bebês nascidos de mães vegetarianas, havia menos DHA do que no de nascidos de mães que consumiam carne.[43]

Um dos marcadores de gestações saudáveis e nutrição adequada é a proporção entre homens/mulheres; em média, nascem 105 bebês do sexo masculino para cada 100 do sexo feminino. Foram identificadas desnutrição e falta de calorias adequadas durante a gravidez como uma das causas de mudanças nas proporções entre os sexos dos bebês.[44] Um estudo de 2000 envolvendo mais de seis mil mulheres grávidas descobriu o seguinte: aquelas que seguiam uma dieta vegetariana tinham menor proporcionalidade entre os sexos dos bebês gerados quando comparadas àquelas que adotavam uma dieta onívora, e tiveram 23% menos probabilidade de dar à luz um menino.[45] Isso poderia indicar que as dietas vegetarianas durante a gravidez não fornecem nutrição adequada? A baixa taxa de natalidade de mulheres vegetarianas pode ser uma indicação de estresse físico causado por esse padrão alimentar e ainda ameaçar a sobrevivência do feto. Não há menção a esse estudo, nem ao risco de aborto espontâneo de fetos masculinos, na declaração de posição da AND (Academy of Nutrition and Dietetics) de 2016, já aqui referenciada.

É difícil dizer; obviamente, há muitos estudos com vegetarianos e veganos adultos, e ainda muito menos evidências sobre dietas desprovidas de produtos animais em crianças.[46] Estima-se que aproximadamente quinhentas mil crianças com menos de cinco anos sejam veganas apenas nos Estados Unidos. Muitos afirmarão que uma dieta ocidental típica, cheia de *junk food*, também não é saudável, mas há uma enorme diferença entre uma dieta que inclui *junk food* e outra que dificulta a obtenção de quantidades adequadas de nutrientes essenciais. Simplesmente não vemos um argumento razoável para limitar alimentos ricos em nutrientes em crianças. Não estamos sozinhos em nossa posição. Ainda que organizações dietéticas americanas e britânicas sustentem que uma dieta vegana é segura para todas as fases da vida, a Alemanha e a Suíça especificamente não recomendam esse tipo de dieta para mulheres grávidas ou lactantes, bebês, crianças ou adolescentes. Em maio de 2019, um grupo de médicos da Belgian Royal Academy of Medicine apresentou uma proposta visando tornar ilegal a alimentação de bebês com uma dieta vegana. O comitê afirmou que uma dieta vegana é inadequada não só para fetos, crianças e adolescentes, mas também para grávidas e lactantes, e que alimentar essa população com uma dieta vegana, que requer suplementos e exames médicos especiais, "levanta questões bioéticas importantes". Além disso, ratificam que uma dieta vegana induz sérias deficiências, incluindo escassez de proteína, vitamina D, cálcio, ferro, zinco, iodo, DHA e, em especial, B12.[47]

Embora talvez não seja um curso de ação preferencial nos EUA adotar a "ilegalidade" de certas dietas, achamos que devem ser tomadas medidas para exigir que pais veganos assinem que estão cientes dos sérios riscos que essa dieta representa e que são responsáveis por obter informação, ingerir suplementos e visitar com frequência e obrigatoriedade especialistas médicos e dietéticos para monitorar sinais de desnutrição e déficit de crescimento.

Se você acha muito radical a nossa posição, considere o verdadeiro perigo referente aos pais desprovidos do conhecimento ou dos recursos necessários para manter os filhos saudáveis sem produtos de origem animal. Para listar apenas alguns exemplos, em 2007, um casal vegano em Atlanta foi condenado à prisão perpétua pela morte do filho desnutrido de seis semanas, que fora alimentado com leite de soja e suco de maçã[48], certamente uma dieta inadequada para um bebê. A maioria dos pais *deveria* saber que o leite e o suco de soja não equivalem, nos aspectos nutricionais, ao leite ou à fórmula; no entanto, parece claro que a dieta vegana do casal fundamentou a decisão sobre como nutrir o bebê. Da mesma forma, em 2017, um tribunal belga considerou os pais culpados de causar, inadvertidamente, a morte do filho de sete meses, depois de alimentá-lo com uma dieta de leites à base de vegetais.[49] Em julho de 2016, um bebê italiano criado com uma dieta vegana sem suplementação adequada foi hospitalizado com desnutrição grave. O menino de catorze meses pesava um pouco mais do que um bebê típico de três meses, e, no final, os pais perderam a guarda do filho.[50]

Periódicos acadêmicos também publicaram estudos de caso analisando a deficiência de nutrientes em bebês de mães veganas que amamentam. Por exemplo, um artigo dinamarquês de 2009 relatou deficiência grave de vitamina B12 em dois bebês amamentados por veganas.[51] Um artigo francês do mesmo ano observou uma criança com deficiências graves de vitaminas B12, K e D; a mãe apresentava as mesmas deficiências. Os autores do estudo observaram: "Este caso destaca que uma dieta vegana durante a gravidez seguida de amamentação exclusiva pode induzir deficiências nutricionais no recém-nascido, com consequências clínicas".[52] Em 2014, o *Chilean Journal of Pediatrics* apresentou um relato de caso sobre a filha de um ano de uma mulher vegetariana de longa data. A criança tinha deficiência tão grave de vitamina B12 que levou a comprometimentos neurológico e hematológico.[53]

Os exemplos aqui apontados são alarmantes, mas existem mais. Os críticos afirmam que em todos esses casos as crianças foram prejudicadas não em decorrência da dieta vegana em si, mas sim de dietas restritas sem suplementação adequada. No entanto, achamos que aí está a questão central: se alimentadas com uma dieta balanceada com inclusão de carne, laticínios e ovos, a maioria das crianças saudáveis não precisaria de suplementação adicional desses nutrientes cruciais. Baseando-se em estudos de caso como esse, um pediatra chegou a recomendar que todas as crianças com déficit de crescimento e determinados sinais neurológicos relacionados à deficiência de B12 fossem avaliadas em razão de dietas veganas.[54]

Portanto, simplesmente não parece haver significativas evidências de que eliminar a carne seja ideal para crianças. Até o momento, apenas um estudo controlado avaliou o efeito de consumir carne *versus* limitar a ingestão dela em crianças. Em um estudo de 2014, os pesquisadores avaliaram o impacto da adição de carne, leite ou apenas calorias complementares à dieta de crianças em grande parte vegetarianas no Quênia, comparando-as a um grupo de controle que não recebeu nenhum alimento adicional. Os resultados foram fantásticos. Quando mensurado para o crescimento, a capacidade intelectual, o comportamento e o desempenho acadêmico, depois de dois anos, o grupo da carne alcançou resultados bem superiores. O grupo do leite apresentou a menor melhora no teste de Matrizes Progressivas de Raven – que mensura inteligência fluida – mesmo quando comparado com as crianças que não receberam calorias complementares. O grupo da carne demonstrou notavelmente mais capacidade e crescimento físicos, e também liderança, durante o período de estudo. E mais, o grupo que recebeu apenas o substituto do leite ficou defasado em relação ao grupo da carne em *todos* os aspectos. Os pesquisadores acreditam que esses resultados podem estar relacionados ao impacto do leite na absorção de ferro, o que influencia a capacidade cognitiva. Também sugerem que as melhorias no desempenho no grupo da carne podem justificar-se pela ingestão de proteína de alta qualidade, vitamina B12, zinco e ferro na dieta das crianças, os quais têm um impacto positivo no desenvolvimento.[55] Embora tais conclusões constituam apenas um estudo com algumas limitações, ele é o *único* estudo controlado sobre os efeitos da carne em crianças e, basicamente, sugere que o leite não tem potencial para substituí-la.

Um estudo francês que analisa a segurança das dietas veganas em crianças observa:

> A dieta vegana [...] levanta questões sobre seus benefícios para uma criança em crescimento: ingestão calórica e proteica adequada, qualidade dos aminoácidos essenciais, presença de ácidos graxos essenciais, inibição da absorção de oligoele-

> mentos (incluindo iodo, ferro e zinco) e fornecimento de várias vitaminas. Considerando que a alimentação vegana é privada de vitamina B12, o mais importante desafio continua sendo a substituição de vitamina B12 em gestantes, lactantes e crianças de qualquer idade. Tornam-se essenciais a gestão específica realizada por pediatras com suporte dietético e análises de sangue para crianças em dieta vegana quanto aos valores morais e éticos relacionados a essa escolha de estilo de vida.[56]

A Academy of Nutrition and Dietetics parece minimizar o impacto da falta de nutrientes e as evidências que apontam como isso pode afetar o crescimento e o desenvolvimento de crianças que seguem dietas vegetarianas. Portanto, parece-nos completamente razoável questionar como a AND afirma que a eliminação da carne é uma boa ideia para crianças.

CONCLUSÃO: CARNE FAZ BEM PRA VOCÊ, E DIETAS QUE EXCLUEM PRODUTOS DE ORIGEM ANIMAL SÃO PERIGOSAS

Esperamos que agora você compreenda que as críticas à carne vermelha não têm base científica robusta e que o verdadeiro culpado pelos crescentes problemas de saúde atuais são os alimentos modernos ultraprocessados e hiperpalatáveis. Os produtos de origem animal desempenham um papel fundamental em uma dieta onívora saudável, portanto, as pessoas que os eliminam podem enfrentar graves problemas de saúde. É provável que seja um grande desafio obter as proteínas e outros nutrientes de que precisamos sem produtos de origem animal, sobretudo sem consumir calorias em excesso e sem acrescentar inúmeros suplementos. As evidências demonstram, de maneira esmagadora, que a dieta humana ideal contém produtos de origem animal.

Recapitulando, apresentamos a você algumas das razões pelas quais a carne é injustamente difamada do ponto de vista nutricional. Os estudos que a condenam se baseiam em pesquisas observacionais e questionários de frequência alimentar, ambos tendenciosos e com metodologia falha. A pesquisa observacional só mostra associações; não prova causalidade. Estudos que ajustaram para fatores de confusão (tabagismo, bebida e outros elementos relacionados a estilo de vida) não evidenciaram diferença na mortalidade entre aqueles que consomem carne e aqueles que não a consomem. Também explicamos a importância fundamental da proteína, que faz as pessoas se sentirem satisfeitas com menos calorias e mais micronutrientes do que fontes baseadas em plantas como feijão e arroz.

Além disso, existem também algumas evidências bastante convincentes de que, de fato, os humanos são onívoros; comemos produtos de origem animal há muito tempo, e nas proteínas e nas gorduras animais há muitos dos componentes essenciais de que precisamos para nossa saúde prosperar. Aqueles que eliminam a carne da dieta, sobretudo grávidas e crianças pequenas, correm o risco de deficiências nutricionais, algumas das quais podem até levar a danos cerebrais permanentes se não houver intervenção.

Talvez você diga: Tudo bem! Mesmo que a carne não faça mal à saúde, criar gado para alimentação ainda implica irresponsabilidade do ponto de vista ambiental e é eticamente questionável, certo? Embora não observemos um grande benefício *nutricional* na escolha da carne bovina produzida a pasto em vez da carne convencional, certamente há boas razões para escolher o gado bem manejado. Na Parte 2 deste livro, explicaremos por que o argumento ambiental contra a carne bovina é injusto. Em seguida, passaremos para a questão ética, explicando que a eliminação de animais de nosso sistema alimentar pode causar mais mal do que bem, e, finalmente, abordaremos ações específicas para melhorar sua saúde enquanto adota uma dieta sustentável e ética.

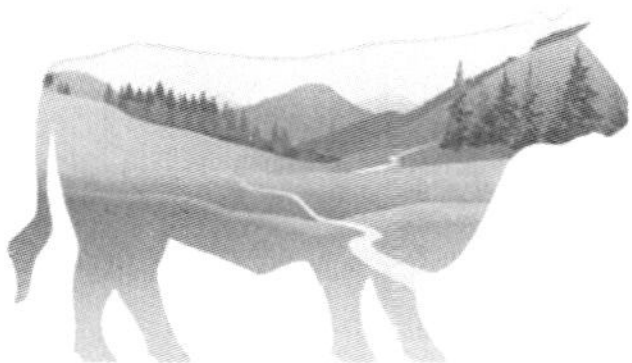

PARTE 2

A DEFESA AMBIENTAL PARA UMA (MELHOR) CARNE

CAPÍTULO 7

QUAL O PAPEL DA PECUÁRIA EM NOSSO MEIO AMBIENTE?

Embora talvez seja uma realidade dolorosa, a natureza humana não se presta bem a buscar soluções de longo prazo. No livro *Colapso*, o antropólogo e historiador Jared Diamond escreve:

> Considere um vale de rio estreito abaixo de uma represa alta, de modo que, se a represa estourasse, a inundação resultante afogaria as pessoas por uma distância considerável rio abaixo. Quando pesquisadores de comportamento perguntam às pessoas o quanto elas estão preocupadas com o rompimento da barragem, não surpreende que o medo seja menor a jusante e aumente entre os residentes cada vez mais próximos a ela. Surpreendentemente, porém, depois de chegar a apenas alguns quilômetros abaixo da represa, onde o medo é maior, a preocupação cai para zero quanto mais próximo se está dela! Ou seja, as pessoas que vivem imediatamente sob a represa, com mais certeza de se afogarem em um rompimento, demonstram despreocupação. Isso se deve à negação psicológica: a única maneira de preservar a sanidade ao olharmos para a barragem todos os dias é negar a possibilidade de que ela estoure.

Alguém poderia argumentar que negacionismo psicológico semelhante existe hoje quanto ao tema do meio ambiente. Algumas pessoas não se preocupam com ele porque o colocam como "um problema para outro dia". Outras se preocupam profundamente, mas as soluções que propõem, mesmo bem-intencionadas, se divorciam da realidade, do custo (econômico e social) e da eficácia (as intervenções propostas para "salvar o mundo" tornarão as coisas melhores ou piores?). Já nos referimos a vários precedentes históricos de boas intenções abrindo um caminho, se não para o inferno, para um lugar aonde ninguém queria ir (as decisões tomadas sobre o que constitui uma dieta "saudável" provavelmente não apenas tornaram as pessoas menos saudáveis, mas também aceleraram e consolidaram, talvez, os elementos mais prejudiciais do nosso sistema de produção de alimentos, para a saúde humana e para a global). Sentimos que o argumento atual de que o gado é um dos principais contribuintes para nossa crise climática é mais um exemplo; apesar de todos nós devermos compartilhar o objetivo de cuidar do meio ambiente, agora vamos explicar por que um mundo sem pecuária não é necessariamente melhor.

O PAPEL DOS ANIMAIS EM NOSSO MEIO AMBIENTE

A vida na Terra é complexa. Isso pode ser um pouco contraintuitivo, mas certos sistemas, particularmente aqueles que envolvem mudança de energia e de recursos (como economias, ecossistemas e crianças em crescimento), não apenas se beneficiam, mas também prosperam com a complexidade. Na física, o termo para isso é resiliência, enquanto o notável autor Nassim Taleb cunhou o termo "antifrágil".

Seja qual for o termo que usamos, é importante entender a diferença entre coisas como economias, ecossistemas e seres vivos, e coisas como motores de combustão interna, computadores e candelabros. Os primeiros ficam mais fortes e sem dúvida mais saudáveis com algum grau de estresse e desafio (não muito, nem muito pouco), enquanto os últimos tendem a funcionar mal ou simplesmente falhar quando submetidos ao estresse. Isso talvez soe irrelevante, mas perder essa distinção pode levar a atividades bem-intencionadas, mas desastrosas.

Por exemplo, uma pastagem e toda a multiplicidade de plantas e animais que a chamam de lar correm o risco de ser danificadas por muito ou pouco estresse. O que queremos dizer com isso? Uma pastagem pode ser danificada pelo pastejo impróprio, levando grupos ambientalistas a buscar intervenções políticas que impeçam o pastejo futuro. Por um breve período, a pastagem pode se beneficiar enquanto a pressão do mal manejo da pastagem é removida, mas no longo prazo ela sofrerá, pois seu ecossistema evoluiu com plantas *e* animais. A solução certa aqui pode não ser tudo ou nada. Em vez disso, talvez tenhamos que começar a observar como os sistemas naturais funcionam e fazer o possível para apoiar esses processos, em vez de contorná-los.

"MUNDO DE CAPIM"

Talvez uma das melhores maneiras de apreciar o poder e a importância da complexidade ambiental seja imaginar a construção de um mundo a partir do zero e considerar como a diversidade afeta a saúde e a vitalidade relativas deste planeta.

Imagine, por um momento, uma história de ficção científica de um futuro próximo em que astrônomos, em observatórios repletos de tecnologia, fazem uma descoberta surpreendente: um planeta do mesmo tamanho da Terra está em rota de colisão com nosso sistema solar. A princípio, segue-se um pandemônio; nove meses depois, as taxas de natalidade disparam, pois parece que a ocorrência pode ser literalmente o fim do mundo. Mas um astrônomo e matemático avalia cuidadosamente os dados e faz uma previsão notável: o novo mundo se incorporará ao sistema solar e assumirá uma órbita permanente no outro lado do Sol, exatamente oposta à da Terra, no que é chamado de terceiro ponto de Lagrange ou L3. O pandemônio e as taxas de natalidade disparam mais uma vez, pois não apenas é improvável que nosso mundo acabe, como também parece que nosso novo vizinho celeste constitui uma réplica quase perfeita de nossa modesta morada. Esse novo mundo tem montanhas, oceanos, lagos e rios; também apresenta mudanças nos padrões climáticos, incluindo tornados e furacões, e ainda uma mistura idêntica de minerais na crosta e gases na atmosfera como os da Terra. De fato, a única coisa que falta ao nosso novo vizinho é *vida*. O planeta é completa e absolutamente estéril.

A oportunidade é fantástica: um mundo totalmente novo. Alguns sugerem enviar missões para extrair recursos minerais e trazê-los para a Terra. Outros, talvez um pouco mais ponderados (e compreendendo quanta energia o voo espacial realmente envolve), sugerem a terraformação do planeta, transformando a esfera sem vida em um novo lar. Ainda que essa sugestão seja recebida com grande entusiasmo, ela rapidamente perde força quando começa o debate sobre como realmente *fazer* isso. Por onde começar? Árvores? Vitórias-régias? Algumas pessoas criteriosas sugerem a mais banal das opções vegetativas: capim. A proposta tem receptividade dividida entre protestos estridentes e aceitação entusiástica. Por um lado, há acusações de que grandes corporações querem transformar o planeta inteiro em um campo de golfe, mas outras pessoas reconhecem a sensatez desse plano. Quase 40% da superfície da Terra é composta por pastos. Muitas gramíneas de estação quente são plantas C_4*, o que as faz crescer muito mais rápido do que gramíneas e árvores de estação fria, que são plantas C_3.** A evolução das plantas C_4 na história geológica recente foi de fato responsável por permitir que as gramíneas conquistassem os interiores continentais por lidarem melhor com adversidades do clima para se desenvolver: crescem mais rápido, com menos água, e, consequentemente, continuam crescendo em temperaturas mais quentes.

Capim, então! Uma área de teste de doze mil metros quadrados é escolhida, e uma espaçonave não tripulada a sobrevoa, em baixa altitude, no início do que seria a primavera no novo mundo, espalhando sementes. Chuvas leves, manhãs frescas e tardes quentes proporcionam o ambiente perfeito para o capim brotar e se firmar.

Infelizmente, imagens de satélite da área mostram um quadro sombrio: as sementes de capim brotaram, mas morreram bem rápido. O que deu errado? Ao avaliar o plano inicial, um grupo que defendia o envio de enormes quantidades de esterco ao espaço foi considerado maluco. Mas parece que tinham razão. Embora estejamos bem familiarizados com a porção de pastos acima da

---

* Basicamente, plantas que têm desempenho constante em temperaturas que variam entre dez e quarenta graus Celsius. (N.T.)

** Plantas que apresentam uma queda linear em desempenho quando se aumenta a temperatura. (N.T.)

superfície, abaixo do solo existe uma teia intrincada onde raízes, micróbios e fungos trabalham sinergicamente para capturar energia solar e extrair minerais do solo. Esse trabalho se dá por meio de uma notável simbiose entre os diversos microrganismos, que acabam alimentados pelas plantas. Em suma, sem esterco animal, não haveria micróbios.

Fazem, então, uma segunda tentativa, enviando micróbios e esterco com as sementes de capim.

As coisas progridem muito melhor dessa vez, mas, passados alguns meses, todo o sistema entra de novo em colapso. Alguns dos organismos do solo podem fixar o nitrogênio atmosférico, mas depois de algum tempo o capim parece ter acabado. Além disso, os únicos lugares onde as plantas conseguiram crescer foram em áreas baixas. Mesmo uma chuva leve parecia carrear os nutrientes, deixando as encostas estéreis e propensas à erosão. O próprio capim cresceu estranhamente atrofiado na germinação de segunda geração, como se as sementes precisassem de "ajuda".

Consultas com mais especialistas levam à sugestão de enviar animais de pastagem, como gado, para o novo mundo. O esterco de gado provou ser um componente vital em ecossistemas de pastos saudáveis. Em vez de lançar grandes somas de esterco pelo sistema solar, por que não depositar "fábricas" capazes de produzir quantidades ilimitadas? As vacas se movimentam, pisoteando o solo, mas também transportando nutrientes (e sementes de grama) para altitudes maiores por meio de esterco e urina. Seu impacto também estimula o crescimento de novas raízes e aumenta a biologia do solo.

As coisas *realmente* decolam com essa terceira tentativa. O capim não apenas prospera – ele se expande além dos limites objetivados da área de teste. As vacas romperam a cerca de segurança e fizeram o que as vacas fazem: xixi e cocô.

E comeram.

E se movimentaram.

E procriaram.

O capim se expande além dos sonhos mais loucos dos cientistas, mas, para seu choque e horror, a população de vacas supera os pastos em expansão.

Demora alguns anos, mas enfim o gado destrói os pastos, e sua população entra em declínio. Nosso vizinho no sistema solar se transforma mais uma vez em um mundo estéril e sem vida. Porém, a promessa de um novo mundo é muito atraente para que se desista dela; parece necessário um jeito de controlar a população de vacas.

Assim, uma quarta missão envia micróbios, esterco, sementes de grama, vacas e, por fim, lobos. As coisas se desenvolvem exatamente como na terceira tentativa, mas, dessa vez, depois que os pastos começaram a se expandir e a população de gado aumentou, lobos foram introduzidos no planeta. As coisas funcionam; encontra-se um equilíbrio dinâmico.

Os pastos se espalham lentamente pelo planeta, sustentados pela atividade das vacas, cuja população é mantida sob controle pelos lobos.

No entanto, os bons tempos têm curta duração. Alguns cientistas clarividentes apontam a extrema fragilidade do sistema, que vive à beira de um colapso total. E se uma das bactérias sofrer mutação e atacar os lobos? Ou um fungo tomar conta da grama? Ou um vírus acabar com todo o rebanho de gado? Apenas uma dessas três espécies morre e todo o sistema morre com ela. Todo o novo planeta está a uma pandemia de, mais uma vez, ficar tão sem vida quanto Marte.

A solução? Introduzir o mais rápido possível a maior quantidade que conseguir de novas espécies de plantas, animais, bactérias e fungos para aumentar a biodiversidade e, assim, estabilizar a ecologia planetária. Também plantas e animais de floresta tropical em áreas úmidas e quentes, e ainda criaturas adaptadas à seca em áreas que provavelmente serão desérticas. Nos polos, pinguins, ursos polares, líquen e focas. Sem esquecer de colocar algumas algas, algas marinhas e uma série de animais nos oceanos. Uma vez estabelecida a centelha básica da vida, trabalhar para fornecer a maior diversidade possível de plantas, animais, bactérias e fungos.

COMPLEXIDADE GARANTE RESILIÊNCIA

De acordo com o *Merriam-Webster's Collegiate Dictionary*, um ecossistema é "um complexo de uma comunidade de organismos e seu ambiente funcionando como uma unidade ecológica". A palavra-chave aqui é *complexo*. Lembrando a lição de nosso experimento "Mundo de capim", fica claro que, quanto mais diversificado e complexo for um ecossistema, mais saudável e resiliente ele será. Isso vale para o mundo todo.

DE VOLTA À TERRA: COMO O GADO E OUTROS HERBÍVOROS PODEM BENEFICIAR O SOLO

Desertos e regiões árticas são considerados frágeis por sua relativa falta de diversidade. As encostas precisam de insumos de animais que carregam nutrientes de vales férteis por meio do esterco. Sem esses animais e seu esterco, há mais suscetibilidade de deslizamentos de terra, pois eles ajudam a vegetação a crescer, fixam o solo no lugar e retardam a passagem da água pela encosta (e, na verdade, incentivam a infiltração da água da superfície no lençol freático).

Como a América do Norte desenvolveu um celeiro tão fértil? Não foi pelo fato de os agricultores cultivarem trigo ou tomate por milhares de anos, mas sim porque milhões de bisões e outros ruminantes estavam pastando e fertilizando o solo, conduzindo o processo movido a energia solar que tipifica os pastos. Sem ruminantes mastigando, a grama apenas cresce, oxida (esse é um processo lento e improdutivo no qual a luz do sol transforma lentamente a matéria orgânica no equivalente biológico a cinzas) e por fim morre. Quando os ruminantes precisam se mover (seja porque um predador está atrás deles, seja porque um fazendeiro os guia para uma nova área instalando cerca elétrica), eles comem apenas a parte superior das plantas, o que mantém a massa das raízes e evita o sobrepastoreio. As gramíneas perenes (gramíneas que voltam ano após ano), comuns em pastos, têm sistemas radiculares mais profundos e muitas vezes fazem parte de um banco de sementes latentes (sementes de plantas que estiveram adormecidas esperando condições favoráveis para ressurgir e crescer). O estrume de ruminantes inocula o solo com nutrientes e micróbios benéficos, fomentando a biodiversidade subterrânea e levando a um perfil de solo muito mais resiliente. A urina e o esterco de animais aumentam a umidade do solo e a diversidade microbiana de bactérias e fungos que formam "o intestino" para o solo em um sistema simbiótico. Pastos precisam de ruminantes para ser saudáveis.

O processo de sequestro de carbono começa quando as gramíneas, leguminosas e outras famílias vegetais fazem fotossíntese. As folhas dessas plantas retiram o dióxido de carbono do ar e convertem esse CO_2 em oxigênio. As plantas também exalam, através de suas raízes, o carbono – essencialmente açúcar, conhecido como exsudado – que alimenta os micróbios. Vários micróbios do solo trocam açúcar por nutrientes, como minerais, dos quais as plantas precisam para crescer, através do sistema radicular (conhecido como rizosfera). As redes fúngicas conectadas a esse sistema radicular formam caminhos para os micróbios se moverem pelo solo, além de produzirem ácidos que decompõem os minerais, tornando-os biodisponíveis para as plantas. Os minerais devem ser disponibilizados biologicamente para que as plantas possam usá-los. O aumento de carbono altera a estrutura do solo, proporcionando mais espaços abertos – como uma esponja. Assim, o solo saudável é menos compacto e pode absorver significativamente mais água da chuva do que a terra frágil, compactada, arada ou sobrepastoreada.

Mais de 90% da saúde do pasto está no subsolo. O pastejo contínuo, por meio do qual a terra não pode descansar, esgota a biomassa das raízes, aumenta o solo exposto, reduz suas reservas de carbono orgânico, contribuindo assim para erosão e compactação, o que diminui a capacidade de retenção de água. Os solos expostos – que podem resultar de pastejo excessivo, excesso de gado ou colheita deficiente – emitem gases de efeito estufa. Essas práticas também permitem o carreamento de sedimentos de matéria orgânica para os cursos d'água. Áreas como a zona morta anóxica do Golfo do México, bem como o número decrescente de polinizadores norte-americanos, são exemplos do que pode acontecer com a erosão do solo.

Como já mencionamos em nosso cenário "Mundo de capim", os animais podem levar nutrientes colinas acima, o que de outra forma seria difícil de fazer sem tratores e produtos químicos. Na natureza, os ruminantes pastam nos prados, mas depois sobem as colinas para evitar os predadores e, quando o fazem, levam consigo nutrientes fermentados (na forma de esterco) para as encostas. A chuva os espalha, e por isso os vales são férteis. Se eliminássemos completamente os ruminantes, as encostas não teriam mais os nutrientes de que precisam, veríamos mais deslizamentos de terra decorrentes da degradação do solo e os vales não seriam mais tão férteis quanto antes.

Existem muitos usos criativos para animais de pasto que ainda não foram totalmente explorados, como o "silvipastoril"*, a integração de árvores, pastagem e gado de forma mutuamente benéfica; as árvores fornecem abrigo para os que pastam, o pasto lhes fornece alimento, e os animais, por sua vez, fornecem fertilizante para as plantas. Nesse sistema, o gado pode ser incorporado aos coqueiros nos trópicos ou em pomares de macieiras nos Estados Unidos. Os agricultores também podem usar a "criação de pasto". Nesse método, eles plantam culturas de cobertura (cultivadas para proteger e enriquecer o solo) em seus campos para controlar ervas daninhas e reduzir a necessidade de nitrogênio sintético. Em vez de usar herbicidas para queimar essas culturas de cobertura em sistemas de plantio direto, podem usar ruminantes que pastarão as culturas de cobertura, para que depois as culturas comerciais sejam plantadas. No final da época das culturas comerciais, os agricultores também podem permitir

* Prática já utilizada no Brasil e também conhecida pela sigla ILP (Integração Lavoura-Pecuária) ou ILPF (Integração. Lavoura-Pecuária-Floresta). Fonte: Embrapa

que os animais pastem os resíduos das culturas onde os vegetais e grãos foram colhidos anteriormente. Muitos produtores de milho e trigo permitem o pastoreio de gado pelos campos após a colheita (algo que não é bem considerado nos estudos de uso da terra – e que se tornará relevante em breve).

Esses modelos agrícolas mistos oferecem oportunidades interessantes para maximizar a fertilidade do solo e, ao mesmo tempo, o rendimento por acre da terra. Produzir maçãs *e* carne bovina em um pomar, trazendo gado para cuidar da grama em vez de cortá-la, é uma situação em que todos saem ganhando. Se os animais que pastam podem aumentar a biodiversidade, tanto no subsolo quanto na superfície, então um campo de gado bem manejado certamente seria melhor para a terra do que um gigantesco campo arado de soja pulverizado com produtos químicos.

SERÁ QUE RECRIAMOS O "MUNDO DE CAPIM" POR ENGANO?

Por meio de nossas práticas agrícolas modernas, construímos, com boas intenções, mas infelizes mal-entendidos, um sistema alimentar que está perigosamente próximo da iteração anterior do "Mundo de capim" – eliminando todas as outras formas de vida que habitavam aquela terra para abrir espaço para apenas uma única colheita. Todos os pássaros, sapos, coelhos e outras formas de vida que lá viviam foram eliminados. Precisamos de muitos insumos químicos para fertilizar o solo porque não há esterco animal suficiente. Também precisamos de toneladas de pesticidas e fungicidas químicos para matar o que quiser invadir uma lavoura. No processo, matamos mais insetos e pássaros, destruímos o solo, e acabamos arrastando tais produtos químicos para os rios, matando os peixes e os animais que dependem deles.

A monocultura industrial, embora possa alimentar temporariamente muitas pessoas com algumas calorias baratas, é um espetáculo de horror para a natureza. Cultivar alimentos é um processo biológico, mas o transformamos em químico. Não só esse sistema é mais precário do que gostaríamos, como os próprios processos que sustentam a agricultura industrial estão literalmente destruindo o solo sob nossos pés.

Com o uso de nitrogênio sintético e nutrientes essenciais, como o fósforo, conseguimos impulsionar a produção de alimentos, mas isso tem um custo: estamos perdendo nosso solo superficial e a minúscula, mas de vital importância, vida dentro dele.

Quanta vida resta em nosso solo é uma questão duvidosa. Em 2014, Maria Helena Semedo, economista e vice-diretora geral de clima e recursos naturais da Organização das Nações Unidas para Alimentação e Agricultura, estimou que, com nossa taxa atual de degradação, restavam apenas cerca de *sessenta anos* de agricultura antes que o solo se tornasse insustentável para a produção futura de alimentos. Uma estimativa preocupante.

Ainda que esse número de "sessenta colheitas" pareça uma estatística convincente, quando procuramos a ciência de base sobre esse tópico... não havia nenhuma. Talvez seja tentador usar a previsão malthusiana* para consolidar nossa posição, mas o número parece ter sido relatado de improviso em uma conferência. E, no entanto, tornou-se tão arraigado no *zeitgeist* climático

* A catástrofe malthusiana é uma previsão de um retorno forçado para as condições de subsistência uma vez que o crescimento populacional ultrapasse a produção agrícola, o que significa que haverá muitas pessoas e alimentos insuficientes. Ela foi desenvolvida por Thomas Robert Malthus. (N.T.)

que até mesmo perguntar sobre as fontes utilizadas pode causar problemas referentes a ser taxado como "negacionista". Mesmo assim, pedimos, e não apenas faltavam informações para apoiar a reivindicação, como na verdade elas simplesmente inexistem.

Agora, um pouco de contexto se faz necessário. Uma análise razoável do estado global da saúde do solo mostra um quadro preocupante: muitos locais são classificados como "precários", alguns como "moderados", e pode-se encontrar um unicórnio ocasional que poderia ser chamado de "saudável". O estado anêmico de nossos solos *é* um problema, pois demanda a intensificação no uso de fertilizantes sintéticos, pesticidas, herbicidas e assim por diante, ao mesmo tempo que minimiza a retenção de água, o conteúdo de nutrientes e uma série de outras características importantes para um sistema alimentar que nos permita viver por tanto tempo quanto nossa espécie gostaria de existir. Então, sim, práticas regenerativas que incluem o uso adequado de animais são fundamentais para um futuro sustentável. Embora estabelecer uma data precisa possa ser duvidoso, o processo de declínio de nossos solos sob o sistema atual é certo e crítico para que seja abordado de maneira adequada. Continuar com nossas práticas agrícolas atuais, cultivar mais e mais plantas (já que o "Planeta das Monoculturas", convenhamos, nada mais é do que cultivos construídos pelo sistema alimentar industrial), não resolverá o problema.

Como mencionamos na introdução, esse tema é muito complexo e requer mais do que quinze segundos para começar a ser desvendado. Embora seja louvável celebridades trazerem sua substancial influência para uma agenda, é importante focar essa energia de forma a ajudar na resolução do problema.

O recente documentário de Leonardo DiCaprio *Before the Flood* (Antes do dilúvio, 2016) chama a atenção para a importância de se implementarem mudanças para evitar a ruína ambiental. Excelente, e o filme é impactante. No entanto, infelizmente, DiCaprio comete um erro titânico ao ficar ao lado do professor de climatologia Gidon Eshel, que recomenda comer menos carne e mais carne de frango para ajudar o meio ambiente.

A princípio, parece uma ótima ideia: frangos* são pequenos, e vacas, grandes. Deve ser uma boa ideia mudar nossa alimentação dessa maneira, não é mesmo? Mas Eshel tem uma compreensão muito superficial do assunto. Vamos dar uma olhada.

Mais uma vez, animais como galinhas/galos desempenham um papel importante, embora subestimado, nos sistemas alimentares naturais. Um grande número de animais de pasto (por exemplo, vacas) produz quantidades bovina de esterco, que funciona como uma incubadora para uma série de insetos, vermes e outras criaturas inconvenientes. O nicho ecológico de aves como galinhas é brincar de "limpar", comendo insetos, larvas e vermes nas proximidades de esterco de ruminantes. Se você já as teve, sem dúvida percebeu que elas fazem contribuições constantes para o ciclo do nitrogênio. Embora algumas caixas de ovos e propagandas alardeiem "galinhas alimentadas com vegetais", essas aves não são animais de pasto, mas sim onívoros oportunistas que operam mais como velocirraptores em miniatura do que como herbívoros. As galinhas comem praticamente qualquer coisa, inclusive pequenas quantidades de grama, mas também têm acesso a vermes, insetos, pequenos roedores e vagens sazonais de plantas

* No texto usam-se os termos frango e galinha; a diferença diz respeito basicamente à época que os animais são abatidos. O frango é uma galinha ou um galo quando ainda jovens, ou seja, quando estão na "adolescência". A galinha é a franga adulta; e o galo, o frango adulto. Por serem adultos, suas carnes tendem a ser mais duras. (N.T.)

como gramíneas e grãos. Como animais monogástricos, elas têm um sistema digestivo muito diferente do de ruminantes como as vacas, cujo sistema digestivo complexo é capaz de decompor o material celulósico das plantas, transformando matéria vegetal antes inacessível (para humanos e muitos animais) em alimento.

Qual é a conclusão? Em nosso moderno sistema alimentar industrial, as vacas comem principalmente capim. Existe uma crença de que o gado consome grandes quantidades de grãos e que isso está efetivamente "tirando comida" do que de outra forma poderia alimentar humanos, mas essa é uma crença incorreta. Veremos esse assunto com profundidade mais adiante neste livro, mas, por enquanto, só queremos esclarecer: a grande maioria dos alimentos consumidos pelo gado vem do pasto, e os grãos oferecidos a eles são principalmente restos da produção de etanol e a "palha/subproduto" que sobrou da colheita dos grãos.

Galinhas/galos, por outro lado, são alimentados quase exclusivamente com grãos e farelo de soja. Nosso sistema alimentar moderno é tão bom em nos prover que é fácil ignorar essas peculiaridades e nuances, mas, há não muito tempo, o frango era uma guloseima consumida apenas de vez em quando. O ditado "Uma galinha em cada panela" foi erroneamente atribuído ao candidato presidencial de 1928 Herbert Hoover. Na verdade, um grupo de apoiadores da campanha política de Hoover cunhou a frase, cuja promessa era sedutora: antes da intensificação de nosso sistema alimentar, não havia excedentes de grãos disponíveis para criar frangos em massa, como é prática comum hoje. A maior parte dos produtos de origem animal consumidos vinha de animais de pasto, por razões que, esperamos, estão se tornando mais claras. Comer frango hoje está intrinsecamente ligado às modernas práticas agrícolas industriais que são insustentáveis no longo prazo.

Apesar dos milhões de dólares investidos no projeto e do apoio da National Geographic Society, ninguém envolvido no filme de DiCaprio parece ter se preocupado em confirmar se a recomendação de "mais frango, menos carne bovina" realmente fazia sentido ambiental. Ou, talvez, alguém tenha feito essas perguntas, mas as verdades inconvenientes foram abandonadas no chão da sala de edição.

CULTIVAR ALIMENTOS CONSOME ENERGIA

Qualquer falha do nosso hipotético "Mundo de capim" em relação à diversidade seria um processo que, teoricamente, poderia perdurar. Por quanto tempo? Bem, na base do ecossistema do "Mundo de capim" está o capim, que depende da fotossíntese (e estrume) para crescer. Salvo outras catástrofes planetárias, esse tipo de sistema, sem dúvida um processo efetivamente "gratuito", *poderia* continuar até que o Sol mudasse seu processo de fusão de hidrogênio para hélio, tornando-se uma gigante vermelha e possivelmente engolindo a Terra em cinco bilhões de anos. Isso é bem mais do que o tempo de vida na Terra até agora. Enquanto a luz solar cair sobre a Terra, essa história pode continuar. Parte do argumento que defenderemos se refere a procurar maneiras de maximizar esse processo de captura de energia por meio da fotossíntese, ao mesmo tempo que protegemos (e até expandimos) a biodiversidade. Quanto mais diversificada for a vida, maior a probabilidade de ela continuar, em especial se estiver ligada a uma fonte de energia que é, se não infinita, pelo menos provável de durar "muito tempo".

CAPÍTULO 8

PODE EXISTIR UM SISTEMA ALIMENTAR SUSTENTÁVEL SEM ANIMAIS?

No capítulo anterior, quisemos fornecer um cenário para o entendimento do papel dos animais no meio ambiente e um meio de avaliar criticamente as ideologias concorrentes em torno da sustentabilidade. À medida que você for lendo, pedimos que considere os seguintes pontos para ajudá-lo a avaliar se determinada recomendação ou crítica a um sistema alimentar tem mérito.

1. Se a mudança climática é motivo de preocupação (e deveria ser), as intervenções devem reduzir os níveis líquidos de gases de efeito estufa. Se possível, precisam apresentar, inclusive, uma opção para reverter esse processo.
2. Tanto quanto possível, a energia necessária para cultivar nossos alimentos deve vir do Sol, não de combustíveis fósseis, e nossos métodos devem apoiar ecossistemas complexos e resilientes. Os métodos exatos usados terão de ser mudados no mundo todo – não deveria ser nenhuma surpresa que uma solução adequada para a estepe da Mongólia provavelmente pareça dife-

rente de uma adequada para o interior da Amazônia –, mas as intervenções precisam de uma avaliação crítica, com o critério de entradas (*inputs*) *versus* saídas (*outputs*) de energia em mente.

3. As práticas dietéticas recomendadas e os métodos de produção de alimentos devem considerar a janela limitada que a humanidade tem em relação ao solo superficial. Há pouco debate referente à ideia de que, se grande parte do solo superficial desaparecer, nós também desapareceremos.
4. Ao pensarmos na biodiversidade, cabe-nos valorizar também a diversidade cultural. O atual processo industrial de monocultura de alimentos efetivamente esmagou os sistemas alimentares tradicionais, substituindo-os tanto nos níveis de produção quanto de consumo pelo que é indiscutivelmente uma dieta menos diversificada e menos nutritiva. É razoável para alguns ativistas veganos endinheirados promover uma agenda alimentar global que tornaria proibidos todos os outros sistemas alimentares do planeta?

O segundo ponto é saliente. O uso de combustíveis fósseis impulsiona a maior parte da vida moderna, incluindo a produção de alimentos. É concebível que fontes de energia como a solar ou a nuclear possam tornar a energia tão abundante que o sistema alimentar industrial continue, embora em grande parte deixe de produzir dióxido de carbono. Embora esse desenvolvimento seja esperado, ele não resolverá o problema levantado no terceiro ponto: a ameaça iminente de perda de solo superficial.

Seja em questões políticas ou em sistemas ecológicos, a diversidade constitui um conceito louvável e importante. Sabendo que ela é inestimável para os ecossistemas, como alguém pode propor, de forma séria, que cabe ao nosso interesse parar de criar e consumir animais e, em vez disso, cobrir cada centímetro de terra cultivável com as mesmas três culturas? Seria uma mera continuação da tendência dos últimos sessenta anos, com trigo, arroz e milho ocupando o centro das dietas da maioria das pessoas. As práticas agrícolas modernas nos permitiram aumentar tanto nossa população que os humanos se expandiram para quase todos os cantos do globo. Mas, nesse processo, inadvertidamente, mudamos o que antes era um ecossistema planetário altamente diversificado para algo muito mais próximo do "Mundo de capim".

Um movimento que parece claramente em desacordo com um futuro sustentável e resiliente no longo prazo está diminuindo a biodiversidade do planeta e transferindo a maior parte das calorias consumidas para algumas culturas de cereais. O uso generalizado de fertilizantes sintéticos, pesticidas, herbicidas, e o preparo do solo que essa abordagem implica tem ramificações desastrosas para plantas, animais, insetos e populações microbianas. Arar o solo desestabiliza a "cola" que o mantém unido e também libera carbono na atmosfera. Como já mencionado, o sistema atual é altamente produtivo – por enquanto. No entanto, a degradação do solo torna, na melhor das hipóteses, incertas as futuras colheitas (aí está o elemento que impulsiona o fervor pela hidroponia, que, como veremos, oferece pouco em termos de regeneração da saúde do solo). Embora difícil de prever, é razoável supor que, como a camada superficial do solo se degrada, as colheitas possam ser negativamente afetadas, o que em geral envolve ter que utilizar muito mais coisas como fertilizantes sintéticos, capazes de acelerar esse processo.

A produção moderna de alimentos é muito intensiva em energia, e a maior parte dessa energia é hoje fornecida por combustíveis fósseis. O processo Haber-Bosch converte nitrogênio atmosférico (em grande parte inutilizável pela maioria das plantas, exceto leguminosas) em amônia, que então pode ser usada como uma fonte sólida de nitrogênio para as plantações. Porém, o milagre da Revolução Verde do século 20, na verdade, parece exacerbar a degradação do solo. Os fertilizantes sintéticos ignoram os complexos processos naturais estabelecidos ao longo de milênios e que envolvem luz solar, plantas, animais e uma infinidade de micróbios do solo.

É difícil encontrar vozes na ciência ou mesmo na mídia que defendam a eliminação de espécies (com exceção de alguns possíveis campos que pensam que a extinção do *Homo sapiens* seria, no geral, uma coisa boa), então concordamos que as atividades que fomentam a biodiversidade são provavelmente positivas. Além disso, como devemos nos preocupar com as emissões de gases de efeito estufa, faz sentido encontrar soluções que minimizem a necessidade de insumos tais como fertilizantes sintéticos. Se tudo *isso* retém água (tanto a analogia quanto a propriedade do solo saudável...), precisamos perguntar como um sistema alimentar centrado em monoculturas, que depende do uso desses insumos insustentáveis, pode ser apresentado como uma solução para a segurança da alimentação global.

E QUANTO À CARNE DE LABORATÓRIO E A HIDROPONIA?

Alguns otimistas sonhadores sugeriram novas ideias, como carne cultivada em laboratório e hidroponia, como solução para as necessidades globais de alimentos. Apresentaram tais ideias como sustentáveis e mais éticas do que as práticas naturais de agricultura biológica. Nenhum dos processos melhora o solo nem aproveita a luz solar como fonte de energia gratuita. A ideia da carne cultivada em laboratório, em particular, tem sido a queridinha do pessoal do Vale do Silício; centenas de milhões de dólares de capital de risco foram investidos nesses projetos.

Deixando a discussão ética para a próxima parte deste livro, a alegação de sustentabilidade é fascinante em muitos níveis: criar carne de qualquer variedade requer um aporte energético significativo. No caso dos ruminantes em pastos, como vimos no capítulo anterior, a energia é fornecida pelo sol, e alcançamos uma série de benefícios indiretos, como sequestro de carbono, retenção de água no solo, manutenção de ecossistemas e, o fundamental, produção de solo. No caso da carne produzida em laboratório, devemos construir um laboratório (um enorme investimento em energia, e sempre que dizemos "investimento em energia", pode-se interpretar a expressão como sinônimo de "emissões de gases de efeito estufa"), ou, de preferência, ocupar espaço que possa ser reaproveitado. Muito bem, um espaço de indústria leve está equipado para começar a cultivar carne de laboratório. Células musculares retiradas de um animal (normalmente um feto de vaca) são colocadas em um meio de crescimento, mantidas estéreis, em temperaturas nem muito quentes nem muito frias, e com o tempo as células se transformam no que é efetivamente "carne".

Em um artigo de 2015 intitulado "Anticipatory Life Cycle Analysis of In Vitro Biomass Cultivation for Cultured Meat Production in the United States" (Análise antecipatória do ciclo de vida do cultivo de biomassa *in vitro* para produção de carne cultivada nos Estados Unidos), pesquisadores analisaram o uso da terra e que outros recursos seriam necessários para produzir carne cultivada em laboratórios.[1] Aqui estão as etapas para produzi-la:

Primeiro, soja e milho são cultivados e processados para produzir peptídios e amido. Também se fazem necessárias vitaminas e minerais, que devem ser extraídos, isolados e processados. Após alguma produção inicial a partir da glicose (do milho) em aminoácidos e meio de cultura, esses ingredientes brutos são transportados com as células derivadas de animais para a instalação. Não se calcularam no estudo os fatores de crescimento, isto é, soros animais, hoje necessários para o processo (observa-se que a indústria está atualmente desenvolvendo meios livres de soro – *serum-free media*, SFM, a partir de soja hidrolisada, e os autores do estudo previram que a carne cultivada seria produzida em um SFM; no entanto, até a redação deste livro, isso não se tornou prática corrente. Além do mais, os métodos agrícolas extrativos de produção de soja deverão deixar um questionamento sobre isso ser realmente um salto gigantesco em termos de sustentabilidade ambiental).

Um grande biorreator é preenchido com "meio de cultura", presumido nesse estudo que seria soja, mas poderia ser outra. A amônia se acumula e precisa ser liberada. Células "doadas" de animais se multiplicam nas primeiras 72 horas, então se acrescenta uma mistura de glicose, oxigênio e glutamina para posterior duplicação das células. Curiosamente, o fato de que isso seja feito de biópsias de bezerros não agrada aos veganos, os quais, pelo que lemos, não consideram a carne de laboratório aprovada.

A concentração de soja hidrolisada é adicionada, e a mistura libera alanina, amônia e lactato, crescendo em um "suporte" que imita a estrutura do tecido animal. É necessário energia para controle do ambiente, iluminação e funcionamento do biorreator, que mistura, areja e regula a temperatura da cultura. O tecido em crescimento é bastante suscetível a contaminação. Depois da produção, os tanques são enxaguados e sanitizados com água deionizada e hidróxido de sódio. O processo requer 74,6 mil litros de água para produzir 555 quilos de biomassa.

No final das contas, a energia necessária para o processo excede em muito qualquer tipo de modelo de produção pecuária atual. Nesse artigo, eles descobriram que o uso de terra necessário para os insumos excedeu em vinte vezes o previsto em um estudo anterior. Além disso, o potencial de aquecimento global (*global warming potential*, GWP) da carne de laboratório excede em muito a produção de suínos ou aves. O relatório afirma que o GWP da carne de laboratório é melhor que o da carne bovina; no entanto, como explicaremos no Capítulo 9, os gases biogênicos de efeito estufa do gado fazem parte de um ciclo e não fornecem uma comparação justa com as emissões criadas a partir de combustíveis fósseis.

Além do mais, se as monoculturas para esse processo produtivo não forem mudadas, promoverão a destruição do solo superficial. Ironicamente, se tentássemos produzir os insumos de grãos para carne de laboratório de forma regenerativa, precisaríamos usar animais ruminantes para fazê-lo – meio que contraria o propósito da carne "sem animais"!

Uma nota rápida sobre hidroponia: esse é o processo de cultivo de plantas em líquido, areia ou cascalho, sem solo. O uso de hidroponia em determinados locais pode oferecer um grau de variedade que seria difícil de alcançar naturalmente (como o cultivo hidropônico de vegetais frescos na Islândia, por exemplo, gerido em grande parte por energia geotérmica renovável). A hidroponia tem sido altamente (aqui vai uma piscadela) eficaz para a produção de maconha e o cultivo de alface – uma planta que devora água, nutricionalmente falando – e não muito mais do que isso.

Não se cultiva milho, soja, arroz ou outros alimentos em quantidades apreciáveis por meio desse processo.

Quando se realiza uma análise do ciclo de vida em coisas como carne cultivada em laboratório e vegetais hidropônicos, fica claro que esses sistemas quase sempre demandam enormes aportes de energia para produzir qualquer quantidade apreciável de alimentos, e, mais uma vez, hoje, a maior parte dessa energia vem de fontes de combustível fóssil. Os defensores que consideram a carne de laboratório e a hidroponia como opções viáveis para alimentar o mundo falharam em fazer uma simples, embora chata, conta aritmética.

Então, por que esse grande interesse em carnes de laboratório? Certamente, existem algumas pessoas inteligentes no Vale do Silício que devem ter feito cálculos semelhantes, não é?

O benefício real da carne de laboratório é o fato de ser um alimento altamente tecnológico. Como Sarah Martin, professora assistente do Department of Political Science at Memorial University of Newfoundland, apontou na conferência "O futuro da proteína", na University of Ottawa, para cultivar carne de laboratório, necessitam-se linhagens celulares, meios de cultura celular, suportes estruturantes e biorreatores – coisas que podem ser patenteadas. Se o pessoal da carne de laboratório conseguir que o público a aceite como uma alternativa à carne natural, terão a lucrativa licença de propriedade intelectual dessa técnica. Não há muito lucro obtido na pecuária, mas há muito dinheiro a ser ganho no processamento de alimentos em alguma coisa nova. Se conseguirem controlar toda a cadeia de suprimentos e fazer um produto que poucos conseguiriam, e ainda convencer o público de que é melhor para o meio ambiente e causa menos danos aos animais, as margens de lucro desse produto serão gigantescas.

Não terão mais de lidar com pessoas que compram carne em açougues; tudo poderá vir do laboratório. Esse aspecto da história da produção de carne não difere do que aconteceu com várias culturas: as sementes patenteáveis são impostas aos agricultores, que perdem a capacidade de armazenar suas próprias sementes. Onde antes havia independência, agora há servidão.

A carne de laboratório vai construir solo superficial e aumentar a biodiversidade? A produção de carne a partir de monoculturas que usam produtos químicos sintéticos na produção causará de fato menos danos ao nosso planeta e a todos os animais que precisam de habitat? Qual é o objetivo do nosso tempo na Terra? Será apoiar a propriedade intelectual de algumas corporações multinacionais, ou tentar construir um sistema alimentar resiliente que dependa mais da energia solar (fotossíntese) e menos dos combustíveis fósseis? Se o objetivo é construir um ecossistema resiliente, como podemos fazê-lo?

CAPÍTULO 9

O GADO ESTÁ CONTRIBUINDO PARA A MUDANÇA CLIMÁTICA?

Você já ouviu isto várias vezes: os peidos de vaca estão arruinando nosso planeta! (Talvez um pouco pedante de sutileza, mas o gado de fato não peida metano; ele geralmente arrota como parte de seu processo digestivo.) Muitas vezes a grande mídia nos diz que o gado é pior do que qualquer meio de transporte quando se trata de gases de efeito estufa e mudanças climáticas. No entanto, vamos explicar por que isso é enganoso e, na verdade, impreciso.

São três os principais gases de efeito estufa (GEE) associados à agricultura:

- dióxido de carbono (CO_2), liberado sobretudo na lavra, no corte de árvores e na queima de combustíveis fósseis;
- metano (CH_4), que vem principalmente do arroz e do arroto do gado;
- óxido nitroso (N_2O), em grande parte proveniente da aplicação de fertilizantes.

Cada um deles pode ser avaliado em termos de seu potencial de aquecimento global (GWP), uma quantificação de quanto calor um GEE retém na atmosfera. Assim, compara-se a quantidade de calor que determinado gás retém com a quantidade que uma massa semelhante de dióxido de carbono retém. Portanto, o dióxido de carbono tem um GWP de 1; o metano, de 28–36; e o óxido nitroso chega a 265–298. No entanto, de acordo com a Agência de Proteção Ambiental dos EUA (Environmental Protection Agency, EPA), cada um desses gases permanece na atmosfera por um período de tempo diferente. O dióxido de carbono fica ativo por milhares de anos, o metano dura apenas cerca de dez, e o óxido nitroso, cerca de cem.[1] Talvez valha a pena mencionar também que, quando falamos de sequestro de carbono, esse processo não é independente do metano – composto por um átomo de carbono com quatro hidrogênios –, que influencia diretamente o potencial de sequestro de carbono de animais de pasto manejados adequadamente, o que detalharemos nesta seção. Nós dois, autores deste livro, recebemos uma enxurrada de críticas confusas em relação às pegadas do carbono total nessa história. Infelizmente, uma resposta típica foi "Tudo bem, sim, o gado pode sequestrar carbono, mas e o metano?! Esse é o verdadeiro problema! Quem está pagando vocês dois por essa desinformação?!".

Vamos esclarecer que as alegações sobre o metano são amplamente exageradas e mostrar como o gado bem manejado é parte da solução para a mudança climática, pois seu impacto pode, na verdade, ser um sumidouro líquido de carbono.

DE ONDE VÊM AS EMISSÕES DE METANO?

As emissões de metano vêm da decomposição anaeróbica de materiais orgânicos (como os restos de compostagem da cozinha) e, no caso da produção de alimentos, em parte da digestão de ruminantes. Embora (como veremos) haja *muitos* contribuintes para a produção de metano, estranha-se que os vilões no imaginário popular sejam os animais no pasto. E também defendemos que a preocupação com a produção de metano de *qualquer* processo biológico é reducionista (e uma tremenda bobagem). Por quê? Porque o metano produzido por processo biológico faz parte de um sistema, o qual não fornece insumos líquidos para o sistema como um todo e, talvez o mais importante, é causado por organismos vivos! Vamos aprofundar essa visão.

CICLO DE CARBONO DOS BOVINOS VS. COMBUSTÍVEIS FÓSSEIS

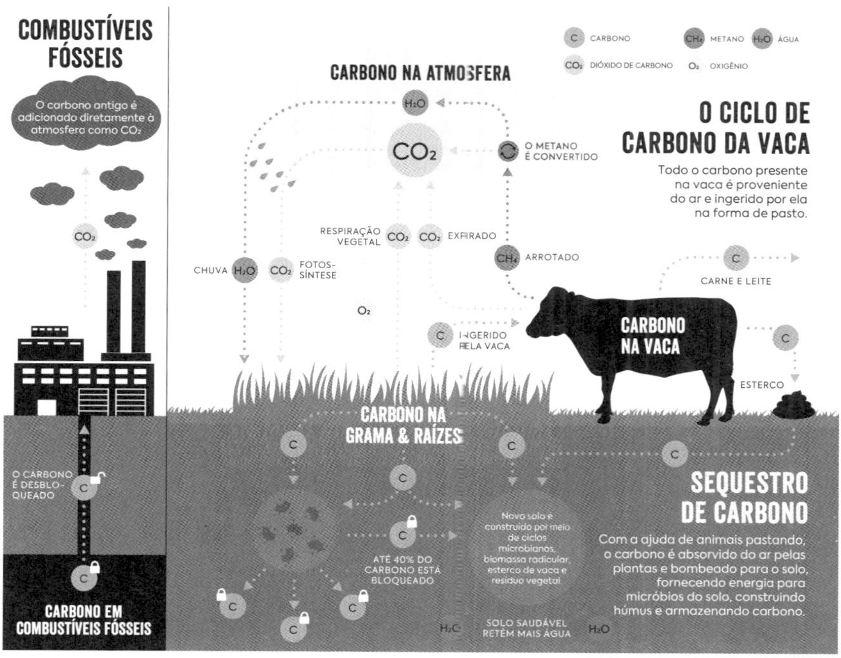

Como você pode ver na ilustração acima, inspirada em Christine Page, da Smiling Tree Farm, na Grã-Bretanha, é fundamental entender que o metano emitido pelo gado faz parte do ciclo natura ou "biogênico", do carbono, enquanto os combustíveis fósseis, não. Estes vêm do carbono "antigo" que ficou preso no subsolo por milhões de anos e, quando extraído, está adicionando novo carbono, que dura milhares de anos, à atmosfera. No caso do gado, ele está transformando o carbono existente, na forma de capim e outros materiais fibrosos, em metano como parte de seu processo digestivo. O metano é então expelido e, após cerca de dez anos, decompõe-se novamente em moléculas de água e dióxido de carbono. O CO_2 e H_2O são reciclados de volta para fazer crescer mais grama, e o ciclo continua.

A produção animal industrial, com suas lagoas de estrume, é de fato uma fonte significativa de metano, mas que em grande parte provém das indústrias de suínos, ovos e laticínios. Os confinamentos de bovinos em geral não usam lagoas de estrume. E embora o gado arrote metano, isso é apenas um subproduto natural de seu processo digestivo. Parte dessa quebra e produção de metano aconteceria mesmo que não estivesse dentro de um trato digestivo bovino. Como veremos mais adiante, o gado está reaproveitando nutrientes, convertendo grama e outras plantas que são de pouco valor nutritivo para os seres humanos em proteínas de alta qualidade, melhorando a qualidade do nosso solo.

Fezes de animais concentradas de fazendas industriais são uma questão ambiental muito diferente de fezes, urina e pisoteios de gado espalhados em pastos em um sistema natural. Em sistemas bem gerenciados, sem muitos antibióticos ou medicamentos administrados aos animais, grandes populações de besouros de esterco se restabelecem, ajudando a decompor o esterco. Estudos recentes descobriram que eles ajudam a mitigar as emissões de metano.[2] Como fazem isso? O metano é produzido em ambientes com pouco oxigênio. À medida que os besouros abrem túneis através do esterco, fornecem meios para a circulação de oxigênio, evitando a formação de metano.

Não esqueçamos também que, antes de meados do século 19, havia cerca de trinta a sessenta milhões de bisões, mais de dez milhões de alces, de trinta a quarenta milhões de cervos de cauda branca, de dez a treze milhões de veados e de 35 a cem milhões de antílopes americanos e caribus perambulando pela América do Norte.[3] No entanto, ninguém parece reconhecer isso ao citar os atuais números "devastadores" de herbívoros. De acordo com um artigo publicado no *Journal of Animal Science*, antes da colonização da América, as emissões de metano foram cerca de 82% das emissões atuais de ruminantes selvagens e de criação.[4]

Em um relatório de 2003 da Organização das Nações Unidas para Alimentação e Agricultura e da Agência Internacional de Energia Atômica, intitulado "*Belching Ruminants, a Minor Player in Atmospheric Methane*" (Arroto de ruminantes, um participante pequeno no metano atmosférico), os pesquisadores concluíram que o gado é injustamente culpado por suas emissões de metano como um contribuinte significativo nas emissões de GEE:

> Desde 1999, as concentrações atmosféricas de metano se estabilizaram, enquanto a população mundial de ruminantes aumentou em um ritmo acelerado. Antes de 1999, as populações mundiais de ruminantes aumentavam em uma taxa de 9,15 milhões de cabeças/ano, mas desde então essa taxa aumentou para 16,96 milhões de cabeças/ano. Antes dessa data, havia uma forte relação entre a mudança nas concentrações de

> metano atmosférico e as populações mundiais de ruminantes. No entanto, a partir daí, essa forte relação desapareceu. Essa mudança na relação entre a atmosfera e o número de ruminantes sugere que o papel deles nos gases de efeito estufa pode ser menos significativo do que se pensava originalmente, com outras fontes e sumidouros desempenhando um papel mais significativo na contabilidade global do metano.[5]

De acordo com um estudo recente da NASA, os maiores contribuintes para o metano são os combustíveis fósseis, incêndios, terras alagadas ou de cultivo de arroz. Um teragrama de metano pesa aproximadamente o mesmo que duzentos mil elefantes (cerca de 1,1 milhão de toneladas), e a quantidade total na atmosfera está aumentando em uma taxa de cerca de 25 teragramas por ano. Os pesquisadores conseguiram encontrar a causa exata dos recentes aumentos de metano: "A equipe mostrou que cerca de dezessete teragramas por ano do aumento decorrem de combustíveis fósseis, outros doze são de terras alagadas ou cultivo de arroz, enquanto os incêndios estão diminuindo em cerca de quatro teragramas por ano. Os três números se combinam para 25 teragramas por ano – o mesmo que o aumento observado".[6]

Os números mostram que uma porcentagem surpreendentemente alta vem da produção de arroz em zonas alagadas: 6% a 29% das emissões de metano geradas pelo homem[7], e 2,5% das emissões antropogênicas globais[8] (em vez de segundas-feiras sem carne, deveríamos pedir por sextas-feiras sem arroz?).

Aqueles que gostariam de jogar vacas debaixo de ônibus por produzir metano também devem estar preparados para contabilizar insumos adicionais do mundo natural. Estima-se que uma pequena população de mariscos no mar Báltico produza tanto metano quanto vinte mil bovinos leiteiros. As conclusões de muitos após uma compreensão superficial do assunto podem ser drásticas. Segundo pesquisadores da Stockholm University e da Cardiff University, "esses animais pequenos, mas muito abundantes, podem desempenhar um papel importante, embora até agora negligenciado, na regulação das emissões de gases de efeito estufa no mar". Um artigo sobre a pesquisa da equipe declarou:

> Para chegar aos resultados, a equipe analisou traços de gás, isótopos e moléculas de vermes e moluscos, conhecidos como poliquetas e bivalves, respectivamente, retirados de sedimentos oceânicos no mar Báltico. A equipe analisou a contribuição direta e indireta desses grupos na produção de metano e óxido nitroso no mar. Os resultados mostraram que sedimentos contendo moluscos e vermes aumentaram a produção de metano em um fator de oito em comparação com **sedimentos completamente limpos**.[9]

Como resultado, os autores do estudo pediram cautela na promoção da produção de mariscos. No entanto, eles desempenham um papel importante na redução do impacto nas emissões ricas em nitrogênio dos processos industriais e agrícolas. Embora muitas estratégias devam ser empregadas para prevenir essa contaminação em primeiro lugar, um fundo oceânico "completamente limpo", desprovido de vida, é a opção preferível em relação a um ecossistema rico e próspero? Um ecossistema que não apenas reduz os impactos da poluição, mas também promove a expansão de uma vasta gama de vida, sem falar no fato de ser um alimento nutritivo para as pessoas?

Para nós, isso parece assustadoramente semelhante à postura adotada em relação aos ruminantes. Na verdade, os alces produzem grandes quantidades de metano, e o Partido Verde na Suécia está agora propondo que os cidadãos devem "atirar no maior número possível de alces e reduzir o número de cabeças do rebanho", pelo bem do clima.[10] Uma visão míope da produção de metano está lançando dúvidas sobre a utilidade, se não sobre a sanidade, de promover mais vida neste planeta. O mal-entendido e o medo em torno desse assunto são tão grandes que pessoas aparentemente confiáveis estão sugerindo que deveríamos ter menos vida na Terra... para que possamos proteger a outra vida na Terra, e tudo para reduzir o perigo percebido do metano de origem biológica (um processo que ocorre desde os primórdios da vida na Terra). Em um caso, isso está afetando a visão do estado natural dos pastos e dos animais ruminantes; no outro, lida com organismos-chave do fundo do mar.

Então, de onde vêm todas essas alegações exageradas de metano contra o gado? Por que a campanha "Segunda-feira sem carne" faz memes dizendo que a produção de gado causa mais emissões de GEE do que todo o setor de transporte? Tudo vem de uma análise de 2006 da Organização das Nações Unidas para Agricultura e Alimentação (FAO), chamada *Livestock's Long Shadow* (A longa sombra do gado). O relatório afirmou que a pecuária produz 18% de todas as emissões de GEE, índice superior ao que produz o setor de transporte.

A mídia divulga sempre esse número, embora os pesquisadores tenham admitido que foi uma avaliação injusta e, desde então, o reduzido. Quando Frank Mitloehner, cientista de pesquisa animal da University of California em Davis, analisou como os dados foram coletados, encontrou um erro metodológico impressionante. No caso do gado, fizeram uma análise completa do ciclo de vida da indústria, o que significa a análise da produção de alimento, o transporte, o processamento, o transporte para as lojas e afins – tudo, desde o que o animal comeu até como termina na refeição do consumidor. Há muito mais acontecendo aqui do que arrotos de vaca.

Pior ainda, não realizaram esse mesmo tipo de avaliação no setor de transporte, para o qual foram calculadas apenas as emissões diretas da queima de combustível. Muitos outros fatores na indústria de transporte contribuem para a produção de GEE, por exemplo, a forma como os carros ou aviões foram fabricados, como o metal foi extraído, a energia necessária para operar as fábricas e o modo de transportar e refinar o petróleo. Então, enquanto fizeram uma análise *completa* do ciclo de vida do gado, isso não ocorreu para o transporte, lesando injustamente o público a pensar que a pecuária é pior do que a indústria de transporte.

Não há avaliação completa do ciclo de vida no impacto total da indústria de transporte em todo o mundo. No relatório de 2013, a FAO calculou que, em todo o mundo, todas as atividades humanas (incluindo combustíveis fósseis) somam cerca de 6,9 gigatoneladas por ano, cerca de 14,5% de todas as emissões, e que as emissões diretas da pecuária foram de 2,3 gigatoneladas, cerca de,5% das emissões globais de GEE.

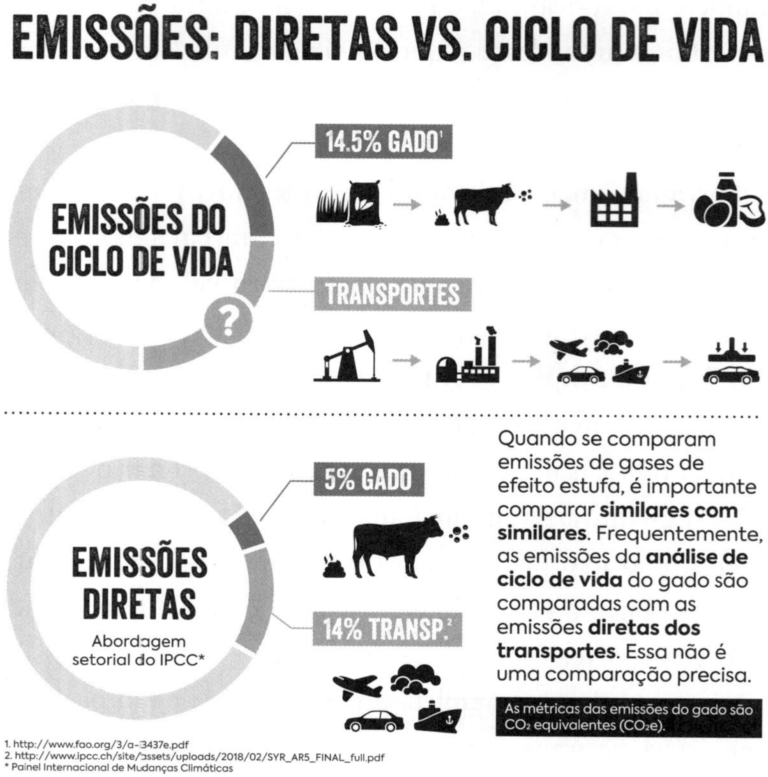

Nos Estados Unidos, o número pode ser menor do que o número mundial. De acordo com a EPA, todo o gado representa apenas 3,9% das emissões de GEE. Dentro da categoria pecuária, o gado de corte representa apenas 2% das emissões totais de GEE (outro estudo recente colocou as emissões de GEE do gado, incluindo a produção de alimentos, em 3,3% das emissões de gases de efeito estufa nos EUA[11], um número ligeiramente maior do que o da EPA). Claro, há muitas peças móveis aqui que tornam o cálculo das porcentagens reais um desafio, mas, em qualquer caso, o número é *muito* menor do que os 18%-51%[12] que muitos defensores de dietas à base de plantas relatam. A maior fonte de emissões de GEE nos EUA vem de energia e transporte. Esses números se referem às emissões apenas para o total de todas as indústrias, e desconsideram qualquer sequestro potencial ou benefício ecológico líquido que o gado traz para o solo.

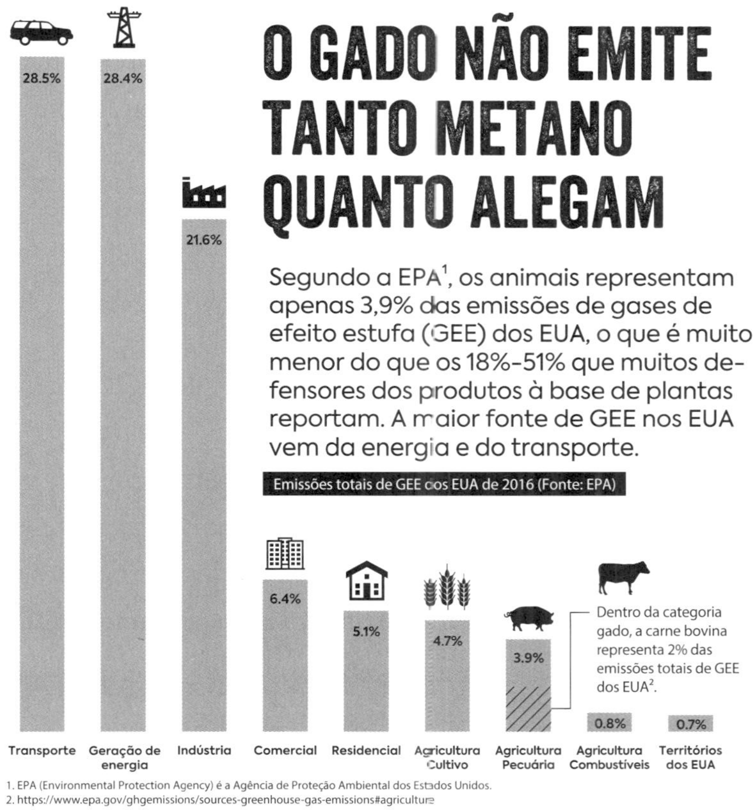
O GADO NÃO EMITE TANTO METANO QUANTO ALEGAM
Segundo a EPA[1], os animais representam apenas 3,9% das emissões de gases de efeito estufa (GEE) dos EUA, o que é muito menor do que os 18%-51% que muitos defensores dos produtos à base de plantas reportam. A maior fonte de GEE nos EUA vem da energia e do transporte.
Emissões totais de GEE dos EUA de 2016 (Fonte: EPA)
28.5%
28.4%
21.6%
6.4%
5.1%
4.7%
3.9%
0.8%
0.7%
Dentro da categoria gado, a carne bovina representa 2% das emissões totais de GEE dos EUA[2].
Transporte
Geração de energia
Indústria
Comercial
Residencial
Agricultura Cultivo
Agricultura Pecuária
Agricultura Combustíveis
Territórios dos EUA
1. EPA (Environmental Protection Agency) é a Agência de Proteção Ambiental dos Estados Unidos.
2. https://www.epa.gov/ghgemissions/sources-greenhouse-gas-emissions#agriculture

Por que os números de emissões de GEE da pecuária dos EUA são menores do que os números globais? Por algumas razões. Práticas agrícolas mais avançadas do que em muitos outros países; gado muito mais eficiente na produção de carne e leite do que em outros países. Nos Estados Unidos, uma vaca leiteira pode produzir cerca de dez mil litros de leite por ano. No

México, seriam necessárias cinco vacas para produzir a mesma quantidade; e na Índia, seriam necessárias vinte.[13] Além disso, em países menos desenvolvidos, por exemplo, há mais animais em comparação com carros e produção de energia, então a porcentagem de emissões dos animais será maior porque há menos transporte e indústria.

Para complicar ainda mais toda essa história, durante a redação deste livro, publicaram um novo estudo mostrando que as fábricas de fertilizantes emitem cem vezes mais metano do que a indústria relatara anteriormente.[14] Uma vez que isso seja incorporado aos dados de emissões de GEE, ficará ainda mais claro que a monocultura industrial baseada em produtos químicos sintéticos – que nos trouxe altos rendimentos à custa da perda de solo, destruição do ecossistema e intensas emissões de GEE – não será mais aceitável à medida que avançarmos para o futuro.

Tudo isso é material técnico, às vezes contraintuitivo, o que é muito discutido. Um ponto talvez mais universal se refere à importância de desenvolver e expandir métodos inteligentes para extrair carbono da atmosfera e armazená-lo em algum lugar.

COMO O GADO PODE AJUDAR NO SEQUESTRO DO CARBONO?

Podemos desenvolver equipamentos caros para sequestrar carbono, mas a energia necessária para produzi-lo e operá-lo parece exorbitantemente alta. Isso não é diferente da promessa equivocada de “carne sustentável cultivada em laboratório”. Com inovação, talvez até consigamos de fato desenvolver métodos industriais de extração e armazenamento de grandes quantidades de carbono atmosférico de uma maneira que faça sentido no que diz respeito aos insumos energéticos (se for preciso queimar "muito" combustível fóssil para tentar sequestrar carbono, isso não será considerado uma vitória líquida). Mas e se houver uma maneira mais elegante de lidar com esse problema, uma que considere muitos problemas de uma vez? Para isso, gostaríamos de explicar como o gado pode ser parte da solução.

Nas discussões sobre mudanças climáticas, muitas vezes esquecem que solos saudáveis (que fazem parte de uma interação dinâmica entre plantas e animais) armazenam carbono. Muito carbono. Apesar disso, a narrativa atual sobre a mudança climática envolve os animais que emitem GEE e, especificamente, o gado. Talvez seja prudente considerar que o gado manejado de forma holística é peça fundamental para sistemas que podem desenvolver solo saudável *e* produzir alimentos saudáveis.

De acordo com um artigo no *Journal of Soil and Water Conservation*, a maior parte dos solos agrícolas perdeu de 30% a 70% de seu carbono orgânico, o que levou a uma diminuição na produção de alimentos.[15] Grande parte dos prejuízos quando se trata das emissões de GEE agrícola vem da aragem de campos para a produção agrícola – *não* do arroto do gado –, e a maior parte das oportunidades de melhora nessa área vem das práticas de plantio direto*. Um artigo que analisou os impactos da agricultura nas Grandes Planícies dos EUA ilustra que a aragem de pastos nativos, cujo auge ocorreu na década de 1930, foi o ele-

* Plantio direto é a técnica de semeadura na qual a semente é colocada no solo não revolvido (sem prévia aração ou gradagem leve niveladora) usando semeadeiras especiais. Um pequeno sulco ou cova é aberto com profundidades e larguras suficientes para garantir a adequada cobertura e o contato da semente com o solo. (N.T.)

mento mais devastador quando se trata de emissões de carbono. Os pesquisadores estimam que, se apenas 25% dos produtores mudassem para práticas de plantio direto, haveria uma melhoria de 25% nas emissões de GEE. Se 100% trocassem, a melhoria aumentaria para impressionantes 80%.[16] E se também incluíssem animais de pasto na mistura? Então estaríamos avançando!

A Terra contém aproximadamente 3.170 gigatoneladas (GT) de carbono (uma gigatonelada é um bilhão de toneladas métricas). Cerca de 2.700 GT, ou 80% disso, se encontram no solo. Todas as plantas e animais da Terra juntos constituem apenas 560 GT. O solo contém quatro vezes mais carbono do que as árvores e cerca de três vezes mais carbono do que a própria atmosfera.[17]

Algumas estimativas sugerem que reverter a mudança climática exigiria a remoção de cerca de 700 GT de carbono.[18] Seria impossível plantar árvores em número suficiente para isso, e os oceanos parecem sofrer com mais carbono, tornando-se mais ácidos. Nossa melhor opção é o sequestro de carbono no solo, o que beneficia a biodiversidade e pode nos fornecer alimentos ricos em nutrientes. Outro ponto importante é que o carbono no solo é, na verdade, o facilitador do trabalho útil – a ciclagem de nutrientes.

Algumas novas e interessantes pesquisas estão sendo feitas observando o impacto e o ciclo de carbono do gado bem manejado. Em um estudo recente, pesquisadores da Michigan State University, ao longo de quatro anos, analisaram o carbono no solo em dois sistemas diferentes de criação de gado de corte, comparando o confinamento tradicional a um novo método conhecido como pastoreio adaptativo *multi-paddock* (AMP), em que o gado terminado a pasto é movido com frequência, para permitir que as plantas se recuperem e protejam o solo. Embora o sistema de confinamento produzisse menos emissões totais (em termos de arrotos de vaca), o sistema AMP resultou em um *depósito de GEE líquido*. **As emissões na fase de acabamento foram mais do que totalmente compensadas pela quantidade de carbono sequestrado no solo.** E não era pouco carbono, mas 3,59 toneladas métricas de carbono por hectare, por ano.[19]

A Universidade de Michigan também concluiu um estudo* mostrando todo o ciclo de vida da carne 100% alimentada a pasto em White Oak Pastures, uma fazenda na Geórgia (EUA), revelando que as emissões líquidas totais foram equivalentes a menos 3,5 quilos de CO_2 por quilo de carne fresca.[20] Tal valor é bastante significativo porque não só é melhor que o da carne bovina, suína e de frango convencionais, como também é melhor do que as alegações do Beyond Burger e dos produtores de soja.

Para ver como isso é possível, considere o gráfico adaptado da White Oak Pastures, uma fazenda que usa práticas agrícolas regenerativas:

* Rowntree, J. E., et al. (2020). Ecosystem Impacts and Productive Capacity of a Multi-Species Pastured Livestock System. Frontiers in Sustainable Food Systems, 4 (232), 4 dez. 2020,

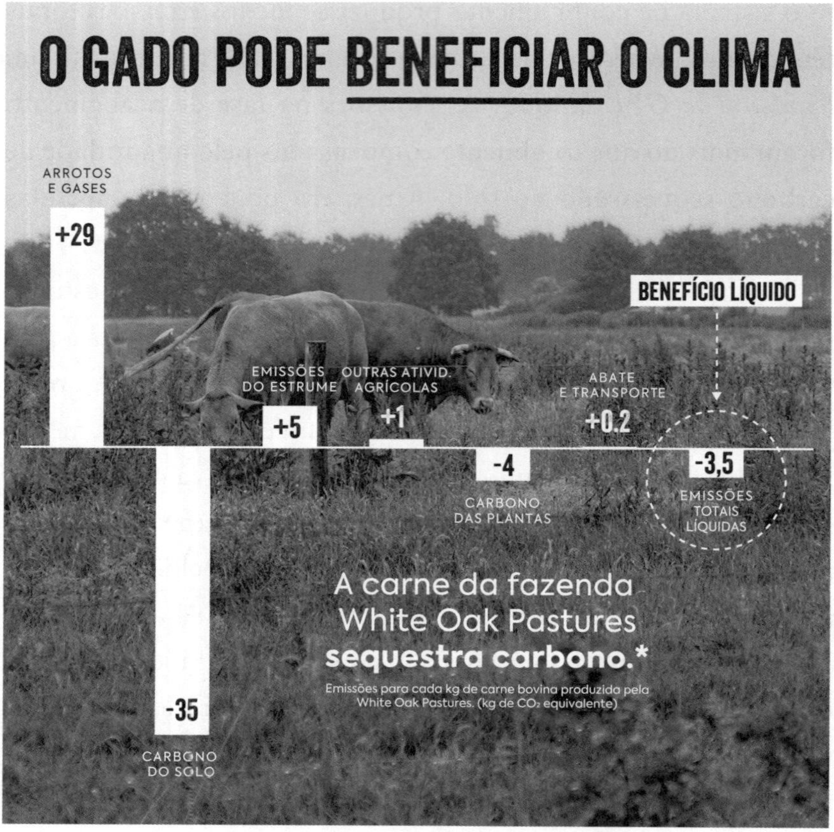

CARNE A PASTO VERSUS OUTRAS PROTEÍNAS

Uma **análise do ciclo de vida** independente descobriu que, para cada Beyond Burger ou Impossible Burger* que comemos, precisaríamos comer um hambúrguer de carne a pasto da **White Oak Pastures** para **compensar nossas emissões.**

---

* Beyond Meat® and Impossible Foods® são duas empresas que produzem alimentos à base de plantas que tentam mimetizar/imitar o sabor e a textura de carne. (N.T.)

CARNE A PASTO VS. OUTRAS PROTEÍNAS

Uma **Análise do Ciclo de Vida (ACV)** independente descobriu que para cada Beyond Burger® ou Impossible® Burger que você come, você teria que comer um hambúrguer de carne criada a pasto da **fazenda White Oak Pastures**, para **compensar suas emissões.***

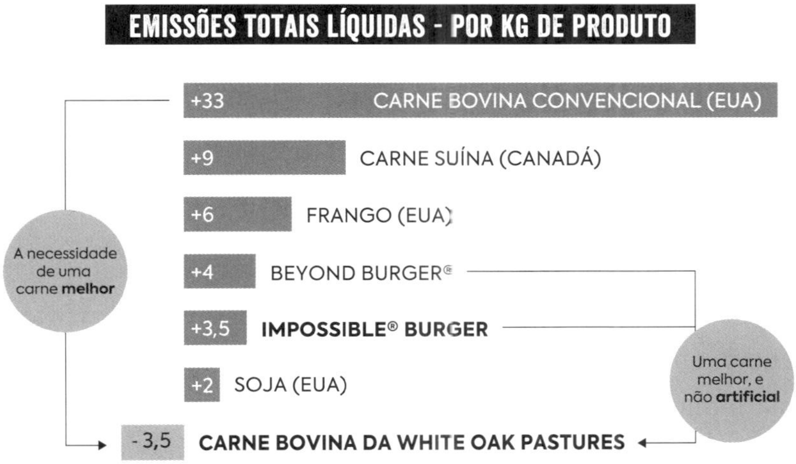

Por meio das práticas corretas, o exemplo dessa fazenda ilustra que a redução líquida de carbono e até mesmo o sequestro são possíveis – e o elemento-chave está em um solo saudável.

Outra metanálise com foco no sequestro de carbono em solos de pastos de gado em vários países da América do Sul mostrou que eles não apenas sequestram carbono, mas também o fazem em uma quantidade capaz de compensar parcial ou totalmente as emissões urbanas. Os pesquisadores concluíram que "o potencial dos pastos para sequestrar e armazenar carbono deve ser reconsiderado para melhorar as avaliações em futuros relatórios de inventário de GEE".[21] Em outras palavras, é errado adotar uma visão reducionista e culpar o gado de pasto pelas emissões de metano. Em vez disso, precisamos considerar o cenário completo e perceber que impacta ajudando a sequestrar carbono.

Enquanto escrevemos este livro, vários outros artigos estão sendo produzidos mostrando como o gado pode ser um absorvedor líquido de carbono. O Savory Institute e outras organizações também estão começando a documentar outros resultados ecológicos de animais de pasto, como taxas de filtração de água, aumento na diversidade de plantas e diminuição de áreas expostas em pastos, bem como o retorno de polinizadores, pássaros e outros animais selvagens. Nada disso está acontecendo no sistema de monocultura industrial.

É bem provável que você ainda não esteja convencido. Talvez esteja pensando: "Mas se estamos tentando eliminar todo esse metano, não deveríamos eliminar todos os animais de nosso sistema alimentar?". Um estudo mencionado no Capítulo 6 examinou as consequências nutricionais e ambientais da eliminação de todo o gado do sistema alimentar dos Estados Unidos. Nesse cenário, as emissões de GEE diminuiriam apenas 2,6%, e o impacto sobre nossa disponibilidade de nutrientes seria devastador. Como os animais têm mais densidade de nutrientes no que as plantas, precisaríamos comer muito mais para obter a mesma nutrição. As calorias gerais aumentariam, nosso consumo de grãos aumentaria dez vezes, e seríamos deficientes em cálcio, vitaminas A e B12, EPA, DHA e ácido araquidônico.

Em síntese, teríamos mais doenças relacionadas à nutrição. Os pesquisadores concluíram: "Quando se permite aos animais converter algumas colheitas densas em energia e pobres em micronutrientes (por exemplo, grãos) em alimentos mais ricos em micronutrientes (carne, leite e ovos), o sistema de produção de alimentos aumenta a capacidade de atender às necessidades de micronutrientes da população".[22] Portanto, até mesmo a carne bovina convencional é, nutricionalmente, uma vitória para nosso sistema alimentar, e, se melhorarmos nossa produção e terminarmos o gado em um sistema bem manejado no pasto, o que ajuda drasticamente a reduzir as emissões, também poderemos beneficiar o meio ambiente.

Se de fato quisermos reduzir nossas emissões de GEE, a solução não é eliminar todos os animais de nosso sistema alimentar. O gado só precisa ser manejado de uma maneira melhor.[23] O problema não é a *vaca*, mas *o método como* ela é criada.

ELIMINAR A CARNE DA DIETA FARIA MAIS MAL DO QUE BEM

Um estudo descobriu que se os EUA **eliminassem todos os produtos de origem animal**, as emissões de GEE (gases de efeito estufa) **só seriam reduzidas em 2,6%**, mas isso aumentaria o consumo total de calorias e de carboidratos, além de gerar **mais deficiências nutricionais**, incluindo cálcio, vitamina B12, vitamina A, EPA, DHA e ácido aracidônico[1].

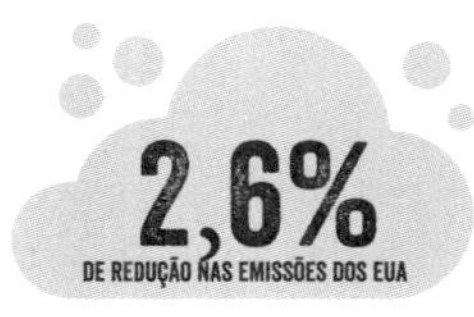

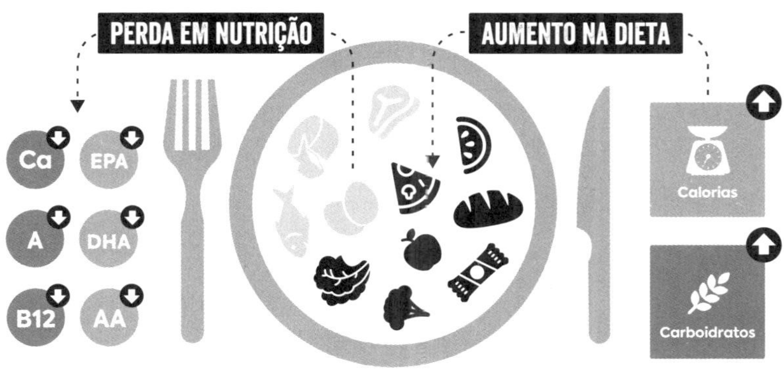

1. Nutritional and Greenhouse Gas Impacts of Removing Animals from US Agriculture. PNAS, National Academy of Sciences, 28 nov. 2017

CAPÍTULO 10

O GADO NÃO É INEFICIENTE COM ALIMENTAÇÃO?

Aqueles que argumentam que eliminar animais do nosso sistema alimentar é o único caminho para um futuro sustentável têm boas intenções, mas correm o risco de cair em um descuido sério, semelhante ao da comissão McGovern em nossas recomendações dietéticas. Vamos discutir algumas das preocupações em torno do gado:

- São ineficientes com alimentação.
- Ocupam terra demais.
- Usam água demais.

Nos próximos três capítulos, abordaremos cada uma dessas questões temáticas diretamente e mostraremos como há mais na história do que se imagina. Em seguida, consideraremos como o manejo adequado do gado pode beneficiar a terra muito mais do que as monoculturas.

NÃO SÃO NECESSÁRIAS TONELADAS DE ALIMENTOS PARA PRODUZIR UM QUILO DE CARNE BOVINA?

Depois do argumento da mudança climática, o argumento contrário à carne quase sempre muda para a alocação de recursos. Que insumos alimentares são necessários para produzir carne?

Talvez você já tenha ouvido algo do tipo: "Nosso suprimento de alimentos é limitado. Alimentar os animais com a comida disponível é ineficiente e antiético. Devemos distribuí-la às pessoas. A carne é um luxo insustentável".

Há uma estatística frequentemente "regurgitada" de que são necessários de cinco a nove quilos de alimentos para produzir meio quilo de carne bovina.

Caso se recorde, mencionamos antes nesta seção que um elemento-chave para analisar a sustentabilidade relativa de determinado processo é a energia líquida obtida em comparação com a entrada de energia líquida. Porém, aqui existem muitos cálculos diferentes para conversão de ração em carne (energia que entra *versus* energia que sai). Mas tudo depende de como se define a palavra *alimento*.[1]

Animais de criação monogástricos produzidos industrialmente, por exemplo, frango e porco, são alimentados principalmente com grãos cultivados em terras aráveis, que podem ser usadas para produzir alimentos para humanos (esse é outro erro em *Before the Flood*, de DiCaprio – o frango *não* é, na verdade, uma opção melhor do que a carne bovina ao considerar entradas e saídas). Como todos os animais ruminantes, o gado não consegue lidar com uma dieta de 100% de grãos (às vezes chamada de "concentrados"), pois uma superexposição ao grão em um tempo muito curto pode ser fatal para uma vaca. Os ruminantes precisam de uma concentração menor de grãos para mantê-los saudáveis, de modo que a maioria das dietas de bovinos, ovinos e caprinos vem de pasto, feno, talos de milho e outros "resíduos de colheita".

Essas substâncias alimentares fibrosas e não amiláceas podem ter três destinos: alimento para animais como uma matriz de compostagem (que libera vapor de água, metano e CO_2, todos gases do efeito estufa), ou ainda passar pelo processo lento de oxidação, o que seria, na verdade, o sinal revelador de um ecossistema danificado.

A PECUÁRIA TRANSFORMA ALIMENTOS QUE NÃO PODEMOS COMER EM PROTEÍNA

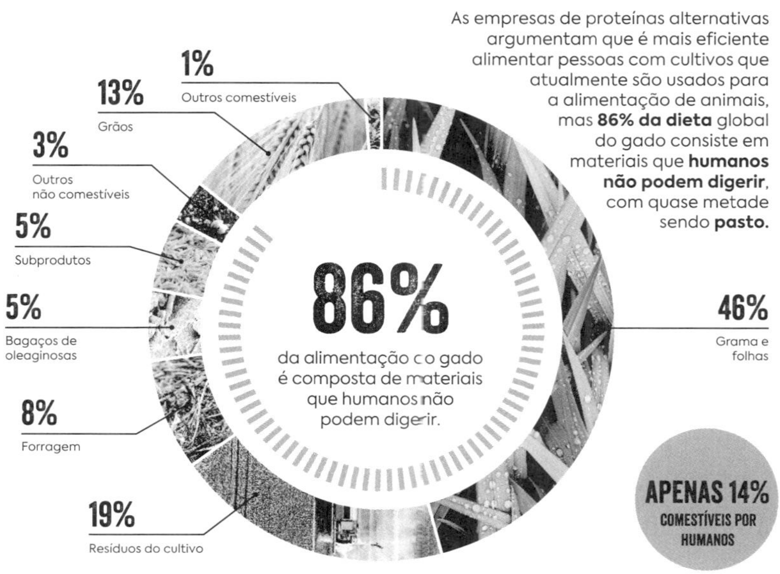

Alimentação global dos animais. Proporção dos principais tipos de alimento consumidos pelas cadeias de suprimentos de gado em 2010. Tanto para ruminantes (vacas e ovelhas) quanto para espécies monogástricas (porcos e galinhas)[1].

Mottet, Anne. "Livestock: On Our Plates or Eating at Our Table? A New Analysis of the Feed/Food Debate." Global Food Security, Elsevier, 10 jan. 2017, www.sciencedirect.com/science/article/abs/pii/S2211912416300013?via%3Dihub.

Agora, no caso da carne de frango e da suína, estamos falando de um processo bastante intensivo em energia que redireciona comida ostensivamente humana para comida animal, mas ela é quase só grãos e produtos leguminosos como a soja. Com o gado a coisa muda. Ao olhar para o que apenas os ruminantes comem, os números são ainda mais inferiores para grãos, com apenas de 10% a 13% da dieta do gado, globalmente. Capim e folhas representam 57,4% dos alimentos globais para ruminantes. O resto não é comestíveis para humanos, pois são "resíduos de colheita", como talos de milho.

Embora não estejamos necessariamente defendendo a carne de confinamento, também percebemos não só que a carne bovina convencional tem má reputação, como também que paira uma incompreensão relativa ao sistema de fato não ser tão perverso quanto se pensa. Vamos dar um passo para trás e olhar para a vida do gado de corte. Ao contrário do que muitos imaginam, ele não passa a vida inteira em confinamento comendo grãos. Mesmo o gado convencional (confinamento) vive da primeira metade a dois terços da vida em pastagens, comendo capim e outras forragens. Alguns bovinos comem as sobras de terras agrícolas, como campos de milho já colhidos, convertendo talos de milho e outros "resíduos" de colheita em carne bovina, com o benefício adicional de fertilizar o local com estrume enquanto limpam o campo. O sobrepastoreio constitui mesmo um problema em muitas operações de agropecuária, mas sentimos que aí está uma oportunidade para reparar o sistema. Em resposta ao paradigma "plantas = bom" e "carne = ruim", gostaríamos que você considerasse esta questão: o sobrepastoreio é pior do que a monocultura industrial com elementos químicos sintéticos?

As variações regionais também influenciam drasticamente essa história. Em locais onde os invernos são rigorosos ou a terra é escassa, suplementar o gado pode melhorar a saúde dele. Quando o gado recebe alimentação suplementar produzida perto da fazenda por curtos períodos, em situações em que o animal não tem acesso a um bom pasto, ele pode fazer parte de um sistema sustentável. Esse é um processo que tem sido usado em todo o mundo há muitos anos – por exemplo, sistemas como o da Escócia, que remontam a centenas, ou mesmo milhares, de anos. Plantas forrageiras (gramíneas de estação fria como festuca, por exemplo) também podem ser estocadas e reduzir bastante o custo da alimentação suplementar. Em algumas áreas, permite-se que essas forragens cresçam no final do verão e no outono sem pastagem, para então serem pastadas no final do outono ou no início do inverno. O gado pastará em um pouco de neve, e algumas dessas gramíneas da estação fria, como a festuca, permanecem verdes por mais tempo e mantêm os níveis de nutrientes para o animal durante os meses frios. Nesse sistema, os produtores evitam os custos de combustíveis fósseis e mão de obra para produzir ou comprar alimentos.

A menos que seja "terminado a pasto", o gado de corte passará os últimos quatro a seis meses em um confinamento, onde é abatido por volta dos dezoito meses. Para entender melhor as entradas e saídas desse sistema, vamos ver a alimentação do gado em confinamento. Assim que ele chega, grande parte de sua dieta vem de subprodutos da indústria alimentícia, como restos de grãos de destilarias e outros resíduos do campo (por exemplo, talos e glúten de milho, casca de soja, farelo de algodão, casca de amêndoa e polpa de beterraba). Esses subprodutos não comestíveis, que iriam para o lixo, fornecem alimento para o gado.

Chama-se a quantidade de alimentos necessária para um animal de índice de conversão alimentar. Uma análise recente do ciclo de vida calculou que a quantidade de grãos necessária para produzir meio quilo de carne desossada é de pouco mais de um quilo. A proporção da carne de porco é de 3,5:1; frango, 2:1; e muitos peixes de criação, como o salmão, de 1,3:1.[2]

Ao longo da vida, o gado típico obtém apenas 10% da própria dieta de grãos[3], ou seja, cerca de 90% do alimento para carne bovina não é comestível para humanos. Vamos "ruminar" isso um pouco: o gado converte capim e outros alimentos pobres em nutrientes em alimentos ricos em nutrientes para os humanos. Os ruminantes são muito bons em converter. Eles estão reciclando* nutrientes! Um estudo descobriu que "o gado precisa de apenas 0,6 quilo de proteína de alimento comestível para produzir um quilo de proteína de leite e de carne. Portanto, o gado contribui diretamente para a segurança alimentar global".[4]

GADO É MAIS DO QUE ALIMENTAÇÃO

Embora seja razoável fazer perguntas complexas sobre a produção de alimentos quando enfrentamos uma população global que está chegando a dez bilhões de pessoas, também precisamos lembrar que os ruminantes fornecem muito mais do que comida. Apenas 42% do peso vivo de um animal é músculo e carne desossada, mas isso dificilmente significa que o resto do animal é desperdiçado. Incríveis 44% dele são transformados em outros produtos que nós, nos

* No original, "upcycling", que é o processo de transformar resíduos ou produtos inúteis e descartáveis em novos materiais ou produtos de maior valor, uso ou qualidade.

Estados Unidos, não comemos. A pele se torna couro, e os ossos, gordura e intestinos são processados em outros itens, por exemplo, sabão, fertilizantes, produtos farmacêuticos e ração para animais de estimação. Eliminar os animais de nosso sistema alimentar significaria mais substitutos sintéticos feitos de combustíveis fósseis.

Nos Estados Unidos, tendemos a não consumir órgãos (vísceras), mas muitos outros países têm uma alta demanda por fígado, coração, língua, rabo e rins, que representam 12% do peso vivo do gado. Na Ásia, a economia e a tradição culinária mantiveram uma demanda particularmente alta por vísceras, e muitos consideram o músculo da carne muito insosso. Pratos mexicanos tradicionais como *putzaze* (tripas e fígado com tomates), *lengua* (língua) e *menudo norteño* (sopa de tripas) ainda são muito valorizados.[5]

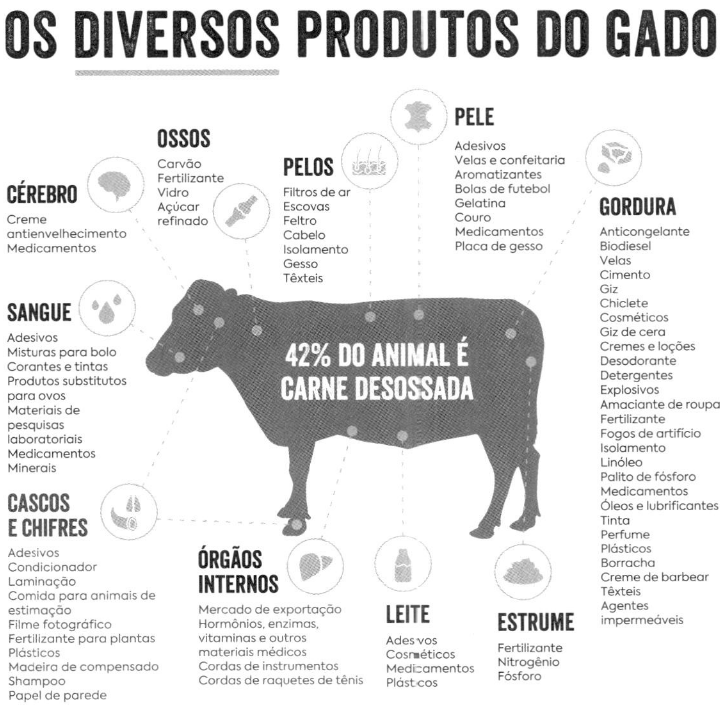
OS DIVERSOS PRODUTOS DO GADO
CÉREBRO
Creme antienvelhecimento
Medicamentos
OSSOS
Carvão
Fertilizante
Vidro
Açúcar refinado
PELOS
Filtros de ar
Escovas
Feltro
Cabelo
Isolamento
Gesso
Têxteis
PELE
Adesivos
Velas e confeitaria
Aromatizantes
Bolas de futebol
Gelatina
Couro
Medicamentos
Placa de gesso
GORDURA
Anticongelante
Biodiesel
Velas
Cimento
Giz
Chiclete
Cosméticos
Giz de cera
Cremes e loções
Desodorante
Detergentes
Explosivos
Amaciante de roupa
Fertilizante
Fogos de artifício
Isolamento
Linóleo
Palito de fósforo
Medicamentos
Óleos e lubrificantes
Tinta
Perfume
Plásticos
Borracha
Creme de barbear
Têxteis
Agentes impermeáveis
SANGUE
Adesivos
Misturas para bolo
Corantes e tintas
Produtos substitutos para ovos
Materiais de pesquisas laboratoriais
Medicamentos
Minerais
42% DO ANIMAL É CARNE DESOSSADA
CASCOS E CHIFRES
Adesivos
Condicionador
Laminação
Comida para animais de estimação
Filme fotográfico
Fertilizante para plantas
Plásticos
Madeira de compensado
Shampoo
Papel de parede
ÓRGÃOS INTERNOS
Mercado de exportação
Hormônios, enzimas, vitaminas e outros materiais médicos
Cordas de instrumentos
Cordas de raquetes de tênis
LEITE
Adesivos
Cosméticos
Medicamentos
Plásticos
ESTRUME
Fertilizante
Nitrogênio
Fósforo

Adaptado de "Where's the (Not) Meat? Byproducts From Beef and Pork Production", Departamento de Agricultura dos Estados Unidos.

Em razão de esses "subprodutos" serem usados por outras indústrias, não é preciso calcular ossos, couro e miúdos exportados na taxa de conversão alimentar e alegar que o gado é ineficiente na conversão de alimento em carne.

Agora, muitos sistemas de confinamento de bovinos apresentam manejo de resíduos e outros problemas, mas cabe ressaltar que muitas das críticas a esse sistema também são imprecisas. Quando consideramos as entradas e saídas de energia de um sistema alimentar complexo, a carne produzida por pastagem e bem manejada é a ideal. Longe de uma catástrofe ecológica, pode estar literalmente perto de um "almoço grátis". No entanto, em comparação com muitos outros alimentos, até mesmo a carne bovina terminada com grãos é uma opção superior. O Beyond Burger é um famoso substituto de carne à base de plantas que recebeu vultosos financiamentos; será, entretanto, mais saudável do que a carne bovina produzida a pasto e de fato melhor para o meio ambiente? Os ingredientes principais são o isolado de proteína de ervilha e o óleo de canola. Você acha que os monocultivos de ervilhas e canola pulverizados quimicamente estão causando menos danos do que um campo de gado alimentado com capim em terras que não podemos cultivar, fomentando, assim, a biodiversidade e a saúde do solo? Esse produto está aumentando ou diminuindo a biodiversidade e a saúde do solo? Eles nem sequer estão usando ingredientes orgânicos, e, nutricionalmente, essa é uma comparação injusta com um hambúrguer de carne de verdade.

Se é antiético destinar produtos agrícolas como grãos para a alimentação dos animais, por que não existe um esforço conjunto para impedir o uso dessas *commodities* para a produção de álcool? Dito de outra forma, por que não há piquetes em torno de destilarias, cervejarias e vinícolas?

Do ponto de vista do bem-estar animal, pense nas condições de vida dos frangos e porcos confinados (CAFO – *Concentrated Animal Feeding Operations*). Eles estão 100% do tempo confinados, sob luzes artificiais, vivendo em locais apertados. O gado, por outro lado, vive solto durante a maior parte da vida, sob a luz do sol, consumindo uma dieta natural. Se forem para um confinamento, esses animais ainda estarão ao ar livre e podendo se movimentar com relativa liberdade. Isso torna os grandes ruminantes, como o gado, uma escolha melhor do que outros animais terrestres para a maior parte da proteína humana. E, como discutimos no capítulo sobre nutrição, a carne de animais ruminantes também é muito mais nutritiva do que a de frango ou a de porco. A partir dessa perspectiva, é desconcertante que celebridades de Hollywood, políticos e comitês de ação política avaliem que a produção de carne de porco ou frango é uma "vitória" em comparação com o sistema de ruminantes/pastagens. Enfatizamos, o gado está transformando nutrientes que não consumimos em nutrientes que consumimos – e, como veremos a seguir, está fazendo isso em grande parte em terras inadequadas para cultivos.

A produção de suínos e aves acontecia de maneiras bem diferentes até pouco tempo atrás. Ao longo da história, os humanos alimentaram frangos e porcos com "sobras". Não foi até os últimos cinquenta anos que se iniciou o cultivo de grãos especificamente para alimentação animal.

Quem já teve frangos no quintal sabe que eles devoram verduras e outros restos da cozinha. Em época ainda recente, comer frango era considerado um luxo. No mundo todo, o consumo de aves aumentou mais de 418%, enquanto o de carne bovina, apenas 3%. Qual a razão? Produzir frango é barato em nossos sistemas atuais, que dependem de petróleo barato. O que pode acontecer com o preço do frango – e, de fato, de produtos falsos de carne, como carne de laboratório – se o preço da energia subir? Os animais que pastam, por sua vez, dependem da fotossíntese.

Historicamente, os humanos mantiveram os porcos em uma situação de livre circulação ou mais próximos deles, à medida que a vida se concentrava em assentamentos e que animais não competiam com os humanos por comida (na costa da Nova Inglaterra, havia inúmeras "ilhas de porcos" onde tais animais viviam em total liberdade, e as pessoas simplesmente caçavam um porco quando precisavam dele).[6] Como animais domesticados de vida livre, os porcos prosperavam em áreas florestais, comendo frutos caídos e "fuçando" em busca de cogumelos, tubérculos e também pequenos animais como ratos e coelhos.

Por serem reprodutores prolíficos e engordarem com rapidez, além de terem carne e gordura saborosas, os porcos têm sido uma importante fonte de nutrição para muitas culturas. Ironicamente, um dos únicos alimentos comuns a todas as "Zonas Azuis", conhecidas por saúde e longevidade significativas, é a carne de porco. Em áreas mais densamente povoadas, os porcos viviam mais próximos dos humanos como "trituradores de lixo", pois literalmente comiam dejetos. Sim, desculpe se causo náusea em você, leitor, mas porcos podem comer cocô humano. Na verdade, na China e na Coreia, uma família de quatro humanos poderia alimentar quatro porcos jovens por meio de cerca de dois quilos de dejetos humanos e duzentos gramas de sobras por dia.[7]

Os porcos desempenharam um papel importante na Paris medieval para a questão do saneamento. Na Irlanda do século 15, com frequência mantinham um porco vivo em especial com restos de comida e, em seguida, preparavam o animal, conforme o clima esfriava, para fornecer carne rica em nutrientes e gordura vital no inverno. Os porcos constituíam cadernetas de poupança. Se o gado é *upcycler*, os porcos são recicladores.

Alimentar porcos com restos de comida parece uma situação em que todos saem ganhando, mas é praticamente inviável em muitos lugares por causa das regulamentações governamentais. Enquanto o USDA estima que há um desperdício de alimentos que alcança entre 30% e 40% nos EUA, nós, de forma insensata, cultivamos grandes quantidades de grãos em terras que poderíamos usar em prol da alimentação humana para alimentar os porcos. As regras variam de estado para estado, e alguns agricultores estão convertendo restos de comida em alimentos para porcos, mas em geral, por causa dos equipamentos e requisitos de licenciamento, muitos produtores julgam mais simples comprar grãos de empresas externas. Em razão de o petróleo estar atualmente barato, o grão é subsidiado, as margens são estreitas e os regulamentos complicam (ou em algumas áreas tornam impossível) alimentar os porcos com restos de comida. Até hoje, a principal forma de alimentação de tais animais é principalmente com grãos.[8]

De acordo com a Organização das Nações Unidas para Alimentação e Agricultura, um terço de todos os alimentos produzidos, cerca de 1,3 bilhão de toneladas, é perdido ou desperdiçado*.[9] A maior porcentagem de desperdício vem de raízes e tubérculos, frutas e legumes. Alguns deles não são adequados para consumo animal, mas, como os porcos sobreviveram por milhares de anos com resíduos de alimentos humanos reciclados, obviamente podemos fazer melhor do que o sistema atual. Restos de pão, laticínios, de produtos varejistas e de empresas de alimentação poderiam ser dados aos porcos, liberando terras aráveis valiosas para cultivos humanos. Vários países da Ásia, incluindo Japão e Coreia do Sul, já estão incentivando os produtores a alimentar os porcos com restos de comida e vendê-los como "ecoporco" por um preço extra. Alimentar porcos dessa forma significa menos custo para os fazendeiros, que não precisam comprar grãos (de 60% a 75% do custo da criação de porcos), além de ter uma pegada de carbono menor, pois os grãos não necessitam viajar de lugares distantes para fazendas, e ainda libera terras agrícolas preciosas para a alimentação humana.

Parte da controvérsia em torno da alimentação de subprodutos animais para animais de fazenda vem da disseminação da EEB (encefalopatia espongiforme bovina, ou doença da vaca louca). Bovinos e outros ruminantes não são onívoros

* As perdas de alimentos estão localizadas nas fases de produção, armazenamento, embalagem e transporte, enquanto o desperdício faz parte das etapas de varejo e consumo. Fonte: https://www.gov.br/agricultura/pt-br/assuntos/sustentabilidade/perdas=-e-desperdicio-de-alimentos#:~:text-As%20perdas%20de%20alimentos%20est%C3%A3o,etapas%20de%20varejo%20e%20consumo.

como galinhas/galos e porcos, e não podem se alimentar da variedade de restos de comida, o que acontece com os porcos. Não há evidências de que alimentar porcos e até mesmo galinhas/galos com nossas sobras de comida adequadamente tratadas seja inseguro.[10]

CAPÍTULO 11

O GADO NÃO OCUPA TERRA DEMAIS?

Talvez você já tenha ouvido falar que o gado ocupa dois terços de nossas terras agrícolas. A campanha "Segunda-feira sem carne" anuncia um número ainda mais sensacional: "75% das terras agrícolas da Terra". Aí está um ótimo meme, sugerindo que, se apenas eliminássemos esses animais ineficientes e "consumidores de terras", liberaríamos mais espaço para soja, abobrinha e alface. Você também deve ter ouvido as estatísticas citadas com frequência de que um acre de terra pode produzir mais de 22 mil quilos de tomates, mais de 24 mil quilos de batatas e em torno de 13 mil quilos de cenouras, mas apenas 113 quilos de carne bovina. Isso soa como muito desperdício, não é? Por que nos preocuparíamos em produzir carne quando podemos ser tão produtivos com plantações?

Apontamos dois problemas nesse argumento. Primeiro: não estamos comparando maçãs com maçãs, ou seja, não estamos comparando alimentos com o mesmo valor nutricional. Como você leu na seção sobre nutrição, as calorias das proteínas animais são muito mais valiosas do que as calorias dos carboidratos para os humanos. Precisaríamos comer cerca de seiscentas calorias de feijão e arroz (duas xícaras de feijão-preto e meia xícara de arroz integral) para obter a mesma quantidade de proteína que obtemos com apenas 160 calorias de carne bovina (100 gramas de um bife magro), para não mencionar vitamina B12 e ferro heme. Portanto, ao considerarmos o que pode ser cultivado em quantidades iguais de terra, precisamos comparar alimentos com nutrientes iguais, não apenas calorias totais. Já dissemos e voltaremos a dizer: não precisamos de mais calorias em nosso sistema alimentar; precisamos de mais nutrientes.

Segundo, e a conclusão mais importante deste capítulo, a maior parte das terras agrícolas do mundo *não* tem potencial para cultivar tomates, batatas e cenouras (ou outras culturas). Pense em todas as paisagens desérticas, secas, rochosas e montanhosas do planeta. Para cultivar grandes campos, precisa-se de solo fértil, chuva suficiente ou acesso à água para irrigação, terra relativamente plana e infraestrutura para cultivar, colher e processar as colheitas que não serão consumidas de imediato. Gado e outros ruminantes bem manejados podem prosperar em terras impróprias para o cultivo, e ainda são benéficos a ela. Lembremos: existe muito mais terra própria para pastagem do que terra própria para cultivo. Sendo assim, o gado (e ruminantes em geral) não está competindo por espaços que poderiam render colheitas. Se manejados adequadamente, eles desempenham um papel ecológico vital *e* convertem alimentos que não podem ser usados por humanos (forragem) em alimentos de fato utilizáveis.

A Organização das Nações Unidas para Agricultura e Alimentação calcula que cerca de um terço das terras agrícolas da Terra é considerado adequado para o cultivo (terras aráveis e culturas permanentes). Dessa terra potencialmente arável, hoje, um terço (1,5 bilhão de hectares) está em uso.[1] Não lhe parece que existe ainda muito espaço para mais colheitas? Das terras agrícolas com potencial restantes, quase metade fica em florestas (áreas que de fato já foram terras agrícolas, mas retornaram a um estado selvagem, por ironia, em virtude de uma minimização das necessidades totais de terra como consequência da Revolução Verde e da prática intensiva da agricultura), 12% estão protegidos e 3% já ocupados pelas cidades.[2]

Enquanto muitas pessoas culpam a conversão da floresta tropical em produção de pastagem e soja (parte disso é legítimo; abordaremos mais tarde), um problema mais grave nos EUA está na conversão de pastos em terras cultiváveis, o que destrói o habitat e libera carbono. Em Iowa, os agricultores recebem alguns dólares por acre para praticar o plantio direto ou converter suas terras de cultivo em pastagens. Se o Congresso dos EUA aprovar limites rígidos para as emissões de GEE, os agricultores ganharão muito mais para armazenar carbono.[3] Empresas privadas também estão aproveitando a situação, buscando negócios que emitam pesadamente carbono para investir em um programa que paga bem aos agricultores pela prática de uma agricultura "amigável do carbono".[4]

Cerca de 60% das terras agrícolas do mundo são pastos[5], muitas das quais inadequadas para o cultivo e, na verdade, apropriadas apenas para pastagem, seja para vacas, camelos, bisões ou cabras. Em muitas partes do mundo, criar gado é uma das únicas maneiras pelas quais as pessoas conseguem sobreviver. E, embora o sobrepastoreio seja um problema, exploraremos mais adiante por que a questão fundamental não é o número de animais na terra, mas a forma do manejo. De novo, não é a *vaca*, é o *método*.

NEM TODA TERRA É CULTIVÁVEL

Remover o gado **não significa que vamos liberar mais terras** para a produção agrícola. Mais de 60% das terras agrícolas em todo o mundo são pastagens muito **rochosas, íngremes e/ou áridas** para suportar o cultivo agrícola – **no entanto, essa terra pode suportar a criação de gado e o *upcycling** de proteínas.**

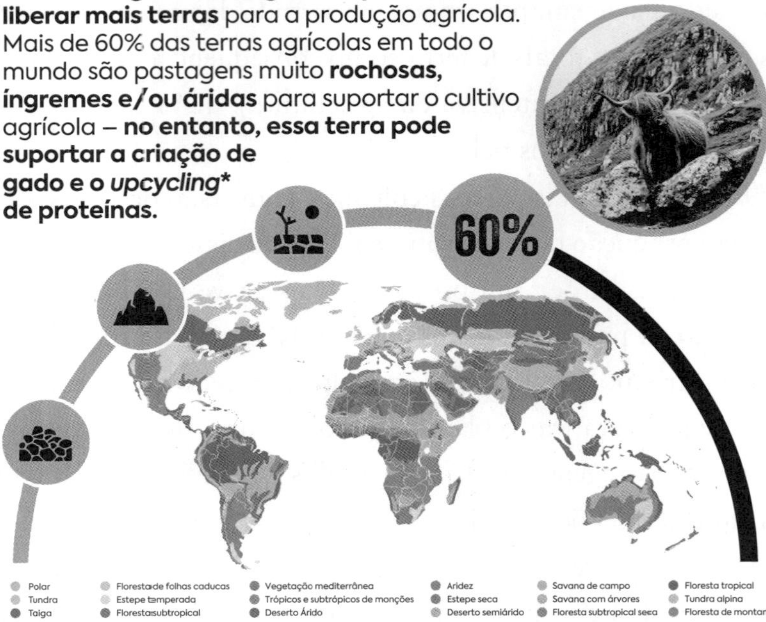

* *Upcycling* significa gerar produtos com maior valor do que o resíduo ou que a cadeira geradora.
http://www.fao.org/docrep/x5304e/x5304e03.htm

Então, ainda nos restam boas terras para cultivo, não é mesmo? Bem, nem todas as terras cultiváveis apresentam a mesma qualidade, além de não poderem produzir *todas* as safras. Por exemplo, em grandes áreas no norte da África, só se cultivam oliveiras, ou seja, ainda que considerada “adequada para cultivos”, apenas um tipo consegue prosperar ali. De acordo com a Organização das Nações Unidas para Alimentação e Agricultura, cerca de 36% da superfície terrestre do nosso planeta é considerada arável[6], mas apenas 3% dela constitui terra de cultivo de primeira.[7] Vários fatores entram em jogo quando se leva em conta a usabilidade dessas terras, por exemplo, se o local é adequado para culturas dependentes de chuva ou se requer irrigação. A água se apresenta como um gigantesco fator de limitação. Se em uma área há água limitada, provavelmente não faz sentido cultivar culturas que precisam de irrigação intensa, mesmo que a terra seja boa, plana e desocupada.

Na República Democrática do Congo, quase 50% da terra pode apenas ser utilizada para o cultivo de mandioca, e menos de 3% conseguem sustentar a produção de trigo.[8] Perguntamos: há demanda suficiente para a mandioca? Eles têm infraestrutura para exportar o excedente do produto? Conseguem armazenar o excesso? Será que a maioria dos humanos precisaria de fato consumir uma tonelada de mandioca, pobre em nutrientes (rica em amido, pobre em proteínas e micronutrientes)? Também existem problemas de infraestrutura para processar e armazenar adequadamente a mandioca. Haverá uma grande demanda de mandioca no futuro? Se a terra só é capaz do cultivo de um produto que não há muitas pessoas demandando (ou mesmo deveriam comer), então ela é valiosa quando usada exclusivamente como terra de cultivo?

Muitos países em desenvolvimento, como a Índia, além de não disporem de infraestrutura para transportar e armazenar excedentes de safras, são altamente suscetíveis a desastres relacionados a fatores climáticos, que colocam suas safras em risco de apodrecimento. Com os padrões climáticos cada vez mais imprevisíveis, a agricultura fica muito mais complicada. No nordeste dos Estados Unidos, nos verões acontecem chuvas constantes, perfeitas para a produção de hortaliças. No entanto, agora estamos vendo mais secas[9], seguidas de chuvas mais intensas. Ainda que os totais de precipitação possam ser semelhantes aos de anos anteriores, a qualidade da chuva mudou de forma desfavorável, forçando os agricultores a alterarem a forma de cultivo. Como não temos mais chuvas relativamente previsíveis e constantes no período de crescimento, a maioria dos produtores de hortaliças nessa área agora depende muito mais da irrigação do que antes.

Dos 1,8 bilhão de hectares de terras cultiváveis restantes para a exploração, a maior parte se concentra em apenas sete países: Brasil, República Democrática do Congo, Sudão, Angola, Argentina, Colômbia e Bolívia.[10] Na Ásia Meridional e no norte da África, praticamente não sobrou área de cultivo. Conforme a monocultura que esgota o solo se expande nos países em desenvolvimento, a pressão econômica nessas áreas não favorecerá as técnicas agrícolas regenerativas do solo. Isso significa que, quanto mais "megaculturas", mais degradação do solo. À medida que ocorre a exaustão do solo, também diminui a quantidade de terra disponível para o cultivo. Os rendimentos podem ser temporariamente mantidos com fertilizantes químicos, mas aí está um beco sem saída para a saúde do solo.

Como já dissemos antes, vale pensar no solo como uma caderneta de poupança. Culturas anuais (milho, soja, trigo e a maioria das hortaliças) custam muito "dinheiro", na forma de nutrientes. Não se pode tão somente continuar a colher ou "retirar" da poupança. O solo em um sistema de cultivo industrial precisa de depósitos, seja de minerais e produtos químicos extraídos, seja de insumos naturais. O problema de depender de minerais (um recurso finito) se refere ao fato de que, quanto mais se usa, de mais ainda se necessita. Lembremos: os estoques de recursos da Terra não são ilimitados; não temos suprimentos infinitos de terras cultiváveis, petróleo ou fósforo para manter artificialmente os rendimentos mais elevados. Isso significa que o custo da agricultura aumentará à medida que os recursos se tornarem mais escassos. E mais, não basta apenas inserir o básico de nitrogênio, fósforo e potássio sem prestar atenção aos outros nutrientes e à vida de que um solo saudável precisa.

Se adotassem as diretrizes de nutrição e produção de alimentos popularizadas nas nações desenvolvidas e ricas, muitas culturas tradicionais seriam *incapazes* de produzir para a própria nutrição, tornando-se dependentes de culturas cultivadas a milhares de quilômetros de distância. E, como vimos, monoculturas possivelmente têm data de validade.

Ruminantes como gado, bisões, cabras e ovelhas convertem gramíneas que não podemos consumir em proteínas, ácidos graxos, vitaminas e minerais que podemos. E estão fazendo isso em terras impróprias para cultivo, contribuindo para a segurança alimentar.[11]

COMO ESTAMOS USANDO NOSSAS TERRAS DE CULTIVO?

A expansão humana consome faixas notáveis de espaço valioso que deveria ser usado para o cultivo. Pense em todas as crescentes áreas suburbanas, nas casas pré-fabricadas, nos centrinhos de compras e nas cadeias de cafeterias, ou seja, o subúrbio emerge no que antes era terra nobre.

Pode-se elaborar um argumento ecológico convincente para as megacidades, que nos fornecem eficiência em termos de centralização de populações e recursos.[12] No entanto, os responsáveis pelo planejamento urbano se mostram reticentes em alterar seus horizontes icônicos, muitas vezes se curvando à vontade política de pessoas que afirmam estar promovendo "unidades habitacionais acessíveis" – desde que não se localizem muito próximas do seu CEP. Com a proliferação da internet e do trabalho remoto, há menos vontade de viver em cidades lotadas, e a presença física das pessoas no escritório se tornou dispensável.

A primeira onda dessa expansão nos Estados Unidos coincidiu com uma invenção milagrosa que capitalizou a disponibilidade de petróleo barato, sistemas rodoviários expandidos e acesso onipresente a transporte e liberdade: o carro. As pessoas não precisavam mais morar na região onde trabalhavam; poderiam optar por uma cidade ou um subúrbio próximo. Qualquer desenvolvimento apresenta vantagens e desvantagens, mas a iteração moderna desse transporte significa que algumas pessoas passam mais de três horas por dia nos próprios carros.

Hoje, graças à internet, muita gente deseja um pedaço de alguns hectares em áreas mais remotas. No entanto, a vida no campo tem um preço. O valor das "terras agrícolas" disparou – não por sua utilidade como fonte de alimentação, mas sim como um local destinado a novas moradias. As expansões de McMansion* ocorrem em terras antes ocupadas por pequenos e médios agricultores, inviabilizando a agricultura e possibilitando a consolidação de enormes monopólios. Quer estejamos falando de um *boom* imobiliário estimulado por políticas duvidosas de empréstimos apoiadas pelo governo (como no caso da crise das hipotecas de 2008), quer falemos da fuga urbana de estados como Califórnia, Nova York e Nova Jersey, o efeito líquido é a perda de algumas das terras agrícolas mais acessíveis do mundo.[13] Repolho e brócolis são ótimos, mas, em comparação com a venda de terras a incorporadores, eles não pagam de fato as contas. Agora, tal situação pode ser positiva para indivíduos com mais dinheiro e para aliviar redes de tráfego

* O termo McMansion se refere a grandes e ostentosas residências "produzidas em massa", em geral construídas com materiais de baixa qualidade. (N.T.)

congestionadas; no entanto, uma vez que as terras agrícolas são pavimentadas, fica bem improvável que vejam a luz do dia até bem depois do colapso da humanidade.

Os temas de sustentabilidade, mudança climática e alimentação do mundo são extremamente importantes. Mas os que se referem a saber para onde nossa terra de cultivo está "indo" e para que é na verdade usada são quase sempre ignorados, com temas politicamente mais "populares", como a criação de animais, ocupando o centro do palco.

A produção de biocombustíveis também compete de modo direto com os humanos por hectares de alimentos. Embora não apareça nas manchetes com frequência, 37,5% da área destinada ao milho nos Estados Unidos são usados para a produção de etanol.[14] Essa questão deveria unificar todo o espectro político. Ainda que a pesquisa não seja conclusiva, o ganho líquido de energia da produção de etanol varia de negativo a ligeiramente positivo. Talvez por essa razão os agricultores que cultivam milho para etanol dirijam tratores movidos a diesel ou gasolina, não a etanol. Esse é um elefante branco *greenwashed*[*] – sustentado por subsídios do governo – que custa mais energia do que fornece (um de nossos critérios para analisar a validade de determinada prática). O governo pega o dinheiro dos impostos, paga aos agricultores para que produzam não alimentos, mas etanol, e todo o processo consome mais energia do que produz. Pagar a alguém para cavar e tapar buracos talvez fosse mais benéfico – pelo menos praticariam alguma atividade física e tomariam sol.

* Greenwashing, ou "banho verde", indica a injustificada apropriação de virtudes ambientalistas por parte de organizações ou pessoas, mediante o uso de técnicas de marketing e relações públicas. (N.T.)

Se a redução do espaço já não fosse um problema suficiente, como aprendemos, as práticas modernas de agricultura industrial estão destruindo as terras de cultivo disponíveis. Já se degradou cerca de um terço da terra agrícola global[15], e mais da metade dela está tão deteriorada que os agricultores não têm meios de restaurá-la. Erosão, compactação do solo e perda de nutrientes da agricultura química mecanizada intensiva contribuem para a degradação do solo.[16]

Em áreas secas o problema é ainda pior, com aproximadamente 70% da terra degradada.[17] O sobrepastoreio é parte da causa disso, mas essa é uma questão de gestão, não um problema inerente à criação de animais. O que propomos é que a aplicação criteriosa de animais de pasto pode de fato ser um caminho para a reabilitação de terras agrícolas danificadas.

COMO PODEMOS REABILITAR NOSSA TERRA?

Existem maneiras de melhorar a qualidade do solo com "adubo verde", ou seja, cultivar plantas e depois colocá-las de volta no solo para que enriqueçam a terra e sirvam como cobertura vegetal. Uma cultura de cobertura, como o trevo, alimenta a biologia do solo ao mesmo tempo que evita a erosão pelo vento e pela chuva enquanto não se utiliza a terra para uma cultura comercial. A atividade microbiana resultante dessas culturas também fomenta a disponibilidade de outros minerais vitais de que as culturas precisam para prosperar, e ainda fornece habitat para insetos benéficos. Usam-se as culturas de cobertura também entre as fileiras de culturas para evitar o solo descoberto. E mais, os agricultores podem criar gado.

Muitas vezes, quando os agricultores optam pelas culturas de cobertura, uma parte de suas terras é retirada da produção por um tempo. Lembremos também que custa dinheiro comprar sementes. Portanto, em algumas situações, não é economicamente viável para os agricultores recorrer a esse método em todas as regiões.

Outra solução proposta por aqueles que defendem a agricultura "vegana" é o uso de fertilizantes à base de algas. Entretanto, ao se analisar como as algas são produzidas, descobre-se que na verdade o processo requer mais insumos e energia do que muitos imaginam. São necessárias grandes quantidades de nitrogênio e fósforo para mantê-las vivas, e esses insumos precisam vir de algum lugar. Esses sistemas de algas não escalam com facilidade, e ainda vale considerar que a importação de algas de fora da fazenda está longe de ser um sistema de ciclo fechado. Isso representa um problema econômico para a maioria dos agricultores, quando comparado à produção de fertilizantes próprios pelo uso de animais no local. E como as algas chegarão até eles?

Os agricultores podem aplicar composto no solo para captar mais carbono. Além disso, os sistemas de plantio direto constituem outra solução interessante. Em vez de arar profundamente o solo, os agricultores cortam uma estreita fenda com sementes ou mudas em disco, não mexendo no solo e, assim, não liberando carbono. O plantio direto tem potencial não apenas de reduzir significativamente a quantidade de nitrogênio que os agricultores precisam aplicar no solo, mas também de reduzir a erosão, ainda que quase sempre aumente a quantidade de herbicidas necessários. É preciso questionar os produtores que utilizam o termo "plantio direto" sobre os insumos químicos e outros insumos não agrícolas utilizados, pois o impacto na biologia do solo pode ser devastador.

Não importa a técnica, estamos tentando transmitir aqui a seguinte ideia central: a melhor coisa que um agricultor pode fazer é aumentar a biologia do solo, elemento necessário para tornar os minerais biodisponíveis para as plantas. Uma solução ainda melhor, mais rápida e mais regenerativa para as mencionadas se refere à incorporação de animais, pois podem pastar em algumas dessas culturas com "adubo verde" densas em nutrientes enquanto produzem carne ou leite saudáveis. Pense nos ruminantes como compostadores rápidos de quatro patas. Joel Salatin, da Polyface Farm*, disse a Diana em uma entrevista que os animais são como um volante de inércia em comparação com uma pilha de compostagem: decompõem a matéria orgânica de forma mais rápida, sobretudo em ambientes áridos, sem grandes quantidades de água e sem coleta ou redistribuição. No esterco, na urina e na saliva deles há bactérias que se tornam parte do bioma do solo, assim fomentando a quantidade de nutrientes disponíveis para as plantas.

Na natureza, a flora intestinal dos animais e os micróbios do solo da Terra formam um círculo, ou seja, não são sistemas separados, e o uso de ruminantes para pastar nas culturas de cobertura e depois nos resíduos delas pode eliminar a necessidade de uso de herbicidas. O esterco é um fertilizante que ajuda a ativar a biologia do solo e reduz a necessidade de fontes externas de nitrogênio, fósforo e potássio, os três principais componentes dos fertilizantes químicos. Em um sistema bem administrado, dispensa-se petróleo ou trabalho humano caro para sintetizar ou espalhar o fertilizante dos ruminantes.

---

* Fazenda localizada na zona rural de Swoope, Virgínia (EUA), administrada por Joel Salatin e sua família. Joel também está no filme *Sacred Cow*, mostrando seu dia a dia e como as coisas funcionam na sua fazenda. (N.T.)

De acordo com a Organização das Nações Unidas para Alimentação e Agricultura (em inglês, FAO), cerca de 60% a 70% de todas as terras agrícolas são mais apropriadas para pastagem.[18] É complicado determinar quanto gado pode ser sustentado por terra, na medida em que cada paisagem é bastante diferente. Assim, por exemplo, o que funciona em Vermont acaba sendo bem diferente do que funciona em Nevada, no sul do México ou no norte da China. Em Massachusetts, onde Diana mora, a recomendação geral gira em torno de 220 a 360 quilos de animais, em média, por acre de terra. Isso significa que uma vaca de quinhentos quilos requer cerca de dois acres de pasto, e, em razão da alta umidade do ambiente, a pegada hídrica do gado nessa região é muito baixa, com média de cerca de 113 litros por aproximadamente meio quilo de carne desossada (tal informação ficará mais clara no próximo capítulo). A Nova Inglaterra é boa no cultivo de pastos!

No Capítulo 16, examinaremos os números e explicaremos que, ao contrário do que muitos supõem, dispomos de área para todo o gado de corte ser finalizado nos Estados Unidos. Conforme a saúde do solo melhora, também melhora a retenção de água, bem como a quantidade e a qualidade do pasto. Com boas técnicas de manejo, como a pastagem intensiva, a "capacidade de carga" da terra aumenta, o que significa que mais gado poderá ser colocado na mesma quantidade de terra.

O que queremos dizer com gado bem manejado? Retomemos o exemplo do "Mundo de capim" do Capítulo 7. Em um pasto, há diferentes tipos de gramíneas, herbáceas, flores silvestres e outras plantas. Se o animal tiver acesso à mesma área de terra, dia após dia, ele escolherá sua variedade de planta favorita e a comerá, matando as raízes. Esse tipo de manejo costuma ser chamado de "pastejo contínuo*", ou seja, constitui um sistema em que as plantas mais desejáveis podem se tornar sobrepastoreio, permitindo que menos espécies desejáveis cresçam em seu lugar. Gramíneas indesejadas assumem o controle, e é menos provável que a vaca as coma. O sobrepastoreio também leva a solo descoberto, perda de biodiversidade, tanto subterrânea quanto acima do solo, maior compactação e erosão do solo e menos reservas de carboidratos.

Do ponto de vista da saúde do gado, esse sistema também não é bom, pois, se houver parasitas no esterco, serão facilmente digeridos pelo restante do rebanho, causando infestação. Na natureza, os animais do rebanho estão em constante movimento em virtude da pressão dos predadores, além de serem seguidos por bandos de pássaros que detectam quaisquer parasitas. A presença de predadores não apenas mantém os números controlados para evitar que a população do rebanho cresça fora de controle, mas também evita que os pastos sejam sobrepastoreados. Claro, não precisamos manter uma matilha de lobos famintos na fazenda para isso; a cerca elétrica faz um trabalho fantástico (e se Leonardo DiCaprio algum dia administrar uma fazenda sustentável, *aí está* o lugar para introduzir as galinhas!). O número de animais por hectare e a frequência de rotação se relacionam a vários fatores, e, dependendo da localização, há muitos objetivos para melhorar o ecossistema com gado, como aumentar a cobertura do solo, aumentar a forragem e reparar o ciclo da água.

* Para simplificar o entendimento, utiliza-se o termo "pastejo", mas o correto seria lotação, já que quem muda o gado entre os piquetes é a pessoa, e não o animal pastejando e rodando. Então, "lotação contínua" e "lotação rotativa" seriam mais adequados, pois o pastejo é o ato de o animal colher a forragem.

Quando olhamos para vários tipos de manejo intensivo de gado, nos quais se colocam os animais em um pequeno pedaço de pasto por um curto período de tempo, depois os removendo com frequência, concluímos que podemos produzir muito mais carne do que em sistemas convencionais de "pastejo contínuo". Joel Salatin, da Polyface Farms, na Virgínia, chama isso de "*mob grazing*", e calculou dois acres para manter uma vaca e produzir um bezerro para a produção de carne. Outro sistema apresentado pelo Savory Institute é o manejo holístico, que considera vários fatores, incluindo terra, animais, precipitação e objetivos financeiros da fazenda – e o gado pode ser uma ferramenta importante nesse processo. O ponto central diz respeito ao fato de nem todos os animais alimentados com gramíneas estarem sendo manejados para um solo melhor e a saúde animal. Mantê-los com frequência em movimento é fundamental.

Tem havido uma narrativa interessante em torno de todo esse assunto que pinta uma falsa dicotomia: ou temos plantas ou animais, e nunca os dois se encontrarão. Veremos as razões subjacentes a essa falsa dicotomia na seção de ética; mesmo assim, já vale a pena mencionar que os principais oponentes da agricultura inclusiva de animais parecem ignorar o funcionamento das fazendas antes da Revolução Verde. Na realidade, ruminantes e culturas podem ser cultivados na pecuária, e as terras agrícolas podem ser reintegradas onde o gado se movimenta pelos campos para roçar coberturas e resíduos, ou faz parte de sistemas de uso misto. Alguns exemplos são denominados "cultivo de pastagem" e "cultivo sem matança*". Muitos produtores de carne bovina no cinturão

* "*No-kill cropping*." Pode ser traduzida como "semeadura avançada", e significa que as culturas de cereais de inverno são semeadas secas, antes da pausa do outono, em pastagens perenes de composição variada sem o

do milho dos Estados Unidos alimentam o gado com resíduos do talo do milho, e, no sul das Grandes Planícies, o trigo de inverno é integrado à engorda do animal. Tais sistemas incrementam os rendimentos e quase eliminam a necessidade de herbicidas e fertilizantes. Estatísticas simplistas de "pegada de terra" nada nos dizem sobre adequação da terra, uso multifuncional e qualidade de uso (ou seja, tal sistema está aprimorando o solo ou degradando-o?).

Em vez de impor que todos devem comer menos carne para salvar o planeta, e se parássemos ou reduzíssemos drasticamente a ingestão de animais que comem grãos e, em vez disso, começássemos a consumir mais animais que consomem pasto? E se o manejo desses animais herbívoros visasse a melhoraria da saúde do solo e o aumento da capacidade da terra de produzir mais e melhores alimentos? Por mais contraintuitivo que soe, do ponto de vista nutricional, estaríamos em situação melhor, pois a carne vermelha de ruminantes é nutricionalmente superior à de aves, aos grãos e até às leguminosas. Do ponto de vista do uso da terra, faz mais sentido usar áreas de pastos em vez de deixá-las sem cultivo. E mais, o gado não é o único animal que prospera dessa forma. Em determinados locais, é mais lógica a criação de cabras, bisões ou camelos, dependendo do tipo de clima e da vegetação/terreno. A vida selvagem, como as abelhas, também precisa de pastos saudáveis e diversificados para prosperar. É nesse ponto que nós, os dois autores, sentimos que a direção fóbica relativa a carnes das diretrizes alimentares globais de "sustentabilidade mais saúde" é incrivelmente perigosa, sobretudo por terem sido redigidas por pessoas dotadas do privilégio de rejeitar alimentos

uso de herbicidas. O objetivo desse sistema é fornecer forragem adicional de inverno e primavera para pastagem, e os grãos são colhidos apenas de forma pontual.

ricos em nutrientes como a carne (quando muitos não o têm), as quais parecem pouco compreender sobre a multiplicidade de benefícios que os animais de pasto têm em um sistema alimentar verdadeiramente sustentável.

E quanto à floresta amazônica ser queimada para a pecuária? Temos uma extensa postagem no blog de Lauren Manning que aborda esse tema específico. Resumindo, é óbvio que não toleramos a queima da floresta tropical especificamente para pastagem. Mas não é bem isso que está acontecendo. Hoje os EUA não aceitam importações de carne bovina do Brasil, portanto, protestar contra a queima da Amazônia por meio do não consumo da carne bovina não adiantaria nada. Temos aqui uma questão política, não uma questão sobre a pecuária. Consulte www.sacredcow.info/blog/the-amazon-fires-are-a-policy-issue-not-a-livestock-issue-heres-why.

CAPÍTULO 12

O GADO NÃO BEBE ÁGUA DEMAIS?

Como parte da campanha "Segunda-feira sem carne", todas as escolas de Nova York exibirão propaganda afirmando como os animais são horríveis para nossa saúde e meio ambiente. Uma narrativa comum, que cria pôsteres excelentes e simplistas para crianças em idade escolar, é que são necessárias dez banheiras cheias de água para produzir o equivalente a 115 gramas de carne moída.

Mas, após um exame mais detalhado da metodologia desses cálculos relativos à água, surge um cenário complicado. Acontece que a maior parte da água atribuída à pegada hídrica do gado é a chuva que teria caído no pasto, estando os animais ali ou não.

O gado precisa para beber apenas uma porcentagem muito pequena do cálculo. Vamos explicar...

Em qualquer estudo que examine o uso da água, é importante saber exatamente o que estamos medindo. Os tipos de água medidos incluem água cinza, azul e verde.

CARNE BOVINA E O USO DE ÁGUA

A maioria das gotas abaixo representa "água verde" ou **chuva natural**[1]. A "água azul" representa a água que foi obtida dos recursos hídricos superficiais ou subterrâneos. **A carne bovina requer apenas 2.337 litros**[2] de "água azul" por kg, o que é **menos do que** a quantidade necessária para produzir um kg de abacate, nozes ou açúcar. A água cinza é o volume de água necessário para diluir os poluentes.

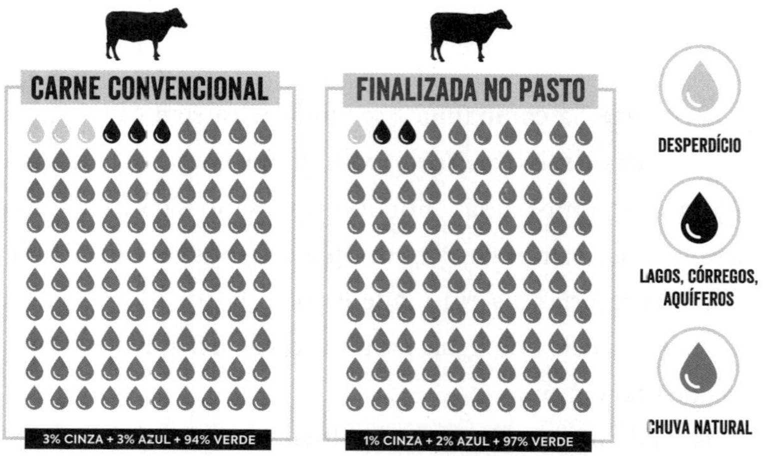

1. https://waterfootprint.org/media/downloads/Report-48-WaterFootprint-AnimalProducts-Vol1.pdf
2. https://www.sciencedirect.com/science/article/pii/S0308521X18305675

Água verde é a precipitação de chuva que fica armazenada no solo ou repousa sobre o solo ou nas plantas. Por fim, essa água evapora ou as plantações a absorvem. Água azul é a de superfície e também as águas subterrâneas – de lagos, rios e aquíferos. Água cinza é bem diferente. De acordo com a Water Footprint Network,

> A pegada hídrica cinza de um produto é um indicador da poluição da água doce, o que pode ser associado à produção de um produto em toda a sua cadeia de abastecimento. Definem-na como o quelume de água doce necessário para assimilar a carga de poluentes com base nas concentrações naturais de fun-

do e nos padrões de qualidade da água ambiente existentes. É calculado o volume de água necessário para diluir os poluentes de tal modo que a qualidade da água permaneça acima dos padrões estabelecidos de qualidade.[1]

Portanto, dependendo do que se está medindo, a carne pode parecer fantástica ou um desperdício. Na produção de gado convencional, a quantidade de água verde constitui cerca de 92% do cálculo total de água.[2] Isso significa que 92% da água atribuída à produção de carne é chuva que teria caído mesmo na inexistência do gado. Na carne bovina terminada no pasto, a água verde está mais próxima de 97% a 98%. Alguns estudos mostram que a "carne convencional" usa de fato menos água do que o gado de pasto, pois, na metodologia da água verde, os animais terminados em confinamento têm pesos mais elevados e uma vida útil mais curta do que os animais terminados em pasto e, portanto, precisam de menos alimentos ao longo da vida para produzir mais carne. Porém, o problema está no fato de a alimentação para gado confinado em geral requerer irrigação, o que significa água azul. E a água azul é a fundamental, não a verde.[3] A água para um animal alimentado com capim vem quase toda da chuva que teria caído de qualquer maneira, houvesse ou não gado naquele campo, quer comesse capim ou não. Assim, fica claro ser fundamental o entendimento de como os pesquisadores obtêm seus números!

Um estudo recente de análise do ciclo de vida mostrou que são necessários apenas 1.060 litros de água por quilo de carne bovina.[4] Algumas estimativas colocam o uso de água para carne bovina terminada a pasto por volta de 189 a 378 litros por quilo.[5] As discrepâncias nas estimativas dependem dos cenários em que são calculadas. Fatores como umidade, temperatura e tempo de vida do animal afetam significativamente o uso real da água.[6]

Além disso, o gado (e outros ruminantes) bem manejado incrementa os benefícios da água verde, aumentando a capacidade de retenção de água pelo solo. E, curiosamente, o motivo principal para isso se refere à existência de mais carbono no solo em pastagens bem manejadas. A água da chuva se associa ao carbono e aos minerais do solo, tornando-o disponível por mais tempo e facilitando o crescimento do capim.

Uma pegada hídrica também não nos diz nada sobre a possibilidade de a fonte de água estar em perigo crítico. Os insumos de alimentos são cultivados onde o nível de água está em risco ou onde sua disponibilidade é sustentável? Não dispomos dessa informação.[7] Que porcentagem da alimentação do animal é de grãos irrigados e que porcentagem é de resíduos de colheitas, que de outra forma seriam descartados?

Também não estão computados, no aspecto da água, os benefícios que animais de pasto bem manejados têm sobre a saúde geral da terra, melhorando a biologia do solo. Em terrenos duros e compactados, a chuva escorre em vez de ser absorvida pelo solo. Se não houver cobertura e apenas solo superficial exposto, a chuva também pode carrear muito do solo superficial para os rios próximos. Em um sistema de pastoreio bem manejado, o solo absorve a chuva como uma esponja, favorecendo a chegada da água às raízes, aspecto fundamental em ambientes secos onde há pouca chuva. Esse benefício não pode ser calculado usando o pensamento reducionista. Deve-se olhar para o sistema como um todo.

Cerca de 30% do que o gado consome é devolvido diretamente ao ecossistema por meio da urina e do esterco, o que adiciona nutrientes e micróbios benéficos aos pastos. Se você se lembra do exemplo do "Mundo de capim", alguma coisa precisa estar comendo o capim para que ele se decomponha biologicamente em vez de oxidar, em especial em uma área seca, onde muitos bovinos pastam. Em um terreno quebradiço, a chuva é capaz de penetrar na camada superior do solo somente quando há atividade microbiana suficiente no subsolo. Felizmente, o gado e outros ruminantes podem ajudar a manter os pastos saudáveis, decompondo biologicamente as plantas, aumentando a retenção de água e o sequestro de carbono. Seu estrume só é "desperdiçado" quando altamente concentrado, não quando os animais são bem manejados.

Talvez um dos aspectos mais desconcertantes dessa história seja que tanto o sobrepastoreio (animais mal manejados) quanto o subpastoreio (ou a remoção total dos animais que pastam) danificam os pastos. Qualquer um dos dois pode levar a um círculo vicioso que provoca mais pontos expostos no pasto, compactação do solo e solo superficial carreado para lagos, rios e córregos com a água da chuva que "deveria" ficar retida no local como parte de um ambiente normal e saudável das terras de pasto.

Não estamos emitindo uma opinião, mas sim um fato quase não controverso na ecologia. Uma solução intermediária envolvendo animais manejados adequadamente, emulando a interação predador-presa que coevolui com esses ecossistemas, é o "ponto biológico ideal" que melhora a produção de alimentos e a saúde dos pastos.

Achamos interessante que a carne seja um dos únicos alimentos rotineiramente examinados quanto a questões como uso de água e produção de metano.

Em meio a esses cálculos, achamos importante destacar que o poder nutritivo da carne bovina terminada com pasto é muito superior ao do arroz, abacate, nozes e açúcar. A produção de meio quilo de arroz requer cerca de 1,5 mil litros de água. Abacates, nozes e açúcar têm requisitos de água semelhantes. Globalmente, 30% das águas subterrâneas destinadas às culturas são utilizadas pelo arroz, seguido do trigo (12%), algodão (11%) e soja (3%).[8]

O *local* onde se cultivam os alimentos é muito importante, e regiões áridas que já enfrentam escassez de água fariam muito bem em repensar sua produção agrícola. Essas são, de fato, as áreas ideais para um manejo holístico.

Vamos considerar as amêndoas, por exemplo. É difícil não gostar de amêndoas quando falamos de sabor e nutrição, mas nos Estados Unidos elas constituem uma das culturas que mais exigem água: a quantidade de água azul necessária e a água cinza gerada na produção de nozes é muito maior do que se precisa para a produção convencional de carne.[9] Isso não traria mais preocupação se uma cultura intensiva em água fosse cultivada em um local em que ela é abundante, mas o Vale Central da Califórnia é notoriamente seco. Por ironia, tornou-se um desafio para as pessoas que vivem lá encontrar água potável adequada (não há muitas fontes, e o que há está acumulando rapidamente vários subprodutos químicos da agricultura industrial), no entanto, os agricultores empregam o método ineficiente de amêndoas irrigadas por inundação (para mais informações sobre esse assunto, recomendamos o filme *Water and Power: A California Heist* [Água e poder: o roubo à Califórnia]). A agricultura da Califórnia usa 80% da água disponível e contribui com apenas 2% da receita do estado. Dado que se exportam dois terços das amêndoas produzidas na Califórnia, pode-se argumentar que a água potável da Califórnia está sendo exportada na forma de nozes, pelo menos em parte. Apesar de árida, na Califórnia chove em várias épocas do ano. Esse fato não passou despercebido a funcionários do governo no século passado, administradores de uma série de represas e projetos hídricos que, sem dúvida, permitiram que a Califórnia crescesse como cresceu, fornecendo eletricidade e um abastecimento de água relativamente estável (apesar de não infinito). Embora vez ou outra haja notícias sugerindo que talvez seja hora de expandir a infraestrutura hidrelétrica do estado, as preocupações em torno dos danos à piracema de peixes e o impacto ambiental geral tornarão improvável a concretização dessas soluções. Agora, amêndoas, arroz e outros alimentos vegetais devem desempenhar algum papel em nossas dietas coletivas, mas comparar "produtos vegetais" a "carne" é lógico (e honesto) apenas se as entradas e saídas energéticas e os benefícios nutricionais forem considerados em sua totalidade. A irrigação das plantações corresponde a cerca de 70% das retiradas de água doce do mundo[10], realidade ignorada nas discussões sobre sustentabilidade.[11]

Apesar de 70% da superfície do planeta serem cobertos por água, quando falamos de água potável e de boa produção, enfrentamos verdadeiros desafios. Jay Famiglietti, cientista sênior de água do Laboratório de Propulsão a Jato da NASA, descobriu que dois bilhões de pessoas em todo o mundo já dependem de fontes não renováveis de água, e mais da metade dos aquíferos do mundo está se esgotando além do "ponto de inflexão da sustentabilidade":

> A ironia das águas subterrâneas é que, apesar de sua fundamental importância para o abastecimento global de água, ela atrai atenção de monitoramento insuficiente em relação aos suprimentos de água superficiais mais visíveis em rios e reservatórios. Em muitas regiões do mundo, as águas subterrâneas são mal monitoradas e gerenciadas. No mundo em desenvolvimento, a supervisão em geral inexiste.[12]

À medida que continuamos a extrair água de fontes mais profundas, a energia necessária para obtê-la aumenta, assim como o preço. Hoje extraímos água a taxas insustentáveis, mais rápido do que ela consegue se reabastecer naturalmente. No mundo, a agricultura responde por quase 80% do uso de água, e pelo menos metade disso diz respeito à subterrânea. Conforme persistimos em drená-las, muitos dos principais rios dos EUA (Colorado, Indus e Yellow) não mais chegarão ao oceano.

No sistema industrial de cultivo em linha, vemos solo compactado, carreamento de solo e produtos químicos, além de perda de solo superficial. Tudo isso contribui para um processo que polui os rios, não restaura as águas subterrâneas e deixa menos água disponível na superfície. Isso é bem compreendido e de importância primordial. A natureza "quer" armazenar e reciclar a água, e nós interrompemos esse sistema. O melhor armazenamento existente consiste nos pequenos vãos entre os grãos de solo. Quando o solo é degradado e compactado, esses espaços se perdem. A compactação também ocorre quando cavamos e drenamos o solo para facilitar o cultivo. Os ecossistemas naturais também apresentam uma topografia mais variável, que armazena água em lagoas e poças. Nós os suavizamos para facilitar a produção agrícola, sejam animais criados convencionalmente, sejam colheitas. Ao facilitar a agricultura industrial, criamos e amplificamos um ciclo que destrói os pequenos ciclos de água da natureza, que são vitais para a vida.

Se a água estiver contaminada, é difícil bebê-la ou usá-la para cultivar alimentos. A EPA considera a agricultura a maior fonte de poluição da água nos Estados Unidos. Na agricultura industrial, produtos químicos sintéticos e nutrientes acabam em nossos rios e córregos por carreamento. E isso impacta não apenas a ecologia das plantas, animais e insetos que vivem na água doce ambiente, como também, às vezes, milhares de quilômetros de distância, quando essas águas enriquecidas com nutrientes criam enormes "zonas mortas" nas águas costeiras, em virtude do aumento do crescimento de certas espécies de organismos aquáticos que, em sua competição por alimento, consomem praticamente todo o oxigênio dissolvido nessas águas.

A produção de milho usa mais herbicidas e inseticidas e causa mais carreamento e poluição da água do que qualquer outra cultura. Também a produção de animais confinados gera a contaminação da água, por conter patógenos, antibióticos, hormônios, produtos químicos e metais pesados. De todos os antibióticos produzidos nos Estados Unidos, 80% são administrados ao gado e às aves[13], a maioria dos quais (90%) não são animais doentes – trata-se de antibióticos destinados a ter o efeito marginal de melhorar as taxas de crescimento e prevenir doenças.[14] Até 75% desses antibióticos passam pelo animal e seguem inalterados para o meio ambiente.[15] A resistência aos antibióticos em humanos tornou-se um grande problema de saúde pública, e isso é exacerbado, em parte, pelo seu amplo uso na pecuária. Por outro lado, quando o gado tem um ambiente saudável e baixo estresse, não precisa receber antibióticos preventivos, o que pode reduzir drasticamente a incidência de resistência a antibióticos.

Consumidoras de carne ou veganas, mais pessoas do que nunca se preocupam com o impacto de suas escolhas alimentares no meio ambiente. E isso é muito bom! Essas são questões importantes, mas vale a pena fazer algumas perguntas-chave sobre os méritos relativos das escolhas alimentares de alguém: quanta água foi necessária para produzir seu *muffin* de farinha de amêndoa, seu sanduíche de *tofurkey* e seu Beyond Burger "limpo" feito de proteína isolada e ultraprocessada de ervilha e óleo de canola? A narrativa simplista diz que as opções "com base em plantas" são inerentemente mais sustentáveis do que aquelas que incluem carne. Por mais atraente que, na aparência, essa ideia seja, a verdade aqui talvez não seja tão direta quanto pensávamos. Outra narrativa afirma que a carne bovina criada em pastagens e manejada de forma holística pode fornecer não apenas proteína densa em nutrientes, mas também um sistema de melhor retenção de água no solo, maior biodiversidade, sequestro de carbono e sustentabilidade no longo prazo.

Recapitulando, apresentamos os seguintes argumentos para as queixas comuns sobre o gado:

> **Emitem muitos gases de efeito estufa.** O gado bem manejado pode ser um depósito de carbono, mas, mesmo em um sistema em que há pequenas emissões, os ganhos nutricionais e os benefícios ambientais adicionais do gado (aumento da biodiversidade, melhor capacidade de retenção de água, decomposição de alimentos não nutritivos e conversão deles em uma fonte rica em nutrientes de proteínas e gorduras) superam em muito os 2% das emissões globais, em especial quando comparado com outros alimentos menos nutritivos, mas que produzem mais emissões, como o arroz.
>
> **São ineficientes com alimentação.** Quando comparado com outros animais, o gado na realidade precisa de menos "grãos", pois passa a maior parte da vida pastando em terras que não podemos usar para plantações. Significativa parte da alimentação que o gado consome não compete com a alimentação humana.

Eles conseguem, na verdade, ser upcyclers de nutrientes convertendo gramíneas e outros resíduos de colheita em proteína.

Ocupam terra demais. Nem toda terra é utilizável para cultivo. O gado pode pastar em terras onde não se pode cultivar, transformando o capim em carne, um alimento rico em nutrientes para os humanos. Os ruminantes também podem ser integrados em sistemas de cultivo e pomares, o que aumenta a fertilidade do solo e elimina a necessidade de herbicidas, preparo do solo e fertilizantes de nitrogênio, fósforo e potássio. Assim, a terra convive com pecuária e cultivo. Uma vez que entendamos que o gado não só pode ser "menos ruim", como também pode ser "melhor", o fato de a sua produção abranger tanta terra deixa de ser visto como um passivo e se torna um bem muito material.

Consomem água demais. A metodologia usada para culpar o gado pelo uso da água é falha, porque inclui a água da chuva. Ao olhar para a água azul (água subterrânea), mesmo em sistemas convencionais, o gado é igual ou melhor do que muitas culturas, por exemplo, amêndoas, arroz, abacate, nozes e açúcar. Em sistemas de pastejo bem manejados, animais que pastam melhoram a capacidade de retenção de água do solo, evitando que a chuva escorra e leve sedimentos para os rios.

O elemento-chave para nosso futuro está no bom manejo de animais ruminantes. É absolutamente necessário incluí-los como uma solução para nosso sistema agrícola falido, que destruiu grande parte do solo. Mais do que nunca, cabe entender, em sua totalidade, os ganhos nutricionais trazidos pelo gado (ver capítulo anterior) ao nosso sistema alimentar quando se avalia o aspecto ambiental. No próximo capítulo, veremos o aspecto ético para uma carne melhor, o que, em nossa opinião, só pode ser compreendido a partir do entendimento do aspecto ambiental.

Esperamos ter sido convincentes quanto ao porquê de precisarmos de mais ruminantes que pastem de maneira correta para ajudar a mitigar as mudanças climáticas, maximizar a biodiversidade, a capacidade de retenção de água do solo e sequestrar carbono enquanto fornecem alimentos ricos em nutrientes. Mas e a questão de que, para você comer, um animal teve que morrer? Não podemos apenas manter esses animais pastando e permitir que vivam sossegados sem os abater para consumo? Essas e outras questões serão abordadas na próxima parte deste livro.

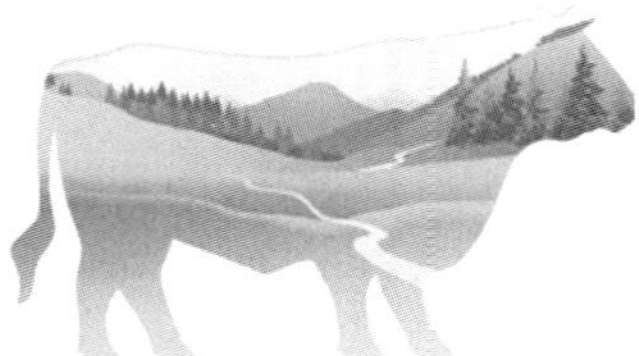

PARTE 3

A DEFESA ÉTICA PARA UMA (MELHOR) CARNE

CAPÍTULO 13

CONSUMIR ANIMAIS É IMORAL?

As primeiras seções deste livro são de caráter mais "objetivo". Se falarmos sobre nutrição ideal, por exemplo, *poderemos* defini-la em termos bastante concretos, ter como base conceitos como densidade nutricional e saciedade relativa que os alimentos oferecem e, então, comparar e contrastar várias intervenções dietéticas.

Quanto à ética, no entanto, uma definição objetiva fica mais complicada.

Por exemplo, pode-se argumentar – e o faremos – que uma dieta cuja base se assenta em animais a pasto, frutas, vegetais, raízes e tubérculos não é apenas mais densa em nutrientes (mais saudável), mas também sem dúvida mais ética, por ser ambientalmente mais sustentável. E se considerarmos que um sistema alimentar bem manejado – que se baseia em estratégias de produção de alimentos regenerativos – não é apenas sustentável e saudável, mas também reduz a morte e o sofrimento? Não poderia ser uma forma de causar "menor dano"?

Para alguns, talvez seja até difícil ouvir esses argumentos. Alguém pode até levantar a objeção de que não é o número total, mas a intenção. Como alguém cria um animal sabendo que será comido? Como se consegue justificar matar intencionalmente outro animal para que a pessoa viva?

Ao lidar com questões tão sensíveis, é fácil chegar a um impasse. Ainda assim, sentimos que há um terreno comum a ser estabelecido entre aqueles que não consomem carne por motivação ética e aqueles que defendem uma carne melhor. Desejar causar menos danos por meio de escolhas alimentares é uma ambição nobre. Respeitamos totalmente a escolha religiosa ou pessoal de não comer carne. Se algumas pessoas não gostam do sabor ou têm dificuldade com a ideia de consumi-la, tudo bem. Ambos temos bons amigos que evitam carne, embora saibam que essa não é a melhor escolha para uma vida mais saudável e também em termos ambientais. No entanto, existem algumas pessoas que consideram moralmente superior evitar carne e gostariam que todos adotassem uma dieta baseada em plantas. A informação seguinte talvez resuma nossa opinião; Joel Salatin, fundador da Polyface Farms, disse o seguinte sobre o assunto: "Se os veganos me deixarem cultivar a comida que desejo para alimentar minha família, garanto cultivar o bastante de comida que eles desejam para alimentar as próprias famílias". Ao considerar ética e moral, aí está um ponto interessante. Joel e muitas pessoas como ele não estão interessados em converter ninguém ao estilo de vida que adotaram; ficam mais do que felizes em atuarem como facilitadores de um estilo de vida diferente do deles. Mas esse sentimento generoso muitas vezes *não* tem reciprocidade da mídia, academia e plataformas sociais apoiadas por veganos, cujo objetivo declarado é tornar o consumo e a produção de carne ilegais ou inacessíveis. O CEO da empresa vegana Impossible Burger, Pat Brown, inclusive disse: "O objetivo principal é eliminar efetivamente o uso de animais no sistema alimentar".[1]

Nesta seção, gostaríamos de desafiar a lógica a que alguns recorrem para justificar essa posição. Quando alguém argumenta que toda carne é "do mal", os sistemas alimentares descentralizados, regionais e regenerativos, que oferecem melhor qualidade de vida para os animais e alimentos mais sustentáveis para os humanos, são excluídos da discussão. Do ponto de vista da globalização, essa também é uma posição ética desafiadora, pois as pessoas que defendem a remoção de todos os insumos de origem animal no sistema alimentar global estão pressionando por políticas alimentares que destruiriam os sistemas alimentares nos países em desenvolvimento. É de fato "ético" para uma elite predominantemente branca, rica e ocidental centrada no veganismo ditar o que constitui a moralidade adequada para todos os humanos (e não humanos) do planeta?

Defendemos aqui nossa posição: mesmo aqueles que evitam comer carne devem lutar para que todos os animais de criação tenham uma vida boa e mortes humanizadas. E existem preocupações legítimas quanto ao bem-estar animal sobre como alguns produtores e matadouros lidam com animais de produção. Ao mesmo tempo, deve-se questionar como eliminar a carne do prato e comer apenas plantas pode ser de fato a escolha mais ética quando consideramos o modelo industrial, químico-sintético e centrado nas monoculturas que isso implica. Para ocorrer um debate verdadeiramente educativo sobre a questão ética de consumir animais, é necessária uma compreensão muito profunda da produção de alimentos. Como argumentamos na seção ambiental, para que exista um sistema alimentar regenerativo de verdade, devemos incluir os animais de uma forma ou de outra. Também ilustramos, no capítulo relativo à nutrição, que os animais fornecem nutrientes essenciais de que os humanos precisam para prosperar. Avançaremos agora com o argumento de que consumir esses animais representa a continuação lógica dessa linha de raciocínio, e que comer animais bem-criados é a dieta mais ética.

RESPIRE FUNDO...

Deixemos nossas emoções de lado por um momento e reconheçamos três aspectos importantes: os animais constituem parte integrante de um sistema de agricultura regenerativa, a morte é uma verdade inevitável da natureza, e a carne fornece alimentos ricos em nutrientes para os seres humanos.

É de conhecimento geral que, em contraposições entre apelos lógicos e emocionais, estes são bastante persuasivos e podem ter um efeito muito mais significativo em nossa tomada de decisão. Quando apresentadas as horríveis imagens contrárias ao consumo de carne e a linguagem projetada para evocar culpa, medo, ansiedade, pena, raiva, tristeza ou repulsa, as pessoas em geral acabam se rendendo. A realidade às vezes é contraintuitiva. Na produção, nem todos os animais são criados por indivíduos que desejam infligir dor, e nem todos os matadouros abusam deles e os torturam. E mais, nem toda morte é "ruim".

Talvez o problema mais urgente para a sustentabilidade – não importa se estamos discutindo o papel potencial dos animais em um sistema alimentar ou medidas apropriadas para lidar com a mudança climática – diga respeito ao fato de a grande maioria das populações ocidentalizadas ter se divorciado da natureza. Nós a vemos como um lugar para ser visitado, não como um sistema do qual fazemos parte. Por causa disso, muitas pessoas não conseguem aceitar a ideia de que a morte é inevitável, incontornável e importante para uma nova vida. Muitas acham que qualquer morte implica erro. Conseguimos até simpatizar com essa posição e entender por que as pessoas se sentem assim. A morte é assustadora, então por que infligir isso a outro animal se não precisamos?

NOSSO MEDO DA MORTE

Até tempos recentes, lidávamos com a morte regularmente. Durante a maior parte da história da humanidade, cuidamos de familiares moribundos em nossas casas, mas agora os enviamos para clínicas de repouso. Hoje nossa experiência com a morte de humanos acontece sobretudo por meio de imagens de filmes ou videogames. Se você já esteve ao lado da cama de um ente querido que estava sofrendo, conhece bem como o processo de morrer pode ser terrível. A maioria dos médicos e enfermeiros está acostumada com membros da família que querem manter alguém vivo, mesmo quando a pessoa à beira da morte só quer ir embora. É uma situação realmente dolorosa de presenciar. Nossa própria morte também nos causa medo. Livros sobre longevidade, produtos para nos manter jovens e dietas que nos prometem quase uma vida eterna são best-sellers. Tentamos evitar a velhice e a morte a todo custo. Não queremos ver, pensar sobre isso ou enfrentar o fato de que vamos morrer (mais da metade dos americanos não tem testamento).[2] Não queremos aceitar que nossos dias estão contados. Mas, pessoal, aqui está a triste verdade: nenhum de nós vai sair vivo daqui.

Quando se trata de alimentos e dos animais que consumimos, a maioria das famílias costumava abater e processar o próprio gado. Antes de nossa gigantesca mudança na produção de alimentos, a carne bovina era alimentada com capim, e criavam-se porcos e galinhas/galos nos quintais. Era necessário matar um animal para comê-lo, ato realizado com respeito, e usava-se o animal inteiro.

Hoje o abate de animais para consumo não ocorre mais perto de nossas casas ou nas cidades, e muitas vezes é considerado um trabalho rude e sujo, que "deixamos" para matadouros. A maioria de nós está completamente afastada do processo de produção de nossos alimentos. A maioria nunca caçou, pescou ou desossou e limpou um animal. Os açougues exibiam com orgulho cabeças de porco e patos inteiros espalhados pela vitrine, mas agora (pelo menos nos EUA) em geral mostram apenas as partes desossadas, sem pele e embaladas em plástico. As pessoas não querem reconhecer que seu bife veio de um animal de verdade nem desejam saber como aquela vida acabou. Enquanto muitos assistem a programas sobre leões ou cobras abatendo as próprias presas, nunca mostraríamos um humano processando um animal de fazenda em um matadouro (exceto em alarmantes filmes de propaganda contra a carne). Gostamos de representações bucólicas de fazendeiros pastoreando gado, mas aqueles que a consomem em geral não querem saber que os animais são mortos.

No entanto, tirar a vida de um animal que respira e come para a fase seguinte de sua existência – alimentar pessoas – não precisa ser horrível e pode, na verdade, vir carregado de espiritualidade. Para compreendermos a importância desse processo, precisamos reconhecer que toda vida precisa terminar para o começo de uma nova vida. Os animais podem morrer na natureza (o que é raro ser "humanitário"), ou nós, como humanos, podemos ter o cuidado de garantir um processo de baixo estresse. Ao contrário dos coiotes, as pessoas são capazes de tratar os animais que consomem de forma a minimizar o sofrimento.

Ao contrário dos preconceitos de muitos veganos, produtores responsáveis se preocupam com o modo de vida de seus animais e com o modo como será a morte deles. Julgam importante que os animais recebam um tratamento respeitoso até o fim, razão pela qual Diana faz parte do conselho da Animal Welfare Approved, uma organização que ajuda a melhorar as condições de vida e garante técnicas de manejo humanitário nos matadouros.

Já discutimos isso antes, mas vale a pena repetir: reduzir tudo isso a uma falsa dicotomia, que insiste que o único caminho moral a seguir é *não* consumir carne, praticamente garante a perpetuação das piores práticas e do maior sofrimento dos animais. É fácil pensar que a eliminação da carne é a *única* escolha ética que podemos fazer. Mas todos estamos em uma cadeia alimentar e no inevitável ciclo da vida, o que inclui a morte.

Compreender mais plenamente a agricultura regenerativa permite perceber que evitar o consumo animal surte pouco efeito na mudança de nosso sistema. Precisamos de nutrientes para cultivar nossa couve, e eles podem vir da mineração e do petróleo ou de insumos animais. Se mais pessoas conhecessem o processo de produção de alimentos, haveria menos discussões sobre a importância dos animais. Em um golpe de ironia que seria engraçado se não fosse tão trágico, ao desistirem de animais de pasto e optarem por mais frango criado industrialmente e hambúrgueres sem carne, as pessoas na verdade estão sustentando um sistema que destrói nosso solo e, em última análise, acaba com mais vidas.

COMO É A MORTE NATURAL?

Uma vez que as pessoas entendam que os animais constituem parte importante do ciclo de nutrientes, costumam surgir as seguintes perguntas: se precisamos de animais para a saúde do solo, por que não os deixamos apenas pastar para sequestrar carbono e morrer de morte natural? Por que consumi-los?

Como muitos de nós não estamos familiarizados com o processo de morte, é fácil idealizar a morte natural. No entanto, a maioria dos animais (assim como a maioria das pessoas) não morre de maneira tranquila e "natural" durante o sono. Eles podem ser caçados por um coiote ou leão, ou até quebrar uma perna e ser lentamente devorados vivos por hienas e abutres; em síntese, a morte natural raramente é bonita. Pensamos em ilustrar esse aspecto com uma história sobre a filha de Diana.

É IMPOSSÍVEL SER VEGANO:

LIÇÕES DE UMA MENINA DE DEZ ANOS

Temos um lindo laguinho na fazenda onde meus filhos gostam de pegar sapos e pescar. Passam horas lá e encontram todo tipo de criatura, inventam jogos e outras brincadeiras.

Certa manhã, durante as férias de primavera, minha filha Phoebe e uma amiga foram até o lago com baldes na mão para pegar alguns bichinhos. E se horrorizaram ao encontrar uma ovelha morta. Voltaram correndo para a cozinha onde eu preparava o almoço para a equipe da fazenda e insistiram que eu fosse ver. Enquanto caminhávamos em direção ao lago, elas descreveram vividamente como "os intestinos estavam por toda a grama, o coração jogado perto de uma pedra, e havia uma explosão de sangue por toda parte". Quando finalmente chegamos ao local, concordei com a descrição. A carcaça fora completamente estripada, e os órgãos haviam sumido. Muito sangue e lã se espalhavam por toda a grama. Moscas pairavam por toda parte. Uma cena nojenta.

– Parece que um coiote pegou esta aqui – falei. – Às vezes, essas coisas acontecem em uma fazenda. Fazemos o possível para protegê-las com cercas e cães, mas vez ou outra os coiotes descobrem um jeito.

As duas garotas fizeram silêncio enquanto caminhávamos de volta para casa. Imaginei que ali estava uma daquelas cenas traumáticas da infância que ficam gravadas na memória, a menos que eu de alguma forma a suavizasse.

– Hum, alguém precisa falar sobre isso? Estão se sentindo bem apesar do que viram?

– Foi a coisa mais nojenta que já vi! – disse a amiga. Mas minha filha apenas manteve a cabeça baixa e não falou muito.

Depois do almoço, estava sentada trabalhando no computador. As meninas brincavam quando ouvi Phoebe dizer à amiga:

– Espera aí; preciso contar uma coisa para minha mãe – ela veio correndo até mim, me abraçou e começou a chorar. Eu só conseguia imaginar uma menina de dez anos, ansiosa para pegar alguns sapinhos, e que de repente se deparou com aquela carnificina.

– É absolutamente normal que você tenha se surpreendido com o que viu. A natureza pode ser bastante cruel. É assim que muitas vezes as coisas morrem na natureza. Quando criamos animais aqui na fazenda, tentamos garantir que eles morram da maneira menos estressante possível. Quando eles são tratados, é rápido. No mundo real, a morte de uma presa às vezes é bastante demorada e dolorosa. Os coiotes também precisam comer.

Agora eu teria de contar à mãe da amiga de Phoebe o que as meninas viram e torcer para que ela não me processasse.

Felizmente, a mãe é membro do CSA (*community-supported agriculture* – agricultura apoiada pela comunidade) da nossa fazenda e tem cópias dos meus livros, então me senti aliviada quando não se enfureceu comigo, apesar de me sentir muito mal pelo que a filha tinha visto. Poucas crianças suburbanas têm experiências como essa em brincadeiras. Ufa!

Naquela noite, Phoebe começou a chorar de novo no momento em que meu marido e eu a estávamos colocando para dormir. Ela precisava processar melhor o que presenciara. Fiquei feliz por Andrew estar lá comigo. Ele é um pai incrível e faz um ótimo trabalho explicando coisas complicadas de uma maneira fácil para as crianças (a maioria delas o acha um super-herói). Então, contou a Phoebe como a ovelha viveu uma vida boa, alimentou o coiote e como ele enterrou o resto do corpo da ovelha, que vai virar adubo para o solo e alimentar os vegetais.

– O solo é um ser vivo onde existem pequenos organismos que precisam dos nutrientes daquela ovelha. Os ossos dela se transformarão em cálcio para cultivar uma couve melhor. Tudo morre e volta de novo – ele disse.

Phoebe se endireitou na cama e disse:

– Espere um minuto! Você está me dizendo que os ossos se transformam em vegetais? A gente pode sentir o gosto ao comê-los? Estou comendo *ossos* quando como vegetais?

– Não – ele explicou. – Você não pode sentir o gosto deles, mas está comendo ossos e sangue e muitas outras coisas quando come vegetais.

– Então é impossível ser vegano! Se o solo está vivo e tudo que está morto volta à vida, então você não pode comer sem que esteja comendo algo que morreu! – ela exclamou.

Preciso dizer que fiquei emocionada com a rapidez com que as pequenas engrenagens no cérebro de minha filha giraram. Ela é esperta, e um salto rápido de raciocínio a ajudou a processar a cena. Dormiu sem ter pesadelo com sangue de ovelha e não tocou mais no assunto desde então. Entendeu sozinha a situação, sem que eu tivesse que fazer as associações para explicar. Gostaria que todas as crianças (e adultos) tivessem a chance de aprender sobre vida e morte observando a natureza.

Se pretendemos acabar com o sofrimento desnecessário, vamos considerar maneiras mais "humanitárias" de nós, humanos, acabarmos com a vida, em vez de deixá-la nas mãos da "natureza", onde a maioria dos animais é morta por outro animal para ser devorada. Isso em geral envolve um encontro estressante com um animal mais forte, com dentes grandes, e uma morte prolongada e dolorosa. É verdade que os animais mortos na natureza são quase sempre os velhos ou doentes, mas isso acontece simplesmente porque eles são os mais fáceis de pegar. Se o leão pudesse escolher, sem dúvida escolheria a maior zebra que passasse por ele. É errado os humanos tirarem a vida de animais fortes e saudáveis? Devemos consumir apenas animais doentes e velhos? Por outro lado, pode-se argumentar que os humanos que matam animais no auge da vida limitam seu sofrimento, por exemplo, evitando que sofram por uma perna quebrada ou uma doença debilitante na velhice.

Ao contrário dos animais selvagens, os humanos têm a capacidade de ser os assassinos mais compassivos do planeta. Compare morrer lenta e dolorosamente na "natureza" com ser, de repente, deixado inconsciente com um corte na garganta. Os matadouros que empregam técnicas de manejo humanitário fazem o possível para garantir que o animal morra de modo rápido e com o mínimo de estresse e dor possível. A maioria das pessoas que trabalha nesses lugares se importa com esse processo e se orgulha de como levam o animal para a próxima fase de sua existência – alimentar muita gente. Por outro lado, as hienas não são muito "humanitárias" quanto a como tratar os gnus, muitas vezes devorando-os enquanto ainda estão vivos.

Conforme ilustrado na história de Diana, às vezes as ovelhas são atacadas e comidas por coiotes. Os fazendeiros fazem o possível para protegê-las, mas vez ou outra isso acontece. Muitos ativistas da causa animal dirão que os fazendeiros se preocupam apenas em proteger o próprio investimento financeiro, e nós, por outro lado, podemos dizer que é perturbador ver um animal pelo qual somos responsáveis ferido. Considere o seguinte: comer uma ovelha é errado para o coiote? A ovelha tem direitos? Em caso afirmativo, o coiote violou os direitos da ovelha ao comê-la? Os coiotes, que desempenham um papel importante na natureza, também precisam comer! E as águias e os falcões que comem galinhas/galos de fazenda, ou ratos do campo, ou coelhos, ou o seu gato? Se um falcão come o seu gato, que minutos antes comeu um rato, qual animal é "pior"? E por você ser dono do gato, a morte do rato foi em parte sua culpa? Quem está violando quem? Quem decide quem pode comer e quem não pode? Quem decide que animal é mais importante que outro?

Perguntas difíceis, cujas respostas quase nunca são claras e inequívocas. Essa é talvez uma das coisas mais preocupantes quanto às pessoas que insistem no mantra "Sem carne, não importa como". Como se chega a tanta certeza em relação a um tema tão complexo?

Além da morte violenta, há doenças capazes de atingir os animais e matá-los, e esse processo também não é indolor. Mas digamos que o animal esteja completamente protegido de predadores, não morra de doença ou infecção e viva até uma idade avançada. Na velhice, seus órgãos começam a falhar, e ele não mais consegue se alimentar ou beber. Talvez fique cego ou quebre uma perna. Esse é um processo indolor e rápido? É "humanitário"?

É melhor permitir o sofrimento de um animal nas garras de outro predador do que garantir a ele uma morte humanitária? A vida é ótima quando se é jovem e saudável, mas ninguém permanece assim para sempre. Como cuidadores, os fazendeiros responsáveis garantem que seus animais sejam bem alimentados, tenham acesso à água limpa, recebam tratamento contra infecções e desfrutem uma vida relativamente livre de estresse. Isso é muito mais confortável do que a vida na selva, onde às vezes há escassez de comida, cortes podem se transformar em infecções mortais e inexistem cercas para proteção contra predadores.

Todos já vimos programas com rebanhos de zebras ou veados de aparência saudável na natureza, mas na realidade só são saudáveis porque os doentes e velhos foram abatidos (comidos e removidos do rebanho), e sua quantidade, mantida controlada por predadores. As populações precisam ser controladas de alguma forma. Nós precisamos remover os predadores? Isso seria mais humano?

O filósofo britânico David Pearce vê o mundo natural como um lugar terrível implorando que a mão do homem o conserte. Vê predadores vitimizando suas presas, e a balança da justiça só será corrigida quando *todos* os predadores forem eliminados, ou genética e neurologicamente reprogramados para não mais devorarem outros animais. Embora a posição de Pearce não tenha conquistado muito apoio, ilustra que mesmo os mais instruídos entre nós divorciaram-se tanto do mundo natural e ficaram tão sensíveis ao "sofrimento" que somos tentados a propor seriamente o fim da vida na Terra apenas para evitá-lo.[3] É como uma encarnação real de Thanos, o arquivilão do universo Marvel Comics, ao considerar que a única forma de "salvar" a vida seja pelo extermínio da metade de todos os seres vivos.

Vale a pena explorarmos mais esse assunto. No esforço de "salvar o planeta" e "acabar com o sofrimento", a visão de mundo contrária à carne garante de fato uma perda da diversidade de espécies e se apoia em um sistema que tem prazo de validade em um futuro próximo. Essa constitui uma exacerbada ginástica psicoemocional que, embora (talvez) bem-intencionada, como remédio é pior do que a doença.

Entretanto, mesmo admitindo que os animais são uma parte vital da agricultura, por que precisamos consumi-los? Então, devemos usá-los na produção de um solo melhor... mas deixá-los viver e morrer naturalmente? Como vimos, é difícil definir "morte natural", e, conforme as pessoas que criam animais dessa maneira já aprenderam, esperar que o processo natural de morte leve um animal pode ser doloroso. Alguns talvez até chamem esse processo de antiético, se não positivamente cruel. Se você quer couve, deve abrir-se à ideia de que os animais devem desempenhar um papel no sistema alimentar e que podemos precisar consumir

mais deles, não menos. Esse cenário significa captar ao máximo a energia solar na forma de plantas, os animais a converterem em solo bom, fertilizante para outras plantas e nutrientes saudáveis para as pessoas – resumindo em uma palavra: vida.

Reconhecemos que este é um livro longo e técnico, mas o físico Jeremy England faz uma observação importante em um artigo recente. Ele argumenta que o propósito da vida é aumentar a entropia, ou a desordem relativa no mundo ou no universo.[4] Isso talvez soe insatisfatório para os mais espiritualizados, mas tem profundas implicações, não importa a postura religiosa de alguém. Em curto prazo, a vida trabalha contra a entropia, aproveitando a energia ao nosso redor (principalmente do sol, embora alguns sistemas no fundo do oceano sejam quase totalmente desvinculados disso) e criando *mais* vida. Aí está o que se chama processo de não equilíbrio (ou, para os técnicos, termodinâmica de não equilíbrio), conceito defensor de que faríamos bem em promover o máximo possível do processo de não equilíbrio. Em termos práticos, qual o significado disso? Incentivar o maior número possível de plantas a aproveitar o máximo de luz solar. Ter o maior número possível de animais consumindo plantas e animais. Estimular esse sistema a ser o mais diversificado e resiliente possível. Resumindo, a coisa toda parece muito capim e animais pastando, e *não* monoculturas até onde a vista alcança, todas dependentes de insumos químicos sintéticos insustentáveis. Se pararmos por um momento e imaginarmos uma Terra sem humanos, ou a Terra antes dos humanos, ambos os cenários envolvem uma quantidade notável de vida. E de morte.

Talvez, se os humanos tivessem mais consciência de sua própria mortalidade (para não falar de uma melhor apreciação pelo nosso lugar na natureza) e entendessem de verdade o funcionamento da produção sustentável de alimentos, não teríamos tanto medo da morte e faríamos mais para garantir uma morte humanitária, tanto para humanos como para animais de fazenda.

SENCIÊNCIA

Uma história interessante circulou na internet há algum tempo sobre um polvo no zoológico que foi capaz de se espremer em um tubo e deslizar por um cano, presumivelmente até o oceano.[5] Pense em *Procurando Nemo*. Existem até vídeos de um polvo tirando fotos das pessoas que o observam.[6] Provavelmente essas histórias e imagens viralizam porque as pessoas ficam impressionadas com a inteligência dos animais. Mas e os outros animais? São menos ou mais brilhantes ou dignos de não serem comidos do que um polvo? Quem decide se eles são "melhores" ou "piores" que uma galinha ou um bisão? Talvez o que tenha atraído tantas pessoas nesse vídeo era como conseguiam se *identificar com o* polvo. Ele era inteligente, mas apenas de acordo com o que os humanos consideram inteligente. E todos os outros animais do mundo que fazem coisas muito inteligentes?

Aqui está um dilema interessante. Por um lado, alguns no cenário anticarne sugerem que a humanidade é uma praga para a Terra, mas essas mesmas pessoas argumentam que, quanto mais parecido "conosco" um organismo é (senciência), mais antiético é consumi-lo. Argumentam que as plantas não reagem como os humanos ou os animais à "dor", então, eticamente é aceitável comê-las. No entanto, há uma falácia implícita nessa posição, pois as plantas de fato reagem às tentativas de comê-las, por meio de guerra química e alerta aos vizinhos. As árvores se "comunicam" pelo subsolo através de redes de fungos.[7] Elas conseguem direcionar nutrientes para outras árvores, saber quais são da mesma espécie e quais não são, e podem até mesmo "alimentar" árvores moribundas em um esforço para mantê-las vivas.[8] Quando uma árvore está sendo atacada por uma praga, ela consegue ativar produtos químicos que farão com que suas folhas tenham um sabor amargo. E ainda alerta outras árvores de que essa praga está próxima, levando-as a desenvolver um sabor amargo também. Consegue até enviar uma mensagem de chamada para atrair insetos benéficos que devorarão a praga.[9] Já se documentaram plantas "buscando" sons, e é de conhecimento geral que se movem em direção à luz. As ervilhas crescerão na direção de uma treliça, mesmo que esta não esteja diretamente acima delas. As plantas, ao que parece, são de fato "sentimentais" e "comunicadoras".[10] Por não terem olhos, isso torna uma árvore menos importante que um coelho? E sobre os vermes? Os vermes são menos importantes ou mais importantes que a couve? Vale mais a pena salvar a vida de um peixinho ou a de uma mosca-das-frutas do que a de uma árvore de trezentos anos?

Pensemos em outros animais. E as abelhas? Não sobreviveríamos sem elas e outros polinizadores, porém, apenas um pequeno grupo defende a eliminação dos pesticidas. Sejamos claros neste ponto: o sistema de produção de monocultura de alimentos "funciona" apenas na medida em que fertilizantes sintéticos, pesticidas, herbicidas e fungicidas estão disponíveis e são eficazes. Esse mesmo sistema está destruindo populações de polinizadores e degradando o solo.

E é possível que existam animais especiais, importantes e valiosos que não sejam semelhantes aos humanos? É possível que não saibamos tudo sobre o que faz outras espécies "inteligentes" ou "importantes"? O que torna um alimento "bom" para comer e outro "ruim"? Os outros humanos só são valiosos caso se assemelhem a você? A reação politicamente correta instintiva é "Ah, todo mundo é importante!". Tudo isso é estranhamente remanescente do livro *A revolução dos bichos:* certamente alguns animais são mais iguais do que outros.

MENOR DANO

Várias vezes até agora nos referimos a causar menos danos. Muitos concordarão de imediato que o objetivo de todos nós deve ser causar o mínimo de dano ao mundo natural por meio de práticas de nosso estilo de vida. A atividade humana pode ser muito destrutiva, e aqueles que tentam reduzir o impacto por meio de escolhas alimentares merecem aplausos. No entanto, não importam as boas intenções, evitar a carne não é coerente com um sistema alimentar que gera "menor dano".

Em termos ambientais e por razões de bem-estar animal, a carne produzida em pastagens é uma escolha bem superior ao frango criado industrialmente. Pode-se argumentar que mesmo a carne bovina convencional é melhor do que o frango criado dessa maneira. Como deixamos claro na seção de meio ambiente, podem-se obter quase 250 quilos com um boi de corte. Quantos frangos seriam necessários para essa quantidade? Frangos criados industrialmente comem 100% de grãos (cultivados em terras que poderíamos usar para alimentação humana) e vivem 100% do tempo de vida confinados. Mesmo os "livres de gaiolas" vivem confinados. A menos que o frango seja criado livre, provavelmente passou a maior parte ou toda a vida confinado. Você sabia que inexistem leis de manejo humanitário para o abate de frangos? Da mesma forma, os adeptos do piscitarianismo podem ficar chocados ao saber que não há leis de manejo humanitário para como os peixes morrem. Mesmo o gado terminado em confinamento fica ao ar livre, pode se movimentar com liberdade e está legalmente sujeito ao manejo humanitário no abate. O mesmo não se pode dizer do frango de confinamento ou peixe (selvagem ou de criação). A mensagem "pare de comer carne" não convence as pessoas e não faz nada para mudar essas práticas ruins. E mais, desvia energia e recursos para empreendimentos fundamentalmente insustentáveis, como frango criado em fazendas industriais, peixes cultivados e carne cultivada em laboratório.

Como exploramos na seção ambiental, quando abrimos espaço para um campo de cultivo, destruímos o habitat (matando coisas no processo) e, indiretamente, quando aniquilamos a fonte de alimento de um animal para abrir caminho para mais campos de soja, matamos os animais nativos. Se eliminarmos os animais dos pastos, destruiremos essa terra também. E se permitirmos que os ruminantes apenas "vivam e morram de morte natural" sem controlar sua quantidade, eles consumirão toda a comida e morrerão, ou serão devorados por lobos e ficaremos presos ao milho e à soja.

Vejamos a realidade no processo de cultivo de vegetais e grãos. Primeiro, o fazendeiro ara o solo, matando minhocas, camundongos e quaisquer outros animais que tenham feito abrigo ali nos meses de inverno. Durante o crescimento das plantações, os pesticidas matam os insetos e envenenam os animais que os comem. Depois, há o solo exposto, e o escoamento desses produtos químicos chega aos rios e córregos locais, matando peixes e outras formas de vida aquática. No momento da colheita, os tratores matam todos os pequenos mamíferos, como coelhos, que estão no caminho. Mesmo os agricultores orgânicos matam as pragas em suas fazendas; só o fazem de maneira diferente dos agricultores convencionais, ou seja, por meio de insetos benéficos, pesticidas orgânicos e com armas ou armadilhas. Também precisamos considerar as mortes por predação de animais expostos antes protegidos por uma cobertura de ecossistema natural. Aqueles que comem as colheitas são os responsáveis pela morte de um coelho que não pode mais se esconder do falcão? Bilhões de animais também são mortos em torno de celeiros e outros depósitos de alimentos, restaurantes e cidades, o que, se não acontecesse, poderia garantir que passássemos fome.

A morte animal constitui um subproduto da produção vegetal. É inevitável.

Houve várias tentativas de calcular quantas criaturas morrem durante a colheita.[11] Quantas mortes você está causando por caloria ingerida? Com quarenta mortes de roedores por acre e seis milhões de calorias por acre de trigo, são 150 mil calorias por vida de roedor. Vamos ser generosos e presumir que apenas uma cabeça de gado por acre produz aproximadamente 250 quilos de carne bovina. Com aproximadamente 1.100 calorias por quilo, são 550 mil calorias por vida de vaca! Então, se você quiser salvar mais vidas de animais, talvez deva comer carne bovina, não trigo.

E vale mencionar que carne bovina é muito mais nutritiva que trigo. A diferença seria ainda mais espantosa se olhássemos para as mortes por nutriente.

Outra pessoa que questiona se evitar a carne é coerente com o princípio de menos dano é Stephen Davis, do Departamento de Ciências Animais da Oregon State University. Ao considerar a taxa de mortalidade de cada gambá, pardal, estorninho, rato, camundongo, perdiz, peru, coelho, ratazana e muitas espécies de anfíbios que morrem por causa de aragem, gradagem, sulcagem, semeadura e produtos químicos usados para matar insetos e ervas daninhas, claramente se vê que um grande ruminante (como uma vaca) em uma dieta de capim causa muito menos danos do que uma dieta rica em lavouras.

Além disso, como você deve se lembrar da seção ambiental, o gado bem manejado aumenta as populações de vida selvagem, melhora a saúde do ecossistema, maximiza a capacidade de retenção de água do solo (diminuindo a probabilidade de escoamento das chuvas) e sequestra carbono. Não há campos de monocultura de soja irrigada e pulverizada quimicamente na natureza. Fizemos isso com pastos e florestas nativas que antes existiam e, no processo, eliminamos o habitat natural das criaturas vivas que lá viviam.

Algumas pessoas pedem uma "renaturalização" de nossos pastos e que os humanos usem apenas a terra arável para a produção agrícola. Isso soa como uma ótima solução... até se perceber que os animais selvagens precisam de predadores para manter suas populações sob controle. Como os humanos reduziram não apenas as populações de ruminantes selvagens como bisões, veados e alces, mas também os predadores naturais deles, estamos enfrentando grandes problemas com superpopulação e sobrepastoreio, em especial no nordeste dos EUA. Os cervos estão comendo jardins caseiros e colheitas dos fazendeiros (um *open bar* de saladas!), mas muitas comunidades não querem que caçadores ajudem a administrar o problema. Os cervos também estão comendo a vegetação rasteira da floresta, que forma um habitat fundamental para os pássaros, além de causarem acidentes de carro e ocasionarem muitas mortes humanas de forma trágica. A solução é trazer de volta predadores como lobos em grande número para controlar as populações de vida selvagem nos subúrbios (e deslocar muitos humanos), ou caçá-los. Na verdade, a maioria dos caçadores são preservacionistas dedicados.

Vejamos outro exemplo. O leite de amêndoa causa menos danos que o de vaca? Leites de castanhas são certamente itens presentes em muitas cozinhas sem carne. A Califórnia produz 80% das amêndoas do mundo, mas a maioria é exportada para a China. Em essência, estamos exportando nossa água e nutrientes para outro país. Quando construímos represas e desviamos rios para irrigar plantações de uso intensivo de água produzidas em desertos, os peixes morrem, assim como os animais e as plantas que deles precisam. Sim, muitas árvores prosperam com os nutrientes dos peixes. Em algumas partes da Califórnia, os moradores locais não têm água potável porque grandes corporações continuam irrigando amêndoas e outras plantações.

E o óleo de palma, usado com bastante frequência em alimentos processados e vendido em lojas de produtos naturais? Ele é vegano? O World Wildlife Fund*(WWF) estima que uma área equivalente a trezentos campos de futebol de floresta tropical é desmatada a cada hora a fim de abrir espaço para a produção de óleo de palma, colocando em risco o habitat de orangotangos e tigres-de-sumatra. Vídeos na internet destacam o impacto sobre os orangotangos, mas e o impacto dessa indústria sobre os humanos? Muitas vezes são crianças que carregam cargas pesadas de frutos de palmeira, sofrendo ferimentos e exaustão pelo calor, por pouco ou nenhum pagamento. De alguma forma, o elemento humano não chega às manchetes, mas os orangotangos, sim.

---

* Organização não governamental internacional fundada em 1961 que trabalha na área de preservação da natureza e redução do impacto humano no meio ambiente. (N.T.)

Você já passou um dia colhendo vegetais? Pode ser um trabalho escaldante, cansativo e muito perigoso. Você sabe se os tomates que consome foram colhidos por uma criança ou imigrante explorado? Sabe se os trabalhadores recebem um salário justo? A Association of Farmworker Opportunity Programs estima que, dos mais de duzentos milhões de crianças que trabalham em todo o mundo, 70% estão na agricultura, e há entre quatrocentas mil e quinhentas mil crianças trabalhadoras agrícolas nos Estados Unidos. Muitas das leis que protegem o trabalho infantil não se aplicam à agricultura.[12] O sofrimento humano causado por nossa produção deve ser levado em conta ao se considerar uma dieta que cause o menor dano?

E o chocolate? Se você não está comprando chocolate *fair-trade*[*], é bem possível que esteja participando indiretamente de tráfico humano, sequestro e trabalho infantil. A maioria das principais marcas vendidas nos Estados Unidos e na Europa obtém chocolate de lugares onde essas práticas são costumeiras.[13] Mais de dois milhões de crianças colhem chocolate ilegalmente na África Ocidental. Outrora considerada a localização das populações animais com maior biodiversidade na África, hoje a Costa do Marfim converteu 90% das suas terras protegidas para a produção de chocolate, com um efeito devastador nas populações de animais selvagens. E, embora não saibamos pelos noticiários, uma barra de chocolate produzida a partir do desmatamento gera as mesmas emissões de carbono que dirigir um carro por 12,7 quilômetros.[14] E quanto às bananas, a fruta número um (ou dois, dependendo do ano) da

* O fair trade tem como objetivo principal estabelecer contato direto entre o produtor e o comprador, desburocratizando o comércio e poupando-o da dependência de atravessadores e das instabilidades do mercado global de commodities. (N.T.)

América? Quando a pulverização aérea de produtos químicos cancerígenos para nos trazer comida barata atinge locais com casas e escolas, causando doenças, defeitos congênitos e morte, essa comida ainda é vegana? Estamos preocupados apenas com as vidas dos animais, ou as vidas humanas também contam?

De quanta energia e água se precisa para produzir, embalar, transportar e armazenar essa alternativa sem carne? Qual o gasto energético? A fábrica funciona a gás natural de *fracking* (faturamento hidráulico) ou a energia solar? Foi transportado com derivados de petróleo? Travaram-se inúmeras guerras por causa do petróleo, e muitas vidas humanas foram perdidas. Talvez o princípio do menor dano também possa incluir menos processamento, menos energia, mais alimentos locais e mais alimentos minimamente processados?

Na história, os humanos nos climas frios dependiam de animais para obter gorduras e fertilizantes. Mas, quando se pensa em como alguém consegue consumir uma dieta 100% baseada em planta em um clima frio, ou quente e árido, surgem todos os tipos de perguntas. Como ter acesso a gorduras? A maioria dos veganos na América do Norte obtém gorduras do coco, palma ou abacate. A canola (também chamada colza) cresce em regiões mais frias, porém demanda muita terra para crescer e muita energia para extração. O "adubo verde" pode ser cultivado para melhorar a qualidade do solo, o que também requer terra arável que pode ser usada para plantações. E terra arável plana tornou-se um prêmio. Talvez em um clima quente e úmido, como o do Caribe, uma dieta sem gorduras animais seja mais viável para os humanos, mas, caso se deseje cultivar vegetais, ainda será preciso limpar a floresta tropical ou melhorar drasticamente o solo pobre de muitas ilhas. E nas regiões áridas? É realmente ético sugerir que uma dieta baseada em plantas seja ideal para pessoas que não têm água de sobra para irrigar amêndoas? Leite, carne crua, sangue e mel são os alimentos tradicionais dos maasais do Quênia e do norte da Tanzânia. Eles comem pouco ou nenhum vegetal. Na verdade, dois terços de sua dieta vêm de gorduras animais (ainda assim, apresentam baixas taxas de doenças cardíacas). Vamos dizer a eles agora que devem comer mais grãos integrais e couve? É ético impor nossa moral baseada em plantas a essa população já saudável, onde os vegetais não crescem bem? Se não é moral apontar o dedo para essas populações e forçá-las a abandonar as próprias dietas tradicionais, por que é ético fazê-lo na sociedade ocidentalizada?

No final das contas, derrama-se muito sangue e causam-se muitos danos na elaboração de produtos. É impossível limitar a ideia do menor dano à carne no prato. Se você sabe que suas ações causarão a morte como efeito colateral, e ainda assim o fizer, estará causando a morte. Se você não pretendia matar algo, mas algo é morto como um efeito colateral conhecido de suas ações, isso de alguma forma está certo? Vamos considerar um cenário hipotético. Se você dirige até certa loja para comprar um pouco de tofu e acidentalmente atropela um esquilo no caminho, não o matou? Sim. Mas você tem alguma culpa ou responsabilidade? Talvez não. É claro que não tinha conhecimento prévio nem intenção de atropelar o esquilo. Mas e se soubesse que, de fato, toda vez que fosse àquela loja para comprar tofu, iria atropelar uma família inteira de esquilos no caminho? Se sabe que para comprar tofu vai matar esquilos no caminho, ainda é moralmente aceitável ir até a loja, mesmo sem *intenção* de matar os bichinhos?

Se está ciente de que suas ações causam um efeito conhecido, então existe a intenção.

Se valoriza a vida de coelhos ou esquilos tanto quanto a de uma vaca, e está procurando de fato matar o mínimo de vidas para alimentar a sua, então defendemos que matar uma vaca bem-criada que vivia no pasto causa menos mortes do que o número de vidas de animais perdidas pelas técnicas modernas de monoculturas. Em última análise, o princípio do menor dano pode realmente exigir o consumo de grandes herbívoros (carne vermelha).[15]

CAPÍTULO 14

POR QUE A CARNE SE TORNOU UM TABU?

Todos nós necessitamos de um senso de pertencimento e significado na vida. Fazer parte de uma tribo nos dá o necessário sentido de comunidade. Queremos sentir que integramos um grupo de pessoas com crenças semelhantes. Para alguns, a religião é o caminho; para outros, um local de encontros da comunidade. Talvez por essa razão o movimento CrossFit tenha se popularizado tanto. Fazer parte de um grupo de pessoas que acredita que a carne é a resposta errada é outro tipo de tribo.

Ao longo da história, muitas religiões adotaram algum conjunto de regras alimentares. Ainda que fora do escopo deste livro, existem livros fascinantes (e muito longos) sobre a história religiosa do vegetarianismo. O fato de muitas religiões restringirem certas carnes ou mesmo a recusarem talvez se justifique por razões sanitárias. Antigamente, antes de entendermos a teoria microbiana, a carne envelhecia e *realmente era suja* pela falta de refrigeração, e evitá-la fazia algum sentido. Muitas religiões que acreditam na reencarnação acham que não é certo comer um animal, pois, segundo elas, pode ser a própria avó do consumidor.

A Bíblia nos conta que os humanos dominavam os animais (Gênesis 1:26) e que, depois do dilúvio, "Tudo que se move, que é vivente, será para vosso mantimento" (Gênesis 9:3). "Porque um crê que de tudo se pode comer, e outro, que é fraco, come legumes" (Romanos 14:2). No entanto, outros acreditavam que, como a permissão para comer carne foi concedida após a queda do pecado, o vegetarianismo representava o estado "puro" a que deveriam retornar. Na Europa medieval, no entanto, encaravam a recusa a comer carne como um sinal também de adoração ao diabo. Tal crença gerou uma declaração em 1215 de que as hóstias eram a carne *literal* de Cristo, em um esforço para separar os verdadeiros crentes dos hereges vegetarianos.[1]

Hoje a carne tornou-se um símbolo de matança, poder, domínio, gula e riqueza ocidental. Muitos idealizam os vegetarianos não apenas como mais saudáveis, mas também como mais esclarecidos, civilizados, puros e justos. Em certo sentido, veganismo e vegetarianismo se transformaram em religiões. Os locais onde se compram alimentos e quais itens entram no carrinho refletem muito a ética na sociedade contemporânea. Evitar o consumo de carne costuma ser uma escolha que se relaciona muito menos à saúde e ao meio ambiente do que a provar a sofisticação política e ética de alguém. Consumidores de carne são muitas vezes vistos como atrasados. Como você pode se importar com os animais se os come? Como pode se posicionar contra a guerra nuclear ou a favor dos direitos das mulheres se come carne? É possível ser uma *pessoa boa* consumindo carne?

Quando se trata de "princípios morais" de qualquer dieta, alguns talvez imaginem uma hierarquia como a apresentada a seguir:

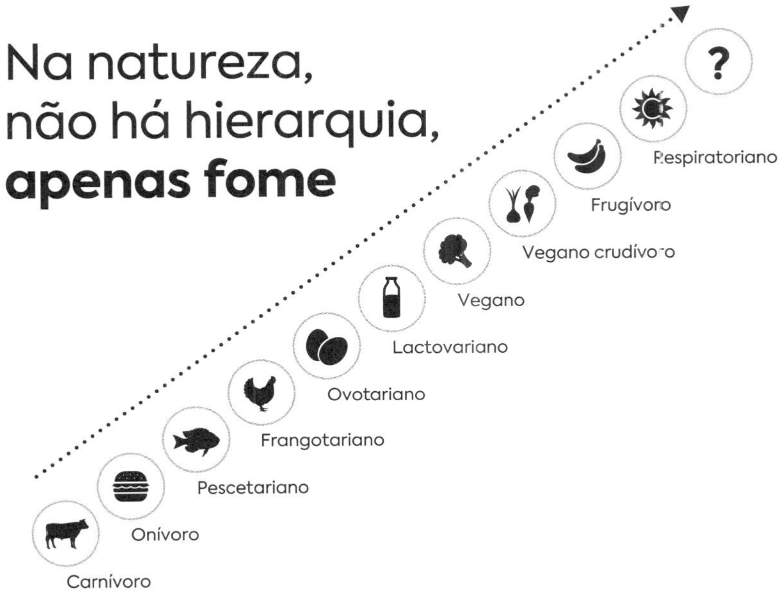

Muitas pessoas classificam o quão "esclarecida" uma dieta é de acordo com a quantidade e o tipo de animais e plantas consumidos. Apenas se presume que o gado é pior do que frango, mas por quê? Como comer peixe é mais saudável do que consumir alce? Como os ovos (os embriões não nascidos de uma galinha) são "mais limpos" para comer do que a carne de frango? Certamente, também existe a questão da morte quando se fala em ovos. O que você acha que acontece com aqueles pintinhos machos? E o queijo, é melhor consumi-lo do que matar uma vaca? O que acontece com os machos da indústria de laticínios? Ao comer queijo, sustenta-se a indústria da vitela, o que implica apoio à morte. A existência dos vegetarianos depende de comedores de carne que consumam os subprodutos desse tipo de dieta. Comer pão implica estar confortável com todos os ratos que são envenenados no celeiro.

Tornam-se em especial problemáticas a difamação da carne bovina e a bajulação da carne de frango. Alguém deve se perguntar por que consideram o gado pior do que o frango como fonte de alimento para tantas pessoas. Os motivos estariam apenas nas mentiras que nos contaram sobre a carne bovina não ser saudável, ou talvez por nos dizerem que ela é tão negativa quanto ao aspecto ambiental? Ou seria pelo fato de as vacas parecerem ter mais "sentimentos", pois seus grandes olhos castanhos facilitam que pensemos nelas como animais de estimação? Frango e frutos do mar são "mais limpos" porque a carne é branca e não parece sangrenta? As porções pequenas cabem na mão, e quase nunca se vendem tais carnes com ossos para nos lembrar da origem animal.

A ideia de o frango ser "mais limpo" do que a carne vermelha apresenta um notável equívoco, pois é muito mais provável que se adoeça em decorrência de um patógeno transmitido por alimentos ao comer carne de frango do que ao comer carne bovina. Frangos são mais associados com salmonela. Anualmente, esse tipo de bactéria causa 1,2 milhão de doenças, 23 mil hospitalizações e 450 mortes.[2] Em contraste, o principal problema no abastecimento de carne bovina é a *E. coli*, responsável por cerca de 96 mil doenças, 3,2 mil hospitalizações e 31 mortes nos EUA a cada ano.[3] Na ausência de uma compreensão dos sistemas naturais, talvez fique confuso por que esse é o caso, mas, simplesmente, animais de pasto são adequados para viver em grandes grupos; frangos, não. Nós, autores deste livro, já criamos galinhas/galos e, assim, afirmamos que estão longe de serem limpos. Será que as pessoas costumam ver peito de frango desossado e sem pele como tofu, um pedaço pálido de proteína?

Em seguida, subimos até a questão da espiritualidade para aqueles que optam por não consumir nenhuma proteína animal. Todos os animais são mais importantes que as plantas? O fator "intenção" de alguém o absolve do sangue inerente a toda produção de alimentos? As plantas são de fato sencientes[4], mas, mesmo que não sejam consideradas "iguais" aos animais, elas também consomem outros seres vivos para sobreviver, como vermes, besouros, abelhas e bactérias. E as plantas cultivadas em um sistema de monocultura? Produtos químicos envenenam pássaros e borboletas, tratores atropelam coelhos e ratos, e populações nativas de animais que antes viviam na terra se deslocam para vastos campos de monoculturas de vegetais. Até o cultivo da couve causa morte, seja ela cultivada com adubo sintético, seja de forma orgânica. No caso da agricultura química, o solo é a principal vítima, sendo "todo o resto" um dano colateral. O cultivo de vegetais não é humano para os coelhos. Mesmo em um sistema orgânico, há morte animal.

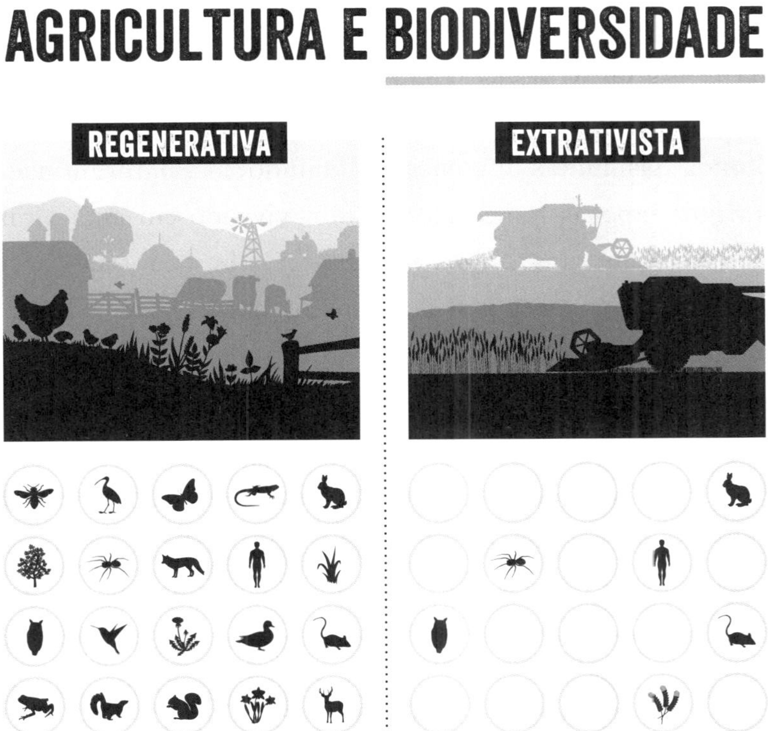

A morte é menos prejudicial para um animal se você não pretende que ocorra? Devemos nos esforçar pela adoção de uma dieta de menos prejuízo intencional ou menos dano real? É nesse ponto que a narrativa de "plantas boas, carne ruim" desmorona. O modo como a comida é produzida tem muito mais importância do que o que a comida é.

Talvez o aspecto mais fascinante e potencialmente perigoso sobre a hierarquia baseada em plantas seja este: quanto mais se aproxima do topo, mais se elimina a biodiversidade e mais se afasta da natureza. Ser respiriano implica mesmo o nirvana? Respiracionistas (ou respirianos) afirmam que, caso seja pura o bastante, a pessoa não precisa de plantas ou animais para sobreviver; basta que absorva a energia da luz solar.

Uma das principais críticas de muitas sociedades ocidentais refere-se a ela ser hierarquizada; entretanto, se encaramos a comida como um teste de nossa pureza, como não estamos criando mais uma hierarquia? Tal postura revela uma compreensão profunda das muitas diferenças no mundo? Na natureza não há hierarquia, apenas fome; não estamos vivendo em uma pirâmide; vivemos em uma cadeia alimentar. Os humanos são apenas uma parte dela, dependem de todos os outros para sobreviver. Precisamos das abelhas, dos pássaros, das cobras, dos peixes, dos pastos, dos rios. Precisamos da maior diversidade possível para prosperar. Nosso sistema alimentar industrial elimina a biodiversidade. Uma dieta que exclui animais conta com um sistema alimentar totalmente dependente de processos agrícolas industriais.

Não apenas a dieta talvez esteja equivocadamente relacionada a princípios morais, mas também o vegetarianismo moderno esteja ligado a grupos religiosos de maneiras talvez desconhecidas pela maioria das pessoas. Um dos grupos religiosos mais influentes que condenam carne no mundo ocidental é a Igreja Adventista do Sétimo Dia. Você deve se lembrar de que mencionamos esse grupo no Capítulo 4, quando analisamos importantes pesquisas sobre nutrição. Ainda que oficializado em 1863, o adventismo do sétimo dia começou como um movimento distinto quase vinte anos antes, após o chamado Grande Desapontamento do movimento milerita, quando Cristo falhou em retornar à Terra em 22 de outubro de 1844. Aos dezessete anos, Ellen G. Harmon (White) teve uma visão que explicava aquele evento. Cofundadora da Igreja Adventista do Sétimo Dia, Harmon vivenciou mais de dois mil sonhos e visões em vida, como mensageira do Senhor, compartilhando o espírito de profecia. A visão relativa à reforma da saúde de Ellen G. White em 1863 marcou o início de sua mensagem contrária à carne. Ela alegava que a dieta do Jardim do Éden fora ofertada por Deus para o homem, e ainda que a carne era um estimulante tóxico tão ruim quanto o álcool ou o tabaco, ou talvez até pior:

> Carne não é essencial para saúde ou resistência, caso contrário, o Senhor cometeu um erro ao prover o alimento para Adão e Eva antes da queda [...] O alimento cárneo tem a tendência de animalizar a natureza, de subtrair de homens e mulheres aquele amor e empatia que deveriam sentir por todos, e de dar às paixões inferiores controle sobre as faculdades superiores do ser. Se comer carne já foi saudável, agora não é mais seguro. Cânceres, tumores e doenças pulmonares são amplamente causados pelo consumo de carne.[5]

Tendo trabalhado para Ellen G. White desde os doze anos, John Harvey Kellogg também acreditava que o consumo de carne levava à masturbação – considerada na época um dos pecados mais graves*. Os cereais matinais de milho da Kellogg's foram inventados no Battle Creek Sanitarium em 1894, assim como ocorreu com os primeiros análogos de carne, Nuttose e Protose.

Sylvester Graham precedeu John Harvey Kellogg como pregador itinerante e reformador da saúde na década de 1830. Ele comparou o consumo da carne com pensamentos impuros, e a seus seguidores se credita a invenção da farinha de trigo e dos biscoitos de Graham. Sylvester Graham e outros reformadores da saúde da época abriram caminho para a crença de que uma dieta vegetariana era a melhor maneira de manter as famílias e a sociedade "puras" e evitar que as crianças se masturbassem, salvando-as assim do pecado, da cegueira e de uma morte precoce:

> A verdade da questão é simplesmente esta – uma dieta vegetal pura e bem regulada serve para eliminar ou prevenir toda luxúria sexual mórbida ou preternatural, e para persuadir e manter o instinto mais em um estado verdadeiramente natural e em estrita conformidade com a causa final da organização sexual do homem e, assim, capacitá-lo a ser casto de corpo e espírito.[6]

Sem dúvida, antes de compreendermos a teoria microbiana e de fazermos incursões no transporte seguro de carne para as cidades populosas usando refrigeração e técnicas de conservação esterilizada, é certo que algumas pessoas adoeceram pelo consumo

---

* Kellogg não apenas encorajou uma dieta vegetariana para interromper os pensamentos sexuais, como também deteve patentes de gaiolas genitais para impedir que as crianças se tocassem, circuncidou meninos sem anestesia e era conhecido por despejar ácido carbólico no clitóris de meninas encontradas se masturbando. Como extrema precaução, ele removia o clitóris e os pequenos lábios de qualquer pessoa que sofria de "ninfomania".

dela. Eliminar esse produto anti-higiênico da dieta poderia legitimamente ter melhorado a saúde de muitos. No entanto, o problema estava na carne ou se relacionava mais com a forma como era armazenada e transportada e com o que a serviam? Infelizmente, o estigma de que a carne é glutona, suja, pecaminosa, muito "máscula", causadora de doenças, tudo isso leva a um comportamento "animalístico" ainda hoje presente na sociedade secular.

Em muitas religiões orientais, considera-se há muito tempo imoral a matança de animais para obtenção de carne, ainda que muitos budistas, incluindo o próprio Dalai Lama, a consumam. Embora a evitem, não há nenhuma religião oriental que proíba *todos* os produtos de origem animal. Até mesmo os jainistas são incentivados a se tornarem vegetarianos (*não* veganos), em prol da própria saúde. No Ocidente, consideravam quase sempre evitar o consumo de carne em função da saúde, e não por questões éticas, até o século 20.

Nos Estados Unidos, ainda se perpetuam influências da Igreja Adventista do Sétimo Dia subjacentes às diretrizes de fobia de carne. Muitos dos principais autores do documento de posição oficial de 1988 sobre dietas vegetarianas, publicado pela Association of Nutrition and Dietetics, pertencem a tal igreja, mas o grupo não reconheceu esse conflito de interesses.

Quando Diana ainda era estudante de nutrição, ela ouvia repetidamente que a dieta do tipo paleo* não era saudável por "eli-

---

* A dieta paleo, ou paleolítica, ficou conhecida no Brasil principalmente pelo trabalho do autor Robb Wolf. O livro dele, chamado *The Paleo Solution*, traz evidências de que essa dieta se baseia em pesquisas em biologia, bioquímica, oftalmologia, dermatologia e muitas outras disciplinas que indicam que a nossa dieta moderna, rica em comidas refinadas, gorduras trans e açúcar, é a raiz de doenças degenerativas como a obesidade, o câncer, o diabetes, as doenças do coração, o mal de Parkinson, a doença de Alzheimer, a depressão e a infertilidade (Fonte: https://robbwolf.com/e-dieta-paleolitica/).

minar grupos de alimentos", e acrescentavam que ser vegetariano ou vegano era aceitável e bastante incentivado. O problema dessa ideia é não se basear em evidências e parecer bastante tendenciosa contra a carne porque é "ruim" consumi-la. Na verdade, vem daí o título deste livro, *A carne nossa de cada dia*. É muito comum presumir sem questionamentos que a carne vermelha é ruim. Mas, como falamos na parte destinada à nutrição, quando se analisa o valor nutricional da carne vermelha, conclui-se que é uma das melhores fontes de proteína e de vitaminas e minerais difíceis de encontrar em outros lugares.

Outro grupo com viés ideológico contra a carne que está impactando como o público obtém informações quanto à nutrição é o American College of Lifestyle Medicine (ACLM), fundado em 2004 pelo Dr. John Kelly, membro da Igreja Adventista do Sétimo Dia. No período de final de 2016 até outubro de 2018, o presidente da organização era o Dr. George Guthrie, também membro da igreja. "Para tratamento, reversão e prevenção de doenças crônicas relacionadas ao estilo de vida, o ACLM recomenda um plano alimentar baseado predominantemente em uma variedade de vegetais, frutas, grãos integrais, legumes, nozes e sementes minimamente processados", diz um comunicado de imprensa do ACLM de 2018.[7] Guthrie acredita que as principais causas de doenças cardíacas são as proteínas animais.[8]

Atualmente, o ACLM tem parceria com várias universidades, incluindo a Florida State University College of Medicine, a Loma Linda University e a University of Texas, para fornecer o "Currículo de Residência em Medicina de Estilo de Vida", e também oferece cursos *online* de educação médica contínua para profissionais da medicina, além de um programa gratuito para escolas médicas em Medicina do Estilo de Vida. Todas as recomendações nutricionais evitam proteínas animais. Podem-se encontrar palestrantes que promoverão "saúde sustentável, assistência médica sustentável", os quais afirmam que "a medicina do estilo de vida pode prevenir até 80% de todas as doenças crônicas". Os profissionais médicos que participam das conferências vão aprender como reverter doenças com dietas vegetais com baixo teor de gordura dos mais importantes escritores veganos, patrocinados por empresas de alimentos processados veganos e, é claro, pela Loma Linda University.

Existem naturalmente outros conflitos de interesse perpassando ideologia e política de saúde; por exemplo, dê uma olhada no chamado Physicians Committee for Responsible Medicine (PCRM, Comitê de Médicos para uma Medicina Responsável). Embora o nome indique que o grupo se volta a médicos, menos de 7% dos membros são formados em medicina. Liderado pelo psiquiatra e ativista vegano Dr. Neal Barnard, o grupo faz propaganda anticarne, como a revista *Good Medicine*, cujo nome soa benigno, e promove cursos de educação médica continuada para enfermeiras e médicos transmitirem aos pacientes, discutindo como todos os produtos de origem animal prejudicam a saúde. O PCRM não aconselha quaisquer produtos de origem animal para bebês, crianças e adolescentes.

Enfermeiros e médicos também podem fazer o download do Hospital Toolkit. A capa desse documento diz: "Transforme seu hospital em líder com a nova política de 'Opções de alimentos saudáveis em hospitais', da American Medical Association (AMA)". Tal texto causa a impressão de que a AMA endossa as políticas do PRCM, quando isso não é verdade. Em um comunicado de imprensa de 1991, a AMA disse que os conselhos dietéticos do PCRM "poderiam ser perigosos para a saúde e o bem-estar dos americanos".[9] O PCRM também oferece um livro gratuito intitulado *Nutrition Guide for Clinicians* (Guia de nutrição para médicos), direcionado a estudantes de medicina, e os envia para as escolas. Uma olhadela nele revela como a carne é desencadeadora de quase todas as doenças, que podem ser curadas por uma dieta vegana. O ex-presidente da AMA Dr. Roy Schwartz descreveu os membros do PCRM como "nem médicos nem responsáveis".

O maior doador do PCRM é o PETA (People for the Ethical Treatment of Animals – Pessoas pelo Tratamento Ético dos Animais), e ambas as organizações apoiam a Animal Liberation Front, que foi considerada por John E. Lewis, vice-diretor assistente no FBI, uma das "ameaças de terrorismo doméstico mais graves da atualidade". Contrariamente à percepção pública, a organização sem fins lucrativos Center for Consumer Freedom publicou documentos indicando que "funcionários do PETA mataram mais de 33 mil cães, gatos, filhotinhos de cães e de gatinhos desde 1998".[10]

Ainda que "nenhum potencial conflito de interesses tenha sido relatado pelos autores", os três especialistas responsáveis por escrever a oficial "Posição da Academia de Nutrição e Dietética: dietas vegetarianas", Vasanto Melina, Winston Craig e Susan Levin, são vegetarianos ideológicos ou veganos ou têm interesse financeiro pessoal na aceitação oficial dessa dieta.[11]

Vasanto Melina, descrita como "consultora para indivíduos que gostariam de ajustar suas dietas à base de plantas", é autora de doze livros sobre dietas veganas e vegetarianas (incluindo um sobre como criar filhos com uma dieta vegetariana e como comer uma dieta vegana crua). Além disso, pertence à International Vegetarian Union (União Vegetariana Internacional) e ministra cursos de culinária à base de plantas.

Winston Craig atua como professor de nutrição na Andrews University, uma instituição adventista do sétimo dia com a missão de "preparar profissionais dietéticos e de nutrição para o serviço na igreja, na sociedade e no mundo, bem como influenciar a comunidade em geral para ratificar o estilo de vida da religião da Igreja Adventista do Sétimo Dia, incluindo a dieta vegetariana". Craig também é autor de vários livros vegetarianos e artigos acadêmicos.

Susan Levin é diretora de educação nutricional do PCRM (Physicians Committee for Responsible Medicine), grupo ativista vegano descrito anteriormente. Ela escreve sobre a importância de alimentar as crianças com uma dieta vegana e os perigos de comer ovos. E ainda lucra com cursos direcionados a dietistas registrados para que ganhem CEUs (unidades de educação continuada) com títulos como "Eating Vegan Through the Life Stages" (Alimentação vegana nas fases da vida) (incluindo como alimentar crianças com uma dieta vegana), "The Vegan Advantage for Athletes" (O benefício vegano para atletas) e "Meat as a Risk Factor for Type 2 Diabetes" (Carne como fator de risco para diabetes tipo 2).

PERSEGUIÇÃO POR MEIO DA CARNE

Quando os governos se envolvem na exigência ou na proibição de determinados alimentos, há o risco de acontecerem coisas ruins. Nos últimos anos, na Índia, promulgaram leis mais rígidas que permitem punir o transporte ou o comércio de carne bovina. Pessoas estão sendo linchadas e espancadas por suspeita de servirem esse tipo de alimento. A crença hindu afirma que nunca se pode matar vacas sagradas, e o sentimento do atual governo indiano de direita é que os vegetarianos são bons e comer vacas é maldade.

Ao contrário do que muitos supõem, cerca de 75% dos indianos comem carne, e, em alguns estados, o número chega a quase

95%. Embora a religião oficial não seja o hinduísmo, muitos desejariam que fosse. A proibição da carne bovina na verdade é um ataque aos muçulmanos; colocar a vaca como bode expiatório é apenas um malabarismo para atacá-los.

A situação atual da Índia é uma reminiscência de como os nazistas recorreram à carne para demonizar os judeus.[12] À medida que essa comunidade prosperava, na Alemanha, do ponto de vista econômico, depois da Primeira Guerra Mundial, a propaganda nazista começou a focar o ciúme de tal sucesso no abate *kosher**, distorcendo-o como um processo incivilizado. Muitos nazistas, incluindo Hitler, eram vegetarianos (ou pelo menos se apresentavam como tal) e viam uma dieta sem carne como uma forma de pureza. Os judeus, por outro lado, a consumiam, o que era retratado como "impuro". Alguns estudiosos acreditam que essa tática elevou o partido nazista de político a espiritualizado (e, sem dúvida, mais poderoso).[13]

Estamos afirmando que aqueles que evitam carne se assemelham aos nazistas? Óbvio que não. Mas o que está acontecendo na Índia e o que aconteceu na Alemanha precisa fazer parte da seção de ética deste livro, na medida em que hoje, infelizmente, tal situação imita o avanço do movimento vegano como uma entidade progressista, não nos permitindo mais ser "primitivos" e preparando-nos para um mundo sem barbárie por meio da promessa de hambúrgueres vegetarianos de proteína produzidos em fábricas. A propaganda contrária à carne descreve os que a consomem como bárbaros e indiferentes aos animais, aos outros humanos ou ao

* Ritual de abate religioso judaico realizado por um magarefe treinado pelas leis judaicas, qualificado como Shochet. O objetivo do ritual é proporcionar a eliminação do máximo de sangue possível no sacrifício do animal, sem que este sofra. Isso é conseguido pela degola do animal ainda vivo, de forma a conferir uma rápida inconsciência e insensibilidade. (N.T.)

meio ambiente, enquanto aqueles que a eliminam da dieta são encarados como "limpos" e "puros". Esses preconceitos ideológicos contra a carne, sem evidências científicas concretas ou mesmo desprovidos de lógica, andam moldando as políticas públicas. Reiteram de modo contínuo estatísticas imprecisas por meio de artigos *clickbait** bastante influentes, e o próprio Facebook está investindo em empresas com foco em plantas. Poucos se opõem a essas mensagens, e quem o faz é quase sempre perseguido. Nós mesmos, em razão de nossa postura de que a carne é saudável, pode ser boa para o meio ambiente e que, eticamente, uma dieta que elimine os animais tem potencial de causar mais danos do que uma que os inclua, somos atacados por aqueles que dizem que consumir e produzir carne é, do ponto de vista moral, aberrante, terrível para a saúde humana, e está prestes a destruir o planeta.

POR QUE NÃO CONSEGUIMOS ENCONTRAR UM DENOMINADOR COMUM?

Se aprendemos alguma coisa com o ciclo político de 2016** é que nossas visões de mundo nos Estados Unidos se tornaram cada vez mais polarizadas. As reações variaram do rompimento de amizades nas redes sociais a violência física e ameaças de morte. Vimos a mesma energia na comunidade vegana em relação aos ex-veganos e àqueles que apoiam a criação e o abate humanitário de animais.

* O termo se refere a uma tática usada na internet para gerar tráfego online por meio de conteúdos enganosos ou sensacionalistas. Também chamado de "caça-clique". (N.T.)

** Referência à vitória dos republicanos e à eleição de Donald Trump como presidente dos EUA. (N.T.)

Embora o objetivo do veganismo foque em menos violência, infelizmente observamos alguns comportamentos horríveis desse movimento. Quando as pessoas se envolvem no fanatismo religioso, a reação em geral não é bonita. Da mesma forma, muitos ex-veganos relatam histórias sobre como perderam amigos e foram perseguidos por retomar uma dieta com carne.

Blogueiros veganos que retornam ao consumo de carne, quase sempre por problemas de saúde, muitas vezes enfrentam intensa humilhação do movimento vegano online. Jordan Younger, do blog *The Blonde Vegan*, recebeu ameaças de morte ao anunciar que seu veganismo se devia em parte a um distúrbio alimentar e que voltaria a incorporar laticínios à própria dieta.[14] Yovanna Mendoza, outra ex-vegana influenciadora de mídia social, tinha baixos níveis de ferro, deixou de menstruar e enfrentou graves problemas digestivos, porém, quando reincorporou peixe e ovos em um esforço para recuperar a saúde, sua comunidade reagiu com ódio. Vídeos regados a lágrimas são frequentes entre ex-vloggers veganos, que apenas tentam se salvar de uma dieta que os destruiu.[15] Infelizmente, em vez de sentir compaixão alheia, perceber que nem todos conseguem prosperar sem produtos de origem animal e permitir que eles cuidem de si mesmos, muitos na comunidade vegana os rejeitam, alegando que não estavam fazendo o veganismo "com empenho suficiente", e que qualquer um que consome carne merece ser rotulado de assassino. Como membros da comunidade paleo, nós, ambos os autores, afirmamos que nunca vimos esse tipo de comportamento quando um blogueiro paleo fez dieta cetogênica*, por exemplo, ou decidiu eliminar ovos ou comer um pouco de sorvete.

* Tipo de alimentação terapêutica que tem alimentos ricos em lipídios, moderação de proteínas e presença menor de carboidratos, ou seja, é re-

Talvez ainda mais perturbador seja quando ativistas veganos invadem e vandalizam casas e negócios de fazendeiros e açougueiros. Por todos os Estados Unidos, Reino Unido e Austrália, espalham-se relatos de ameaças de morte, destruição de propriedades e coisas piores.[16] Quando uma escola técnica anunciou que Meredith Leigh, uma jovem mãe especialista em carnes, ministraria uma aula sobre abate humanitário, ela recebeu ameaças de morte contra seu recém-nascido.[17] Tal ocorrência (compreensivelmente) a levou a desistir da aula – que acabou acontecendo mesmo assim, e com frequência recorde.

Outro aumento não intencional nas vendas veio dos proprietários do The Local Butcher, em Berkeley, Califórnia. Eles adquirem toda a carne de fazendas que visitam pessoalmente para garantir os melhores padrões de bem-estar animal, e listam os produtores em seu site. Manifestantes veganos do grupo Direct Action Everywhere fizeram piquetes por semanas, cobertos com sangue falso e embrulhados em plástico para parecer carne, antes que os proprietários enfim atendessem às suas demandas. As suas opções eram virar um "açougue vegano" (já havia um na cidade), parar de ministrar cursos (a que eles se opunham, pois a educação é fundamental no que entendem como missão) ou colocar uma placa na janela para sempre.

Eles optaram pela placa, em que se lê: "Atenção: a vida dos animais é um direito que lhes pertence. Matá-los é violento e injusto, não importa como seja feito". O caso atraiu a atenção da imprensa internacional, e a loja faturou seu melhor mês de vendas de todos os tempos.[18] Enquanto isso, na França,

---

comendado o aumento da ingestão de alimentos gordurosos e a redução do consumo das fontes de proteína e, principalmente, carboidratos. (N.T.)

os açougueiros agora pedem proteção contra extremistas veganos, que andam praticando atos de vandalismo nos açougues. "Se eles não querem comer carne, é um direito que lhes cabe", disse Didier Tass em uma entrevista à NPR, "mas impor suas crenças aos outros é como uma ditadura. Imagine que você trabalha vinte anos construindo seu negócio e então alguém aparece e o vandaliza?"[19]

Em nossa sociedade cada vez mais dissociada e polarizada, o amor ao próximo saiu pela janela na violenta batalha entre "nós" e o inimigo, "eles". Esses extremistas veganos de moral religiosa parecem incapazes de encontrar um aliado na luta contra o sistema alimentar industrializado. A ideologia contra a carne é intensa e muitas vezes pode se transformar na visão de mundo de alguém, em vez de uma simples preferência alimentar.

Infelizmente, isso significa que, mesmo vendo a deterioração de sua saúde, muitos veganos se recusam a acreditar que a causa seja a dieta. Como analisamos na seção sobre nutrição, surgem consequências bem prejudiciais decorrentes da eliminação da carne da dieta, embora alguns sejam capazes de lidar com ela melhor do que outros. De novo, ainda que respeitemos o fato de ser uma escolha pessoal, a postura moralmente superior demonstrada por alguns adeptos da dieta sem carne sintetiza, na verdade, uma visão ingênua de como os alimentos são produzidos e, nesse caso, de como a natureza funciona. A vida não acontece sem morte, independentemente de você querer que isso ocorra.

Qualquer pessoa com um mínimo de consciência reconhece os horrores da pecuária industrial. O consumo de uma carne melhor deveria ser o objetivo de todos nós, sobretudo considerando os argumentos ecológicos e de saúde para animais bem manejados. E como um sistema alimentar verdadeiramente sustentável requer insumos de origem animal, de pouco vale atacar aqueles de nós que lutam por uma carne melhor. O inimigo está na agricultura industrial e na *junk food* hiperpalatável com prazo de validade infinito, não na família de fazendeiros que quer criar seus animais no pasto. Vamos unificar a comunidade de comida de verdade.

CAPÍTULO 15

POR QUE CONSUMIR ANIMAIS SE CONSEGUIMOS SOBREVIVER APENAS COM PLANTAS?

Uma voltinha casual pelos corredores de uma loja de alimentos de produtos naturais revelará uma miscelânea de proteínas em pó, hambúrgueres à base de plantas e outros produtos veganos – "comida com a qual você consegue se sentir bem". E são todos comercializados como alternativas mais saudáveis, sustentáveis e moralmente superiores à carne.

Embora compreendamos que pode *soar* errado matar um animal para consumi-lo, esperamos ter evidenciado que o argumento emocional é simplesmente ilógico ao considerarmos as implicações ambientais e nutricionais da eliminação de animais de nosso sistema alimentar. Como mostramos nos últimos capítulos, criar uma hierarquia apontando alimentos bons ou ruins para ingerir é um ato de egocentrismo extremo.

Também achamos bastante antiético dizer a outra pessoa que ela está sendo imoral quando consome comida tradicional rica em nutrientes, só porque você não aprecia a ideia de comê-la. Mesmo bem-intencionada, essa posição pode se tornar uma forma sutil de elitismo.

Embora seja verdade que uma dieta baseada em plantas até *pode* fornecer aos seres humanos toda a nutrição de que precisam, o fato de requerer suplementos apresenta muitos problemas, sobretudo para crianças e pessoas carentes. Os pobres marginalizados dos países em desenvolvimento receberão suplementos de B12, zinco e ferro? E quanto às comunidades rurais e às famílias de baixa renda?

COMER "MENOS CARNE" É UMA OPÇÃO VIÁVEL PARA TODOS? EVITAR CARNE É UMA ESCOLHA PRIVILEGIADA?

A opção de sair do sistema de carne mudará a forma como os animais são criados? As campanhas "Coma menos carne" e "Segunda-feira sem carne" estão ajudando nossa saúde e o meio ambiente? Certamente, são eficazes em perpetuar o mito de que toda carne é insustentável e má para a saúde, mas estão mudando nossos métodos de produção? Ou talvez estejam apenas ofuscando a discussão.

Na verdade, como já vimos, uma dieta sem carne desencadeia significativas deficiências vitamínicas. Com 1,62 bilhão de pessoas em todo o mundo sofrendo de anemia e sendo a carne vermelha nossa melhor fonte de ferro biodisponível, precisamos rever com toda a honestidade como difamamos a carne por motivos de saúde.

A campanha "Segunda-feira sem carne", que recentemente invadiu as escolas públicas de Nova York, levanta sérias preocupações. Primeiro, os ativistas estão usando a carne como bode expiatório nutricional. Ao eliminá-la às segundas-feiras, a campanha incentiva mais de 1,1 milhão de alunos no maior distrito escolar do país a acreditar que alimentos de origem animal, ricos em nutrientes, não são saudáveis e prejudicam o meio ambiente. A grande maioria dessas crianças vive sem segurança alimentar, 10% delas são sem-teto e aproximadamente 75% qualificadas para merenda escolar gratuita ou a preço reduzido. Um aspecto poderoso e muitas vezes negligenciado se refere à nutrição adequada na infância – carne e produtos de origem animal devem, sem dúvida, ocupar o centro do palco. No Capítulo 6, discutimos o único estudo que procurava suplementar crianças em risco com mais carne, e aquelas que a receberam conquistaram um nível de desempenho acadêmico, comportamental e físico mais elevado. E, conforme mencionamos, excluir toda a carne do sistema alimentar dos EUA eliminaria as emissões de GEE em apenas 2,6%, ao mesmo tempo que aumentaria as deficiências nutricionais. Dada essa informação, faz sentido a redução da carne para essas crianças?

Seriam os hambúrgueres o problema nas escolas públicas, ou poderiam ser ironicamente outros produtos "à base de vegetais" como batatas fritas, pizza, salgadinhos e biscoitos? É correto que esses programas publiquem desinformações contra a carne nas escolas, dizendo a muitas crianças com insegurança alimentar que abrir mão da carne é certo?

É importante parar por um minuto e conscientizar-se de que aqueles com a opção de evitar alimentos ricos em nutrientes só conseguem fazê-lo se bem alimentados. Evitar carne constitui um privilégio que muitas pessoas não têm. A maior parte da população mundial não consegue descartar uma opção alimentar nutritiva. Em muitos lugares, é inviável que a nutrição adequada seja obtida apenas de plantas, pois só os animais podem prosperar no ambiente local. Se você se lembra da seção ambiental, terras agrícolas de alta qualidade, com água adequada para produzir vegetais, não estão disponíveis em todos os lugares.

EM MUITOS PAÍSES EM DESENVOLVIMENTO, A PECUÁRIA É FUNDAMENTAL

No livro *Defending Beef* (Em defesa da carne bovina), Nicolette Hahn Niman também aponta o importante conceito de que os animais domésticos são de grande importância em termos de nutrição e segurança alimentar nos países em desenvolvimento. Muitas pessoas que vivem na miséria dependem do gado, e a eliminação dos animais do sistema alimentar aumentaria a fome e a pobreza, levando mais pessoas a dependerem do governo para assistência alimentar. "Em contraste com a agricultura, cuja produção é esporádica, sazonal e perecível, o gado é um bem mantido por curtos ou longos períodos de tempo e rapidamente convertido em alimentos ou dinheiro quando necessário." Uma vez que a agricultura requer não apenas terra de qualidade, mas também colheita em um momento específico, acaba tornando-se uma fonte de alimento incerta e muito menos confiável. Os animais também são transportáveis – pense na relevância disso para alguém desprovido de dinheiro para possuir terras. E mais, também exigem menos atenção e recursos do que a agricultura e se reproduzem por conta própria (não há necessidade de comprar sementes de grandes multinacionais!). Nutricionalmente, essas pessoas também se beneficiam imensamente pela inclusão na dieta de produtos de origem animal.

Mais de 820 milhões de pessoas sofrem de fome, e as deficiências nutricionais são uma séria preocupação mundial. Cerca de metade dos 767 milhões de pessoas que vivem em extrema pobreza depende da criação de animais para alimentação ou renda. Portanto, é ético dizer a uma pessoa faminta ou pobre criadora de carne que ela deve evitá-la porque um ocidental bem alimentado não acha que está certo? Será que alegar superioridade moral sobre aqueles que consomem carne pode ser em si um ato de extremo privilégio e um insulto a todas as pessoas de culturas que tradicionalmente consomem produtos de origem animal?

Quando defendemos que pessoas desistam da carne de modo global, muitas vezes nem sequer lhes recomendamos que preencham essa lacuna nas respectivas dietas com alimentos nutritivos. Qual a fonte de alimento mais acessível? Como vimos, são aqueles com carboidratos processados. Em vez de nos preocuparmos com a quantidade de carne que todos comerão, precisamos nos preocupar *muito* com a quantidade de *junk food* que ingerem. Uma dieta rica em grãos refinados (por exemplo, alimentos processados) acaba se tornando o maior contribuinte nutricional para o diabetes na China.[1] Lá as cadeias de *fast-food* registram uma taxa de crescimento de 11,1% ao ano, um mercado de 175 bilhões de dólares em 2018.[2] A Yum China Holdings, proprietária da KFC, Pizza Hut e Taco Bell, planeja mais quinze mil restaurantes na China nos próximos quinze anos. Segundo a Organização das Nações Unidas para Agricultura e Alimentação, arroz, milho e trigo compõem mais de 50% de nossa alimentação, e 75% de nossa dieta vêm de apenas doze culturas.[3]

Um estudo de caso interessante sobre o que acontece quando se substituem carne e gordura por alimentos processados envolveu a população nativa do Ártico, chamada yamalo-nenets. Em decorrência de várias mudanças no ambiente onde vivem e no estilo de vida, as dietas se voltaram à inclusão de carboidratos baratos e altamente processados, como macarrão embalado, enquanto antes comiam poucos carboidratos e dependiam de gordura e carne como fonte primária de calorias. Essa mudança gerou aumentos impressionantes de obesidade e doenças crônicas nunca antes vistos nessa população que, tradicionalmente, consumia sobretudo carne de veado e peixe.[4]

No norte de Quebec, funcionários do governo disseram que trabalharam em estreita colaboração com pessoas de Nunavik para elaborar um guia de alimentação culturalmente apropriado. Uma olhada no "iglu alimentício" dentro do Nunavik Food Guide (escrito por nutricionistas canadenses) já nos revela o quanto estamos errados. Seria difícil criar uma metáfora perfeita para todo o desastre nutricional. Aconselham a ingestão de sete a dez porções do grupo "vegetais, frutas vermelhas e outras frutas", o que inclui suco de laranja, banana, melancia e uva. No guia, um tipo de cereal matinal está na lista de grãos recomendados para consumo de seis a oito vezes ao dia. Bem, no topo do iglu alimentício, na categoria mais baixa, estão os alimentos mais tradicionais de sua cultura – e o guia recomenda que o consumo ocorra apenas de duas a três vezes por dia.[5]

A *Nunavik Inuit Health Survey 2004* mostra que cerca de 60% da população adulta está com sobrepeso ou obesidade, o que representa um aumento acentuado em relação à pesquisa anterior de 1992. A ingestão de alimentos tradicionais, obtidos pela pesca e caça, caiu para apenas 16% de ingestão calórica em 2004, em comparação com 21% em 1992. A anemia por deficiência de ferro afeta mais da metade das mulheres não grávidas em Nunavik. O índice de ferro de mulheres em idade fértil e mulheres grávidas também é considerado crítico, situação com potencial de gerar problemas significativos no desenvolvimento dos bebês. Curiosamente, nas diretrizes, instruem a população a comprar carnes magras como frango e peru, mas também informam que a carne de foca (definitivamente desprovida de baixo teor de gordura) é uma das melhores fontes de ferro.

Um estudo com 245 crianças em dez comunidades de Nunavik mostrou que, embora os alimentos tradicionais – sobretudo renas e trutas do ártico – contribuíssem com uma porcentagem muito baixa da ingestão total (apenas 2,6%), aqueles que os consumiam eram mais bem nutridos e, ao mesmo tempo, consumiam menos calorias totais e carboidratos.[6] Esses alimentos lhes forneciam proteínas, ácidos graxos ômega-3, ferro, fósforo, zinco, cobre, selênio, niacina, ácido pantotênico, riboflavina e vitamina B12. Portanto, por que estamos recomendando suco de laranja e outros alimentos tropicais, ricos em açúcar e relativamente pobres em nutrientes, e colocando seus alimentos tradicionais na categoria vermelha, quando estão entre os mais ricos em nutrientes e de menor caloria disponíveis para os seres humanos? Isso é ético? Sustentável?

O CICLO DA VIDA

Desejar acabar com a pecuária industrial é uma meta fantástica que apoiamos plenamente. Almejar "menos dano" também é importante. No entanto, quando nos recusamos a aceitar o funcionamento da natureza e tentamos eliminar os animais de nosso sistema alimentar, ele entrará em colapso. Um sistema alimentar resiliente requer o máximo de vida possível, o que implica animais *e* plantas. A vida se alimenta da morte. Removê-la significa remover o ciclo da vida. Não podemos ignorar as leis da natureza. Dependemos de todos os seres vivos, entretanto, gostamos de pensar que conseguimos sobreviver de alguma forma com menos vida ao nosso redor.

Muitas pessoas têm razões pessoais para não consumir carne. No entanto, argumentos ambientais, nutricionais, de senciência e de menor dano parecem, na melhor das hipóteses, frágeis. Carne de laboratório, carne falsa e outras proteínas "limpas" não são, de fato, opções melhores. Em vez disso, a resposta deveria estar na fotossíntese, respeitando os ciclos naturais e incrementando a biodiversidade.

Em um planeta sem humanos, haveria muito *mais* vida. Se nos destruíssemos, a vida na Terra se perpetuaria. Animais continuariam comendo plantas e outros animais; o ritmo da natureza seguiria seu curso. Nossas decisões sobre o tipo de impacto que desejamos exercer no planeta determinarão se os humanos farão parte do futuro da Terra.

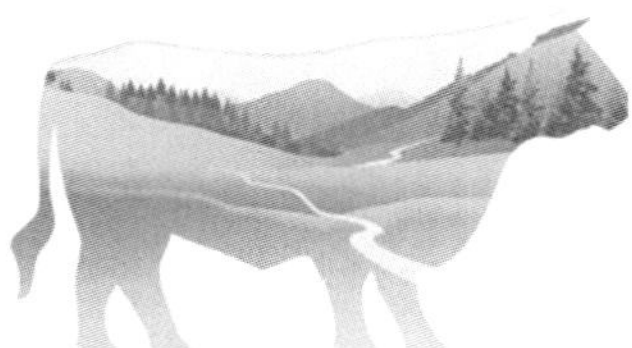

PARTE 4

O QUE PODEMOS FAZER?

CAPÍTULO 16

ALIMENTAR O MUNDO

Acreditamos ter apresentado um argumento sólido quanto à dificuldade de alcançar uma saúde ideal com uma dieta exclusivamente à base de plantas, em especial nas populações muito jovens, muito velhas e em risco, como minorias pobres e marginalizadas. Para os bem-afortunados de vinte a trinta e poucos anos, que têm o privilégio de eliminar alimentos ricos em nutrientes como a carne vermelha, uma dieta baseada só em plantas pode funcionar durante o apogeu da vida. Vale dizer que talvez até haja benefícios à saúde em relação aos alimentos industrializados hiperpalatáveis, mas esse tipo de dieta não se constitui na única opção, e é improvável que seja a melhor.

Também argumentamos que um sistema alimentar desprovido de insumos animais é insustentável, pois depende de fertilizantes sintéticos (e uma série de agroquímicos relacionados) que estão arrasando nosso solo. Quanto à questão ética, exploramos o princípio do menor dano e o fato de toda vida se alimentar de vida. Uma dieta vegana não é uma dieta sem sangue e pode até destruir mais vidas do que um modelo regenerativo centrado no pasto. Embora cada um desses temas deva primeiro ser considerado isoladamente, eles precisam ser amarrados em nome de uma consideração do conjunto.

Talvez a manifestação final dessa análise holística seja o tema referente a alimentar o mundo.

Se nosso sistema alimentar (1) adoece tanto as pessoas que os custos com a saúde levam à falência as economias globais e (2) destrói a camada superior do solo de tal forma que não conseguimos mais produzir alimentos, então, por definição, é insustentável. Acreditamos com toda a firmeza que um sistema alimentar sustentável se caracteriza por alimentar bem a população e resistir ao teste do tempo.

Antecipamos aqui seu questionamento: *Tudo isso parece ótimo, Diana e Robb, mas conseguimos alimentar o mundo dessa maneira?* Por favor, espere mais algumas páginas, pois a questão é bastante complexa. Vamos considerar mais alguns aspectos antes de nos aprofundarmos em como alimentar o mundo...

O QUE É UMA PRODUÇÃO DE ALIMENTOS EFICIENTE?

Avaliam-se muitos processos de acordo com a "eficiência", como se acontecessem em um universo próprio. A verdadeira eficiência pode não ser o rendimento máximo absoluto obtido de uma colheita de milho, mas sim a maximização de uma série de produtos alimentícios saudáveis e nutritivos, a redução na produção de calor de solo estéril e a melhor retenção de água e carbono – para citar apenas alguns exemplos. Não conseguimos ver como produtos como carne de laboratório ou alternativas de carne à base de plantas ultraprocessadas (o dobro do preço da carne a pasto), dependentes de monoculturas quimicamente cultivadas, melhorem a função do ecossistema e sequestrem carbono.

Além de considerarmos o potencial de produção de alimentos de determinada abordagem, devemos também observar as questões energéticas e as externalidades quase sempre negligenciadas desses processos. Se a discussão não tiver essas nuances, as soluções propostas talvez até soem atraentes, mas muitas vezes perdem efeitos em cadeia e externalidades.

QUANTAS PESSOAS A TERRA CONSEGUE AGUENTAR?

Algumas estimativas sugerem que a capacidade de carga da Terra é tão somente de três milhões de pessoas. Capacidade de carga é o número teórico de pessoas que nosso planeta pode sustentar indefinidamente. Estima-se que a população global em 10.000 a. C. ficava entre um e quinze milhões. Projeções recentes colocam o número (um tanto inconvenientemente) em sete bilhões. Na realidade, ninguém conhece esse número, e otimistas e pessimistas provavelmente poderiam se beneficiar de uma dose de sinceridade.

Ironicamente, o fator mais preocupante na história da mudança climática – os combustíveis fósseis – continua um problema, sobretudo em razão de os preços despencarem com o tempo. Realizaram-se várias previsões do auge do petróleo, apenas para retrocederem sem efetivação. Este é um ponto não trivial: desde a década de 1960, determinados campos emitiram o alerta de que estamos destinados a ficar sem petróleo em breve, e, quando isso acontecer, a economia global entrará em colapso. No entanto... o dia em que deveríamos ficar sem petróleo parece nunca chegar. Ainda que ele seja um recurso finito, todas as previsões científicas até agora se mostraram erradas. Silenciosamente, a narrativa mudou; agora, alguns sugerem que dispomos de petróleo demais.[1]

O aspecto central desse cenário está no fato de os profetas do juízo final não produzirem uma boa impressão. Os autores se encontram na posição desconfortável de quase sempre estar no campo "otimista", reconhecendo que liberdade, inovação e comércio fizeram mais para melhorar a sorte da humanidade do que qualquer oligarquia ou ditador bem-intencionado jamais fez. Dito isso, vemos algumas áreas de desafio diante de um sistema alimentar que adoece nossa população enquanto destrói nosso solo.

Aqueles que se posicionam contra a carne expressam preocupações sobre quanta comida é desviada das pessoas para o processo "ineficiente" de alimentar animais (como mostramos nos capítulos anteriores, isso é não apenas uma deturpação, mas também um falso pretexto. Se as pessoas estivessem mesmo preocupadas com esse assunto, fariam piquetes em fábricas de etanol e álcool, não nas fazendas de pecuaristas). A preocupação sobre como alimentar o mundo está bem colocada, mas, de novo, dentro dos campos contrários à carne não é difícil encontrar proponentes vocais do controle draconiano da população. Aparentemente, há muitas pessoas no mundo, e a "ciência está consolidada". Mas qual é o verdadeiro problema: muita gente ou pouca comida? Além do mais, ninguém dessa área parece abordar os fatores que *reduzem* as taxas de natalidade: direitos de propriedade sólidos, sistema legal (razoavelmente) transparente e população bem informada, em especial mulheres.[2] Esse processo, apesar de estudado e validado, não aparece em lugar algum dos aspectos norteadores da discussão do grupo contra a carne. Por quê?

Aqui descrevemos de uma maneira meio prolixa que afinal ninguém conhece a capacidade de carga da Terra. Sem dúvida, é uma informação relevante, mas talvez não seja prudente elaborar um grande projeto de engenharia sociopolítica sobre um processo infinitamente complexo.

DEVEMOS PRODUZIR "RAÇÃO" OU COMIDAS NUTRICIONALMENTE DENSAS?

Um artigo publicado na *Nature* (dezembro de 2018) analisou as atuais deficiências nutricionais em todo o mundo, por país. Como resultado, estamos muito bem na produção de carboidratos, mas não tão bem quanto a proteínas e outros micronutrientes.[3] Precisamos parar de pensar na produção de calorias e começar a pensar na produção de nutrientes. Os pesquisadores descobriram que continuaremos capazes de produzir "alimento" humano suficiente até 2050, mas em um artigo de opinião no *Washington Post*, o coautor Gerald C. Nelson, professor emérito da University of Illinois em Urbana-Champaign e ex-pesquisador sênior do International Food Policy Research Institute (IFPRI), afirmou o seguinte:

> Nosso sucesso com carboidratos, no entanto, apresentou uma séria desvantagem: uma praga mundial de obesidade, diabetes e outras doenças relacionadas à dieta. A Organização Mundial da Saúde relata que, em 2014, havia 462 milhões de adultos abaixo do peso em todo o mundo, mas mais de seiscentos milhões eram obesos – quase dois terços deles em países em desenvolvimento. E a obesidade infantil está aumentando muito mais rapidamente nos países mais pobres do que nos mais ricos. Enquanto isso, a escassez de micronutrientes, como a deficiência de vitamina A, já está causando cegueira em algo entre 250 mil e 500 mil crian-

ças por ano, e matando metade delas decorridos doze meses da perda de visão. A deficiência dietética de ferro, zinco, iodo e ácido fólico desencadeia efeitos devastadores na saúde. Essas estatísticas apontam para a necessidade de se enfatizarem outros nutrientes além dos carboidratos em nossas dietas.[4]

Mudar o foco da nossa discussão sobre segurança alimentar de "calorias" para "segurança de nutrientes" significa um sério questionamento sobre como fornecer alguns dos nutrientes mais relevantes. Afinal, não solucionaremos as epidemias de diabetes e obesidade com mais arroz, milho e trigo. O sistema alimentar defendido por nós, com animais de pastagem mais bem manejados, é mais denso em nutrientes e melhor para o meio ambiente.

QUAL A PEGADA AMBIENTAL DE UMA DIETA DE "RAÇÃO"?

Usando uma abordagem de análise do ciclo de vida, um estudo recente que englobou sessenta mil famílias no Japão descobriu que o consumo de carne não era o principal indicador de altas pegadas de carbono relacionadas a alimentos.[5] Os grupos de famílias com pegadas mais elevadas consumiam mais peixe, vegetais, álcool e alimentos açucarados, e comiam em restaurantes com mais frequência. O consumo de carne atuou como um contribuinte muito menor em comparação com o infrator mais flagrante: comer fora de casa.

Quando as pessoas se posicionam contra a carne vermelha, um alimento de verdade rico em nutrientes, significa que se configura aí um passe livre para alimentos ultraprocessados e pobres em nutrientes, responsáveis por tantas doenças? Quais são as outras consequências de uma dieta pobre? Quais os cuidados do diabetes, por exemplo?

Só nos Estados Unidos, a necessidade de uma a quatro injeções de insulina por dia para o tratamento de diabéticos resulta em treze milhões de agulhas e seringas por dia. Devemos considerar ainda lancetas, tubos de bomba de insulina, tubos de monitoramento contínuo de glicose e dispositivos de infusão. Na maioria das vezes, tudo isso é descartado no vaso sanitário. Ainda que inexista um programa nacional para descarte seguro de agulhas, os pacientes podem enviar resíduos médicos para uma instalação de recuperação de materiais onde serão separados. O que não pode ser reciclado é levado para um aterro sanitário. Durante o custoso processo de triagem, os trabalhadores correm alto risco de lesões causadas pelas agulhas (atualmente, não há um sistema para rastrear o número de lesões ou infecções relacionadas a essa situação).[6]

A insuficiência renal pode ser resultante do diabetes, o que desencadeia a necessidade de hemodiálise, processo de substituir artificialmente a função renal para filtrar o sangue, pois os rins não mais conseguem exercer essa função. Tal condição requer grandes quantidades de água, suprimentos médicos e energia. Nos EUA, 450 mil pessoas recorrem ao tratamento. Um paciente típico em diálise usa cerca de dezoito mil litros de água, de 800 a 925 quilowatts-hora de energia por ano, e produz mais de três milhões de toneladas de resíduos médicos.[7]

Embora existam poucos artigos que considerem todo o ciclo de vida para a análise do impacto ambiental total dos resultados de uma dieta ruim, provavelmente conseguimos imaginar os altíssimos custos de uma doença como o diabetes tipo 2. Consideremos também a grande quantidade de gaze e outros materiais necessários para tratar as amputações e feridas abertas causadas pelo diabetes, e o transporte necessário para idas frequentes ao hospital. Tais serviços exigem pessoal, energia, antibióticos, grandes quantidades de plástico e tempo de folga dos cuidadores familiares. Se tivéssemos uma população mais saudável que se alimentasse bem, muito desse cenário seria minimizado.

Portanto, ainda que os hospitais agora estejam propagando a redução do consumo de carne como um passo ambientalmente positivo, considerando-se que a maioria dos pacientes internados requer mais densidade de nutrientes e proteínas para se recuperar, talvez o foco primordial deva ser ajudar as pessoas a melhorar suas dietas e estilos de vida ruins e, assim, evitar tais lugares. Mas, cinicamente, onde fica o lucro? Na realidade, reduzir a ingestão de carne nos hospitais economiza muito dinheiro, e suspeitamos que os hospitais priorizem resultados financeiros em detrimento da saúde geral da nossa população.

A narrativa apresentada pelos defensores da nutrição com fobia à carne coloca a culpa de todo esse custo e miséria quase exclusivamente em produtos de origem animal. No entanto, esses são produtos que as pessoas estão consumindo menos, não mais. E não esqueçamos que, em ensaios controlados (DIETFITS, A TO Z e outros), as dietas que incluíam carne, ou com baixo teor de gordura ou baixo teor de carboidratos, mostraram uma reversão da resistência à insulina e do diabetes tipo 2 desde que se reduzisse o consumo de alimentos refinados.

CARNE DE LABORATÓRIO E OUTRAS CARNES ALTERNATIVAS SÃO SOLUÇÕES VIÁVEIS?

A carne de laboratório tem mais a ver com propriedade intelectual e lucros do que com saúde, ética ou meio ambiente. Convém aos fabricantes que muitos dos movimentos de dieta baseada em plantas estejam subjacentes a eles, pois assim se tem a ilusão de que esses alimentos são "limpos" – sejam eles quais forem, são tudo, menos "verdadeiros". As alternativas à carne constituem maneiras de processar ingredientes crus e obter mais lucros com práticas agrícolas altamente destrutivas. Também deveríamos questionar a ética das pessoas que dão força a um sistema que requer tantos insumos químicos, arruína a saúde do solo e aumenta a distância entre elas e os produtores de alimentos.

No final das contas, não vemos a carne produzida em biorreatores como uma vitória para ninguém, exceto para aqueles que a fabricam. Os agricultores ainda estão recebendo taxas baixas por suas *commodities* enquanto destroem o solo, precisa-se de mais energia para transformar soja e milho em carne do que pode ser feito com um animal na natureza, e ainda agimos em nome do "menor dano"? Lembra-se do "Mundo de capim" do Capítulo 7? A carne de laboratório está no caminho oposto da direção que temos de seguir.

Felizmente, conhecemos biorreatores naturais autorreplicantes que transformam alimentos que não podemos comer e terra que não podemos cultivar em proteínas densas em nutrientes, aumentando a biodiversidade, melhorando a capacidade de retenção de água do solo e sequestrando carbono...

TEMOS A TERRA NECESSÁRIA PARA QUE TODA A CARNE SEJA PRODUZIDA A PASTO?

Agora que abordamos como nosso sistema atual e muitas das soluções propostas não são mais saudáveis nem melhores para o planeta, chegamos à questão fundamental: temos terra disponível? Diana consultou alguns especialistas da área, incluindo o Dr. Allen Williams, consultor de ecossistema e saúde do solo, agricultor e ex-professor de agricultura que defende a agricultura regenerativa. Também conversou com o Dr. Jason Rowntree, do estado de Michigan, Jim Howell, da Grasslands, LLC, e o Dr. John Ikerd, escritor prolífico, economista agrícola e professor emérito aposentado da University of Missouri.

Lembremos que estamos comparando a monocultura industrial com a agricultura regenerativa, cujos impactos na terra são drasticamente diferentes. Mesmo que necessitemos de mais terra para produzir carne a pasto bem manejada, podemos argumentar que a solução regenerativa é mais inteligente para o nosso futuro do que a química. Em uma conferência recente sobre carne a pasto, Rowntree disse: "**Prefiro ter 2,5 acres de agricultura regenerativa do que um acre de agricultura extrativa**".

Pense nisso por um momento.

Certo, vamos nos aprofundar em que tipo de acres precisaríamos nos EUA para todo o nosso rebanho bovino no pasto. No experimento mental em que estamos prestes a embarcar, os números aproximados sem dúvida podem ser contestados, mas aqui está um bom momento para o início de uma discussão. Se você lembra quando observamos o ciclo de vida do gado de corte, todos eles começam pastando e são terminados em confinamento ou no pasto. Se olharmos para a quantidade atual de pastos ociosos, subutilizados e terras cultiváveis que seriam liberadas da produção de grãos em um cenário apenas de gramíneas, a resposta à nossa pergunta é sim. Nós temos terra para que todo o nosso gado de corte atual seja criado a pasto nos EUA. Veja como:

Para terminar o gado com uma estrutura corporal moderada, levando-o de 350 a 550 quilos, precisa-se em média aproximadamente de um acre por animal em pastagem produtiva, presumindo um ganho de peso de quase um quilo por dia durante seis a sete meses; administradores lançam cerca de onze quilos por dia para cada novilho. Nos Estados Unidos, existem aproximadamente 29 milhões de bovinos terminados em confinamento por ano (incluindo aí os mercados doméstico e de exportação).[8]

Se estivéssemos terminando a pasto todo o gado de corte produzido anualmente nos Estados Unidos, poderíamos reduzir o número de 90 a 94 milhões de acres de milho plantados. Aproximadamente entre 36% e 40% da safra atual de milho vai para a alimentação do gado (bovinos, suínos e frangos), e o restante é usado principalmente para xarope de milho com alto teor de frutose e etanol, enquanto o gado consome grãos secos de destilaria, um subproduto da produção de álcool, incluído no percentual destinado à "pecuária". A questão é que converter os acres de cultivo em pasto não representa nenhuma ameaça à segurança alimentar. Como mencionamos no Capítulo 10, apenas de 10% a 13% da dieta típica de um novilho de corte é de grãos.

Tudo bem, retomemos os números. Se pegarmos apenas quinze milhões de acres de campos de milho e os considerarmos produtivos (afinal, já foram campos prósperos), cada um deles tem capacidade de produzir 1,25 novilho por acre. Ao todo, esses hectares somam 18,75 milhões de cabeças de gado.

Além de converter alguns de nossos acres de milho de volta a pastos, ainda existem mais de quinhentos milhões de acres de pastos de propriedade privada nos EUA[9], e muitos especialistas com quem conversamos estimam a utilização de apenas 30% de tal capacidade. Isso deixa um enorme potencial para um melhor manejo do pasto. Se fôssemos capazes de usar apenas 10% (cinquenta milhões de acres) e com toda a prudência presumíssemos que esse valor produziria apenas dez milhões de cabeças de gado, agora chegaríamos a 28,75 milhões de cabeças de gado que podemos terminar a pasto.

Curiosamente, também existem outras oportunidades para a terra. Se pudéssemos pastar apenas 30% dos atuais vinte milhões de acres de terra bloqueados no Conservation Reserve Program, que paga aos agricultores que permitem o crescimento da terra em pousio*, essa terra que hoje é impossível de ser cultivada, exceto em caso de emergência, poderia nos dar mais seis milhões de acres. Mesmo que não seja tão produtiva quanto a antiga lavoura, ainda poderia produzir aproximadamente quatro milhões de bovinos de corte, aumentando nosso número para 32,75 milhões de bovinos terminados a pasto, o que é mais do que o atual rebanho de corte terminado em confinamento.**

Entretanto, como o gado terminado a pasto não recebe uma dieta de alta energia (em comparação com o confinamento), suas carcaças são em geral de 20% a 30% mais leves. Embora uma das razões se assente no corte excessivo de gordura, devem-se levar em conta as diferenças de produtividade. Portanto, hipoteticamente, precisa-se de 30% a mais de vacas.

No entanto, especialistas em práticas de pecuária regenerativa, como Jim Howell, relatam um aumento nas taxas de lotação (o nú-

---

* O pousio respeita as condições naturais da terra, as particularidades dos alimentos e o local onde eles estão plantados. A técnica impede o desgaste do solo – já que, após o plantio de uma cultura por determinado período, há um descanso estratégico da plantação para que o solo consiga se recuperar adequadamente. (N.T.)

** Um benefício decorrente de permitir o cultivo dessa terra de forma regenerativa seria o aumento do habitat da vida selvagem, da saúde do solo e da função geral do ecossistema. Por que não ter uma "servidão permanente de uso da terra" em todas que entram no programa CRP, que permite o pastoreio regenerativo e proíbe a lavoura e a produção agrícola?

mero de animais que a terra suporta) de 50% a 100%. Se considerarmos um incremento cauteloso de 30% na produtividade desde o pastoreio típico até um manejo mais bem-feito, isso explicará o aumento no tamanho do rebanho. Dados semelhantes da Michigan State University relataram um aumento de 30% na produtividade geral da conversão para práticas de pecuária regenerativa.

Não apenas seria possível terminar a pasto todo o gado de corte dos Estados Unidos, como também se lucraria mais com esse tipo de iniciativa. O produtor de milho de hoje fatura cerca de 680 dólares por acre, enquanto no mercado atacadista um novilho terminado a pasto sai por 1.600 dólares. Também há menos insumos (ausência de fertilizantes químicos, herbicidas, sementes ou equipamentos pesados). E ainda se necessita de mais mão de obra para movê-los (o que gera empregos), porém, o lucro líquido do fazendeiro é, em geral, maior com o gado bem manejado (e menos dinheiro vai para os gigantes da agricultura química corporativa). E, de novo, esses acres constituirão um ganho líquido para nossas terras agrícolas, na medida em que beneficiariam nossos ecossistemas, em vez de destruí-los. Os regulamentos governamentais atuais de operações industriais de alimentação animal falham em proteger o ambiente natural ou a saúde pública, e os empréstimos garantidos pelo governo e os incentivos fiscais incentivam as operações novas e em expansão das fazendas industriais. Mudanças fundamentais nos programas do governo poderiam facilmente transferir o potencial de lucro da produção de carne bovina para pecuaristas e criadores de gado que produzem carne a pasto, oferecendo oportunidades para produtores de carne bovina mais independentes.

Mais carne bovina produzida a pasto não significa apenas terras mais saudáveis, mas também economias locais mais saudáveis. Os lucros obtidos com a atual indústria de carne das fazendas industriais vão, sobretudo, para os integradores corporativos, e não para os fazendeiros criadores de gado. Esses lucros resultam, sobretudo, de programas governamentais que garantem um suprimento confiável de grãos para alimentação, em geral fornecidos a preços inferiores ao custo dos agricultores para produzi-los. Nos Estados Unidos, as pequenas cidades que antes sustentavam fazendas eram cheias de vida em razão da agricultura e da pecuária. Hoje restam menos fazendas familiares, e mais cidades se transformaram em fantasmas do que uma vez foram. Parece que, a menos que surja uma universidade ou uma atração turística, as empresas locais estão lutando. Se continuarmos no caminho de uma agricultura ainda mais em escala industrial, a situação só vai piorar. Os agricultores precisam de lucro, mas, em nosso sistema atual, muitos deles dedicados ao plantio do milho sabem que a safra estará submersa na época da colheita. Vivem de mãos atadas. Não precisa ser assim. Uma agricultura mais regenerativa significa pessoas, comunidades, economias, solo, ciclos de água e ciclos minerais mais saudáveis e mais vida selvagem.

Isso significa que o mundo inteiro vai ou precisará mudar para a carne a pasto como fonte primária de proteína? Não é isso que estamos dizendo. Diferentes regiões têm ecossistemas específicos de área capazes de fornecer diferentes alimentos. Em algumas delas, talvez faça mais sentido criar camelos ou cabras, dependendo do que a terra possa oferecer. Quando vemos regiões se alimentando do que produzem em vez de dependerem de comida de fora, em geral sentimos mais resiliência. Os animais desempenham um papel importante em todos os sistemas alimentares regenerativos, bem como em dietas saudáveis para os humanos. O objetivo deve ser ajudar os agricultores e pecuaristas locais a aprenderem a cuidar de suas terras de forma que resulte em alimentos saudáveis e melhores práticas agrícolas. Desse modo, conseguiremos produzir alimentos mais ricos em nutrientes. Nossa dependência atual da produção de grãos químicos produzidos industrialmente para "alimentar o mundo" é o oposto disso. A desnutrição em áreas "menos desenvolvidas" do mundo reflete sistemas agrícolas ecologicamente degradados e governos disfuncionais.

A fome envolve em grande parte uma questão política, não de produção de alimentos. Quando as pessoas têm melhor acesso à terra, empréstimos e mercados, todos nós ganhamos. A organização Heifer International* é um grande exemplo do que pode ser feito para combater a fome global.

QUAIS SERIAM AS MUDANÇAS NECESSÁRIAS PARA SE EFETIVAR UM SISTEMA ALIMENTAR MAIS REGENERATIVO?

Como tal mudança se efetivaria? Seriam também necessárias grandes mudanças nas políticas em vários níveis. Mas, sendo otimistas, queremos acreditar que seria possível. A primeira envolveria o reducionismo alterado para uma abordagem mais holística. Até mesmo olhar para a "redução de emissões" como uma meta implica, conforme já dissemos, perder os benefícios nutricionais e globais do ecossistema em áreas onde animais ruminantes bem manejados pastam em terras não cultiváveis. Lembremo-nos de que a ênfase exacerbada na "redução de emissões" (sem um contexto claro) produz ideias estúpidas, por exemplo, a presença de menos mariscos nos oceanos.

** Organização global sem fins lucrativos que trabalha para erradicar a pobreza e a fome por meio do desenvolvimento comunitário holístico sustentável e baseado em doações. (N.T.)

Quanto à política, que tal incentivarmos os agricultores que fomentam a saúde do ecossistema? Um dos desafios do foco estrito nas emissões é estarmos perdendo de vista objetivos significativos: mais biodiversidade, meio ambiente mais saudável, solo melhor para reter água e agricultura adequada à paisagem (sem amêndoas irrigadas por inundação em áreas com escassez de água).

Os governos precisam parar de incentivar a superprodução de alimentos pobres em nutrientes que destroem o meio ambiente. Uma variedade de ideias está sendo apresentada sobre como os agricultores conseguiriam se beneficiar de melhores práticas ambientais, incluindo créditos de carbono para pecuaristas que criam gado de maneira regenerativa. Um dos mais relevantes aspectos de criar uma carne melhor se refere a também ser melhor para a conta bancária do fazendeiro. Os consumidores ajudariam a criar mais demanda comprando carne de produtores que usam técnicas regenerativas.

Como apresentamos aqui, parece haver terra suficiente nos Estados Unidos para terminar a pasto todo o nosso gado de corte. Os agricultores também podem recorrer ao "empilhamento", de modo que a terra utilizada para o gado se torne multiúso. Por exemplo, galinhas/galos soltos seguem o gado, que pode estar pastando em um campo de milho colhido. Usar a terra para cultivo, pastagem e produção de ovos é não apenas eficiente, mas também mais lucrativo e, na verdade, melhor para a saúde do solo.

Precisamos parar de produzir "ração" para humanos e nos focar em nutrir as pessoas com comidas ricas em nutrientes. Em relação às diretrizes dietéticas, considerando o fato de não sabermos o que é uma dieta global – mas sabemos que o principal problema se refere a alimentos ultraprocessados e pobres em nutrientes –, que tal sugerir uma recomendação para consumir menos comida ultraprocessada? As diretrizes do Brasil são um bom exemplo. Podemos retomar aulas de culinária em escolas e centros comunitários e realizar campanhas recomendando às famílias que voltem à cozinha para comer mais comida de verdade.

Em vez de "tudo com moderação", chegou o momento de começarmos a reconhecer que a obesidade no Ocidente veio do "rápido, conveniente e barato", as forças motrizes de nosso sistema alimentar. Interesses econômicos da indústria agroalimentar determinaram nossas políticas alimentares. A criação industrial de animais é uma consequência desse esforço para produzir alimentos baratos e de modo mais rápido, mas também constitui o cerne do problema referente à reação contra a pecuária. No futuro, as necessidades ecológicas de todo o nosso sistema alimentar exigirão um retorno à agricultura de maneira mais natural, o que também resultará em alimentos mais ricos em nutrientes para os seres humanos e uma população mais saudável.

SISTEMAS ALIMENTARES REGIONAIS RESILIENTES

O objetivo de qualquer sistema alimentar deveria ser a resiliência regional. Muitas de nossas políticas de ajuda alimentar internacional, na verdade, comprometem as economias locais. Não nos entenda mal; é justo ajudar em uma emergência, mas a maioria das pessoas não compreende o desserviço que prestamos aos países quando continuamos a lhes enviar alimentos pobres em nutrientes de modo gratuito. Há muito dinheiro envolvido na indústria da assistência.

O filme *Poverty, Inc.**, de Michael Matheson Miller, mostra muitos exemplos dessa situação. Nele, Peter Greer, CEO da Hope International, fala sobre o que viu em Ruanda. Uma igreja em Atlanta decidiu enviar ovos para uma cidadezinha em Ruanda depois do genocídio. Aí está uma ótima maneira de ajudar, não é mesmo? Mas as consequências não intencionais foram gigantescas.

Um morador local tinha um pequeno negócio de ovos recém-aberto. Sem dúvida, um grande investimento para ele. Bem quando tudo estava decolando, uma enxurrada de ovos excedentes gratuitos da igreja em Atlanta chegou à cidade e acabou com o comércio desse empreendedor. No ano seguinte, quando a igreja decidiu focar sua energia em outras formas, não havia mais ovos locais. Na verdade, as doações tiveram um efeito negativo de longo prazo naquela comunidade. Muitas vezes, o desejo de "fazer o bem" precisa ser temperado com uma compreensão das consequências não intencionais.

No Haiti ocorreu uma situação semelhante, que agora eles estão batalhando para corrigir. Depois do terremoto de 2010, começamos a despejar nosso excedente de arroz no povo haitiano; assim, não apenas alteramos a dieta local, como também, de fato, prejudicamos a capacidade de se alimentarem, na medida em que abandonaram em grande parte a produção da própria comida. O ex-presidente Bill Clinton se desculpou oficialmente pelas políticas de subsídio realizadas durante seu mandato, as quais agora ele vê como um gigantesco erro.

---

* O filme mostra as perspectivas do lado oculto de se fazer o bem, seguindo, durante quatro anos, o efeito dos esforços mais bem-intencionados da complexa indústria da pobreza. Mostra o marketing multimilionário das ONGs, agências multilaterais e empreiteiros de assistência para fins lucrativos. (N.T.)

Quando países não conseguem mais se alimentar e precisam depender de importações, tornam-se extremamente vulneráveis. A Venezuela é um bom exemplo. Na época em que o preço do petróleo estava alto, os agricultores deixaram os campos, e o país começou de forma gradual a importar a maior parte de seus alimentos. No entanto, com a queda do preço do petróleo, tudo desmoronou. Em uma declaração de 9 de fevereiro de 2018, especialistas em direitos humanos da ONU alertaram: "Um grande número de venezuelanos está passando fome, privado de medicamentos essenciais e tentando sobreviver em uma situação que está em uma espiral para baixo sem fim à vista".[10]

Sistemas alimentares resilientes em nível regional menos dependentes de combustíveis fósseis, produtos químicos e outras importações externas são necessários para a estabilidade dos países. O mundo precisa de agricultura regenerativa agora mais do que nunca. Os sistemas implementados podem parecer diferentes, dependendo dos recursos específicos da região. E aí está um ponto irônico na preocupação atual com a apropriação e identidade culturais. É justo dizermos àqueles que dependem de produtos de origem animal para obter nutrientes essenciais que devem parar de comer carne e adotar uma dieta vegana porque nos sentimos desconfortáveis com a ideia da morte?

Uma posição muito mais respeitosa é o estímulo ao conceito de soberania alimentar, um termo cunhado pelos membros da Via Campesina* em 1996. Isso significa que as pessoas têm direito a

---

* Organização internacional que articula movimentos camponeses. Ao compreender a soberania alimentar como direito dos povos, de seus países e blocos de definirem suas políticas agrícolas e alimentares, sem a interferência de outros países, a Via Campesina também defende a retirada do poder das corporações multinacionais e que as negociações agrícolas

uma alimentação saudável e culturalmente apropriada, produzida por métodos corretos sob o ponto de vista ecológico e sustentáveis, e o direito de definir seus sistemas alimentares e agrícolas. Em vez de regulamentações de cima para baixo sobre como deve ser a produção de alimentos, o movimento de soberania alimentar incentiva uma abordagem "de baixo para cima", permitindo mais controle local sobre quais tipos de alimentos se adequarão melhor a determinada região e cultura.[11]

As soluções podem envolver o pastejo de gado em pastagens no oeste americano, mas provavelmente incluirão cabras, ovelhas e camelos em regiões mais áridas. Na fazenda de Diana, hospedam-se estagiários de todo o mundo, e em muitos locais do vale sagrado no Peru, onde não crescem muitos vegetais, inexistem mercados 24 horas ou até mesmo muita eletricidade, e, portanto, não faz sentido um animal grande que requer armazenamento refrigerado. Para eles, a produção de *cuy* (porquinho-da-índia) firmou-se como a fonte favorita de proteína nos últimos cinco mil anos. Por serem pequenos, podem ser consumidos em uma refeição. Assim como o gado, os porquinhos-da-índia (ainda que monogástricos) também são excelentes upcyclers de nutrientes", transformando feno e verduras em carne rica em nutrientes. Desse modo, embora o conceito de comer porquinhos-da-índia talvez soe desagradável para muitos leitores, nós, autores deste livro, pensamos que não nos cabe impor nossas preferências alimentares aos outros. Sustentabilidade e comida saudável e deliciosa parecem muitas coisas diferentes em diferentes áreas. Tudo envolve uma questão de contexto.

---

internacionais estejam sob o controle dos Estados, sem a intervenção da Organização Mundial do Comércio (OMC). (N.T.)

Tal situação mudará amanhã? Não, sobretudo em razão dos atuais subsídios agrícolas em vigor. O governo está basicamente garantindo um sistema alimentar barato e destrutivo no aspecto ambiental, o qual ainda nos adoece. É insensata a consideração de um imposto sobre o açúcar, pois subsidiamos a indústria do xarope de milho. Quando se avalia uma contabilidade completa, a obsessão do Vale do Silício por carnes de laboratório é ridícula. No entanto, muitas pessoas gostam de histórias simples, e o dinheiro ganho com a venda de carne bovina produzida no pasto em sistemas alimentares regionais iria em grande parte aos produtores, não para a "grande" agricultura. No atual mundo preto e branco, perderam-se a complexidade e as nuances.

Precisamos voltar nossos olhos para a sustentabilidade, não apenas como integridade ecológica, mas também como bem-estar social, o que significa encontrar formas ecologicamente corretas de atender às necessidades nutricionais das pessoas. Os seres humanos são parte integrante da natureza, portanto, devemos nos esforçar para viver em harmonia com ela. Se conseguirmos, prosperaremos, e o planeta também. Chegou o momento de parar de olhar para a Terra como um recurso "para nós" e, em vez disso, vê-la como um habitat para todos.

O QUE EU POSSO FAZER?

Existem diversas coisas que nós, como indivíduos, podemos fazer em prol de vidas mais saudáveis e sustentáveis. Muitas não se relacionam à alimentação, mas, como a nutrição é a nossa especialidade, e constitui um relevante aspecto da saúde humana, falaremos mais em como melhorar uma dieta.

Nossa cultura "descartável" sem dúvida não faz bem ao meio ambiente. Melhor do que trocar bife por salada seria a compra de menos "tralhas" descartáveis, produtos de que você provavelmente não precisa e "*fast fashion*" barata, muitas vezes usada apenas uma vez e depois descartada ou doada, o que pode causar uma série de outros problemas.

Em 2017, importamos mais de 5 bilhões de dólares em vegetais (em especial na forma de tomate, cebola e pimentão), 1,5 bilhão em abacates e 2,9 bilhões em cerveja do México. Beber cerveja mexicana com guacamole é "mais limpo" do que consumir carne a pasto de origem local? Não estamos cientes da alta pegada de carbono dos abacates, nem das práticas agrícolas destrutivas necessárias para produzir essa monocultura. Quem colheu esses tomates e como eles foram tratados? Qual foi o custo ambiental total de uma salada no inverno? E mais, ela de fato foi mais ética ou densa em nutrientes do que uma carne produzida a pasto?

Elaboramos algumas coisas que você consegue fazer para melhorar a situação.

MANTENHA SEU DINHEIRO NA PRODUÇÃO LOCAL

Comprar no lugar da produção e apoiar os produtores de alimentos que estão agindo de modo correto não apenas é mais saudável e melhor para o meio ambiente, mas também funciona como apoio às economias locais. Quando você compra coisas de corporações multinacionais, muito pouco do dinheiro gasto sustenta a pessoa que cultivou ou fabricou aquele produto. Se quisermos manter cidadezinhas e comunidades cheias de vida, é fundamental a circulação do nosso dinheiro em nossas próprias regiões. Você manterá famílias empregadas e também consumirá alimentos mais frescos e saudáveis.

EVITE DÍVIDAS

Embora o assunto não esteja no escopo de nosso livro, ambos sentimos que viver de acordo com recursos próprios e não ser um fardo financeiro para a sociedade é fundamental para um mundo sustentável. A compra de coisas de que não precisamos (e que não podemos pagar) cria uma enorme pegada de carbono, e a dívida, além de estressante, é um desperdício. Nas sociedades ocidentais, a maioria de nós acumula muito mais do que precisa, itens muitas vezes desnecessários ou nem mesmo produzidos pela economia local. Manter as compras no mínimo e investir em produtos de alta qualidade produzidos internamente faz bem ao meio ambiente e ao bolso. Tal observação é particularmente importante quando se trata de roupas. Uma calça jeans ou uma camiseta de algodão que podem custar menos de 20 dólares têm um enorme impacto ambiental. Compre roupas usadas e priorize as de qualidade superior confeccionadas de fibras regenerativas como a lã.

ENVOLVA-SE COM SUA ALIMENTAÇÃO

Cultivar sua própria comida ou ser voluntário em uma fazenda local é um dos hobbies mais saudáveis. Os jardins da vitória*

* Os jardins da vitória, também chamados de "jardins da guerra" ou "jardins de cozinha para a defesa", eram hortas cultivadas em residências ou em parques públicos durante a Primeira e Segunda Guerras Mundiais. O objetivo era aliviar a pressão causada pelo esforço de guerra sobre o abastecimento público de alimentos. (N.T.)

foram populares durante a Segunda Guerra Mundial, período em que os EUA enfrentaram escassez de alimentos. A fazenda de Diana dispõe de academias para atividades físicas do tipo "*farm fit*", e também oferece programas "trabalhar para compartilhar", nos quais as pessoas ajudam na fazenda em troca de vegetais. Aí está uma atividade em que todos saem ganhando, e deixe eu lhe contar uma coisa, os verdadeiros exercícios dos fazendeiros não são brincadeira! Confira o livro de Diana *The Homegrown Paleo Cookbook* (O livro de receitas paleo caseiras) e conheça um guia completo para cultivar (e cozinhar) sua própria comida saudável. Diana também aborda a importância dos caçadores para a saúde ecológica, e estimulamos os leitores a considerar fazer um curso e aprender mais sobre o assunto.

Se atividades como caçar ou trabalhar em uma fazenda são inviáveis para você, pense em outra habilidade que beneficiaria o espaço, como design gráfico ou contabilidade. Caso pertença a um conselho de planejamento local, tente usar sua influência para tornar a agricultura mais viável em sua região. Muitos lugares mantêm leis rígidas de zoneamento e outras regras que dificultam os negócios de pequena escala nas fazendas. Governos locais mais fortes e favoráveis à agricultura fazem uma enorme diferença. Muitas das regras estabelecidas pelo governo nacional destinadas a grandes fazendas comerciais não se aplicam a fazendas regenerativas de pequena escala e, na verdade, até impedem seu sucesso. Prevenir o superdesenvolvimento da terra e conservar os espaços para a agricultura também é fundamental na manutenção dos sistemas alimentares regionais prósperos.

CONTRIBUA COM ORGANIZAÇÕES DE AGRICULTURA REGENERATIVA

Dispõe de recursos para fazer a diferença? Doe para uma de nossas organizações sem fins lucrativos dedicadas à produção e educação sobre uma carne melhor. Visite Sacredcow.info para ver a lista atualizada!

MOSTRE AOS SEUS FILHOS COMO SE CULTIVA COMIDA DE VERDADE

Apresente seus filhos à agricultura e à produção alimentícia. As crianças que passam mais tempo na natureza têm mais probabilidade de se tornarem conservacionistas no futuro. Em nossa fazenda, hospedamos grupos escolares na esperança de que, quando crescerem, essas crianças se lembrem de como adoraram as visitas ao local e tenham mais chances de evitar que terras agrícolas se transformem em shoppings e empreendimentos imobiliários. Uma observação: ainda que fazendas urbanas sejam grandes jardins, muitas vezes não incorporam animais em seu programa de fertilidade. Se puder, procure uma fazenda que de fato crie animais e vegetais, para que seus filhos vejam como os animais constituem uma parte fundamental de uma fazenda regenerativa e para que não aprendam que os vegetais saem como mágica do solo sem insumos animais.

ADOTE UM ESTILO DE VIDA SAUDÁVEL

Manter-se saudável reduz seu fardo individual na sociedade e torna a vida muito mais prazerosa. Além da dieta, você pode fazer outras coisas para melhorar sua saúde. Dormir bem é provavelmente o fator mais importante. Mesmo com uma dieta perfeita, se o sono não for ajustado, a capacidade cerebral sofrerá, e o excesso de peso poderá se tornar um problema. Atividades físicas, como tenho certeza de que você sabe, também são importantes para a saúde global, assim como passar um tempo na natureza, cultivar relacionamentos sociais significativos e ter um "porquê". Um motivo para se levantar de manhã, para alguma coisa maior do que você, é um fator importante na longevidade. E aí podem entrar os filhos, um hobby, o trabalho ou alguma outra paixão.

De longe, a melhor coisa em prol da saúde é mudar a dieta, preparando comida de verdade em sua própria casa. No próximo capítulo, apresentaremos o que descobrimos ser o modelo ideal de uma dieta rica em nutrientes, porém sustentável, para humanos.

CAPÍTULO 17

COMER COMO UM NUTRÍVORO

Sabemos que você já deve estar imaginando o que consideramos uma dieta ideal. Neste capítulo, vamos orientá-lo nesse sentido, inclusive propondo diretrizes para um desafio de trinta dias.

Como talvez tenha percebido, consideramos que existem nuances nesse assunto. Conforme dissemos, *não há apenas uma proporção específica de macronutrientes, de alimentação ideal ou forma de alimentação para todos os seres humanos*. Entretanto, acreditamos que muitas pessoas vão se beneficiar ingerindo menos calorias e alimentos processados e incorporando produtos animais saudáveis na forma de carne, ovos ou laticínios. Também achamos que, caso deseje um ponto de partida, priorizar as proteínas, mantendo micronutrientes em boa quantidade e calorias gerais sob controle, constitui uma ótima maneira de comer. Alguns que queiram perder peso podem querer diminuir calorias totais, preservando níveis altos de proteínas e micronutrientes. Esse processo se assemelha ao que é conhecido como jejum modificado poupador de proteína.

Muitos recorreram a esse tipo de dieta com sucesso, mas falharam em considerar a importância dos micronutrientes baseados em alimentos e a sustentabilidade como parte do contexto. Reunir todas essas facetas parece a receita de ouro para uma dieta humana ideal. Chamaremos essa combinação de escolhas saudáveis e opções de origem local de "comer como um nutrívoro"*. Embora a ideia disso, semelhante a uma dieta paleo, fosse o foco nos alimentos mais ricos em nutrientes disponíveis para nós em nosso mundo moderno, as imagens dos homens das cavernas e de uma ideia falsa de dieta "apenas de carne" parece ter afastado algumas pessoas.

Sugerimos que siga nossa dieta por trinta dias, consumindo 100% de alimentos ricos em nutrientes, sem adoçantes de qualquer tipo, e depois fazendo a transição para 80-20, sendo 80% de alimentos paleo e 20% de opções saudáveis e não paleo. Também recomendamos que compre os alimentos da melhor procedência a que tenha acesso.

Ambos recomendamos redefinições semelhantes de trinta dias e "desafios paleo" para nossos clientes, que incluíam a população em geral, bem como empresas da Fortune 50** e instituições governamentais. Também endossamos o programa Whole30, bem semelhante ao paleo, o qual consegue mudar vidas. Para outros, a dieta cetogênica é o ponto de partida. O Desafio Nutrívoro e todos esses outros planos têm em comum não só priorizar a proteína para evitar a fome voraz, mas também reduzir a ingestão de alimentos altamente processados, uma porta aberta para comer demais. Algumas pessoas se atiram de cabeça, outras começam "apenas" eliminando bebidas açucaradas (o que pode ser incrivelmente difícil para alguns). No nosso caso, levamos em conta a situação das pessoas,

---

* O termo nutrívoro foi cunhado pela primeira vez (até onde sabemos) por Sarah Ballantyne.

** A Fortune 500 é uma lista anual compilada e publicada pela revista Fortune que contém as quinhentas maiores corporações dos Estados Unidos por receita total em seus respectivos anos fiscais. A lista inclui tanto empresas de capital aberto quanto empresas privadas cujas receitas estão disponíveis publicamente. (N.T.)

a quem então fornecemos um ponto de partida, e orientamos o processo de acordo com os objetivos. Embora alguns comecem basicamente com o mesmo plano, quase nunca terminam no mesmo ponto. Há pessoas *high carb*, outras, *low carb*... e, sem surpresa, existem também os moderados. O único ponto em comum de todos – o que na verdade reflete as dietas de populações não ocidentalizadas – é o fato de que a maior parte da comida é integral, e em grande parte não processada. A densidade nutricional aumenta enquanto a ingestão calórica total diminui.

Qual o nosso objetivo? O mundo hoje está muito distante daquele de nossos ancestrais caçadores-coletores. Alguns chegam a comparar nosso ambiente moderno a um lugar não natural, semelhante a um zoológico. Trabalhamos longas horas, na maior parte do tempo sentados, sob luzes fluorescentes, com longos trajetos de ida e volta do trabalho em carros que consomem muita gasolina; vivemos em casas tóxicas, envoltas em revestimento de plástico e cobertas com laminado de parede a parede, nas quais assistimos a imagens tremeluzentes em uma caixa que fica nos dizendo por que queremos a próxima compra e como tal e tal comida muito prática nos poupará tanto tempo na cozinha e terá "um sabor que as crianças adoram". Fazemos atividades físicas dentro de casa em uma engenhoca semelhante a uma roda de hamster, enquanto vemos mais imagens tremeluzentes de como nossos corpos deveriam ser. A poluição tóxica que respiramos, os produtos químicos que nos cercam em nossas casas, escritórios e gramados, as drogas farmacêuticas e recreativas, bem como o álcool, são estressores estranhos para nossos corpos. Não estamos dormindo o suficiente, e nos viciamos em cafeína para conseguir manter nossa atividade. Estamos perdidos com hipotecas, empréstimos de carro, dívidas da faculdade, mas nunca antes tivemos uma qualidade de vida tão alta, em comparação com nossos ancestrais. Esse desafio pretende dar uma sacudida em sua rotina e ajudá-lo a encontrar uma forma de alimentação nutritiva e sustentável que funcione para você.

PEQUENOS PASSOS

Isso pode ser uma GRANDE mudança na alimentação para alguns de vocês, ainda novatos na ideia. Se tudo parecer assustador, sugerimos considerar o protocolo "pequenos passos": elimine todo o glúten e açúcar refinado de sua dieta por um mês inteiro (grãos integrais sem glúten, legumes e laticínios integrais ainda seriam permitidos). Tal mudança poderá resultar em benefícios surpreendentes para a saúde. Decorrido um mês, faça a transição de seu café da manhã para paleo nas próximas duas semanas, e então o café da manhã e o almoço se tornam paleo na terceira e quarta semanas. Finalmente, comece este desafio de trinta dias de 100% paleo completamente limpo (sem grãos, legumes, laticínios ou adoçantes). Para outras pessoas, apenas eliminar todos os alimentos não paleo desde o início será a melhor escolha. Decida e faça acontecer.

Se você estiver pronto para se atirar de cabeça, o seguinte desafio representa uma ótima ferramenta para começar a fazer escolhas melhores para o seu corpo e para o planeta.

UM DESAFIO "NUTRÍVORO SUSTENTÁVEL" DE TRINTA DIAS

Vamos apresentar uma dieta básica de trinta dias que beneficiará a maioria das pessoas e se encaixará em um modelo Whole30, paleo ou comida de verdade. Ela não se destina a indivíduos com distúrbios alimentares, para quem "tudo com moderação" pode ser o melhor conselho. Para o restante de nós, o conselho de "tudo com moderação" muitas vezes pode levar ao consumo excessivo de alimentos hiperpalatáveis e ultraprocessados.

O QUE POSSO COMER?

Em vez de se focar em que alimentos evitar, preferimos ver o que você usará para encher seu prato nos próximos trinta dias. Lembre-se de que priorizar a proteína ajudará a mantê-lo saciado!

> **Proteínas sustentáveis:** certifique-se de obter proteína animal suficiente de alta qualidade. Conforme explicamos ao falarmos de nutrição, a maioria das pessoas se beneficia com cerca do dobro da IDR (ingestão diária recomendada – em inglês RDA) de proteína, que é cerca de 1,6 grama de proteína por quilograma de peso corporal.

Considere seu peso em quilos. Em seguida, multiplique-o por 1,6 para obter seu IDR pessoal. Como dissemos, esse é o mínimo para evitar doenças, então, multiplique o valor por 2 novamente para atingir sua meta de proteína.

Você verificará quanta proteína existe nos seus alimentos favoritos; aqui está uma lista básica do teor de proteína em produtos de origem animal comuns, embora nós, ambos os autores, comamos porções maiores do que as listadas como porções "padrão" de aproximadamente 100:

Frango assado	100 g	31 g
Cordeiro, costeletas	100 g	22 g
Carne assada	100 g	26 g
Lombo de porco	100 g	26 g
Peixe, bacalhau	100 g	23 g
Ovos inteiros	2 ovos	14 g
Queijo, cheddar	28,35 g	6,5 g
Leite integral	1 xícara	8 g

Os ovos de galinhas criadas no pasto valem mesmo o dinheiro extra, pois produzem gorduras significativamente melhores do que os ovos de galinha criadas de maneira industrial. No entanto, os ovos não são tão ricos em proteínas quanto se imagina: são apenas seis gramas por ovo. Peixes e mariscos locais sustentáveis são ótimos se você mora perto da costa, mas também existem excelentes opções congeladas e enlatadas. Bovinos, cordeiros, cabras e porcos produzidos localmente e alimentados a pasto são fantásticos. Frangos e outras aves não apresentam densidade de nutrientes tão boa nem são tão sustentáveis quanto os herbívoros maiores e a maioria dos peixes selvagens, levando-se em conta a dificuldade de obtê-los de boa origem. Carnes de caça, como veado e alce, são excelentes. Órgãos, por exemplo, fígado, constituem fontes riquíssimas de vitaminas e podem ser incluídos na alimentação semanalmente; e se você não suportar o sabor intenso, congele-o e depois engula os pedaços ainda congelados; existem algumas boas fontes de cápsulas de fígado alimentado a pasto em nosso site.* Linguiça e bacon são ótimos, mas tome cuidado com o que adicionam à linguiça; às vezes, por exemplo, acrescentam migalhas de pão nas linguiças irlandesas. Outro ingrediente comum em linguiças e outros alimentos processados é a "proteína vegetal hidrolisada", que significa glúten.

Embora saibamos os incríveis benefícios – tanto para o meio ambiente quanto para o bem-estar animal – da carne bovina bem manejada e terminada a pasto, também sabemos não ser viável para todos, pelo menos não o tempo todo (assim como comer 100% de produtos orgânicos não é realista para todos). No capítulo sobre nutrição e em outras partes deste livro, argumentamos que as proteínas animais são superiores às vegetais do ponto de vista nutricional, e que aumentar o consumo de proteína em geral é uma boa ideia para a maioria. A carne terminada em confinamento ainda pode ser uma escolha melhor do que um *bagel* ou um bolinho industrializado. Compre os alimentos da melhor qualidade possível, mas, se não for 100% criado a pasto e orgânico, ainda o encorajamos a adotar uma dieta rica em proteínas e produtos animais.

Fontes de gordura: alimentos considerados boas fontes de gordura incluem abacate, gema de ovo (de frangos criados soltos) e cortes gordurosos de carne de animais criados a pasto.

---

* Para mais informações sobre proteínas e por que os produtos de origem animal fornecem um perfil mais completo dos aminoácidos de que os humanos precisam, visite www.sacredcow.info/blog/are-all-proteins-created-equal.

Para cozinhar, use manteiga clarificada*, ghee**, sebo de vacas alimentadas a pasto, gordura de bacon e banha de porco de pasto. O azeite é ótimo para saladas e para cozinhar em fogo baixo, mas a gordura saturada se mostra ideal para cozinhar em fogo alto. O óleo de coco é outra gordura saturada fantástica e favorita entre os chefs paleo, no entanto, se você morar em um país que não costuma produzi-lo, por razões de sustentabilidade, você talvez queira limitar seu uso.

Vegetais: tente procurar vegetais orgânicos cultivados localmente. Em geral, quanto mais escura a cor, mais denso em nutrientes é o vegetal, o que, entretanto, não significa que couve-flor e cogumelos também não sejam ótimas opções. Alguns dos vegetais mais ricos em nutrientes incluem aspargos, brócolis, espinafre, couve, agrião, repolho, acelga e pimentão vermelho.

Frutas: frutas e frutas vermelhas locais, orgânicas e sazonais constituem uma escolha ideal para guloseimas, tanto no aspecto nutricional quanto em relação à sustentabilidade. Se você deseja perder peso, moderar a ingestão de frutas com alto teor de açúcar (por exemplo, bananas) é uma boa ideia.

Ervas e especiarias: ervas frescas como manjericão, coentro e estragão fresco podem transformar uma refeição, e a maioria das ervas é densa em nutrientes. Procure as orgânicas sempre que possível.

---

* Veja a seção sobre laticínios.

** Ghee e um tipo de manteiga clarificada, mais concentrada em gordura do que as tradicionais, porque na sua preparação são removidos todos os sólidos, como proteínas do leite e lactose. (N.T.)

Sal: o sal marinho natural tem o melhor perfil de minerais. Surpreende, porém, que o sal marinho tenha muito pouco iodo. Você pode obter iodo de algas marinhas uma vez por semana. Compre folhas de algas orgânicas para usar como envoltório para sanduíches e algas dulse ou flocos de algas para polvilhar em sopas e ensopados.

Condimentos nutrívoros aprovados: procure condimentos que não contenham adição de açúcar (olha o ketchup aí!) ou óleos processados industrialmente, como canola. Nós dois costumávamos fazer nossa própria maionese e molhos, mas felizmente hoje existem algumas grandes empresas, como a Primal Kitchen, que têm uma linha completa de maionese (incluindo uma versão picante!), ketchup, molhos para salada e outros condimentos.

UMA OBSERVAÇÃO SOBRE CARBOIDRATOS EM GERAL

Vemos muitas pessoas evitando raízes e tubérculos durante uma dieta paleo porque estão tentando reduzir a ingestão de carboidratos, que, no entanto, têm benefícios, como diminuir o cortisol (estresse), fornecer energia para atividades físicas altamente glicêmicas (como CrossFit) e agir como um probiótico nos intestinos (alimentando bactérias benéficas). Quem tem diabetes ou outros problemas de regulação do açúcar no sangue quase sempre se sai melhor no início com menos carboidratos, mas algumas pessoas se dão bem com uma maior ingestão de amidos à base de tubérculos e frutas da estação. Por esse motivo, não proibimos alimentos com carboidratos durante os trinta dias do Desafio Nutrívoro. Ajuste se necessário e preste atenção em como se sente, mas evite presumir que o que funcionou para outra pessoa também funcionará para você. A única "regra" é evitar alimentos processados.

LIMITE A INGESTÃO DE CASTANHAS E SEMENTES

Embora sejam uma ótima fonte de nutrientes, castanhas e sementes são muito calóricas, e é fácil ingeri-las em excesso, em especial quando salgadas. Além disso, a maneira correta de preparar castanhas cruas é demolhá-las e depois desidratá-las antes de comer, o que poucas pessoas têm tempo para fazer.

O QUE ESTÁ FORA DO CARDÁPIO?

Nos próximos trinta dias, recomendamos evitar ou restringir ao máximo a ingestão dos seguintes itens:

Adoçantes: evite-os nos próximos trinta dias. *Após* o desafio de trinta dias, use, com moderação, adoçantes naturais como mel ou xarope de bordo. Tenha cuidado com o consumo excessivo de coisas açucaradas, mesmo quando forem comercializadas como "Paleo". Biscoitos, *muffins* e bolos paleo ainda são biscoitos, *muffins* e bolos, e não têm lugar no consumo diário. Por favor, considere-os guloseimas ocasionais.

Condimentos com açúcares e aditivos: ao comprar condimentos, evite aqueles com adição de açúcares e aditivos químicos impossíveis de pronunciar. Esses itens devem melhorar sua refeição, mas não mascarar ingredientes de baixa qualidade. Cuidado com ingredientes escondidos, como trigo em molho de soja. Você pode encontrar coco aminos (que tem gosto de molho de soja) em muitos supermercados naturais ou online.

Farinhas: existem muitas farinhas alternativas sem glúten por aí, mas tenha cuidado ao recriar alimentos hiperpalatáveis, como *brownies* de amêndoa ou farinha de coco. Aconselhamos evitar farinhas ou mesmo fazer sobremesas sofisticadas nos primeiros trinta dias, habituando-se com técnicas clássicas como cozinhar em vapor, assar e grelhar.

Grãos e legumes: durante os trinta dias do desafio, evite todos os grãos e legumes (como quinoa, trigo, cevada, lentilha e feijão-preto), pois são pobres em nutrientes em comparação com raízes e tubérculos cultivados organicamente. Além disso, as pessoas quase sempre consomem grãos na forma de pães processados, massas, cereais e alimentos doces. Se você observar os nutrientes de uma xícara de cereal de trigo integral cozido e compará-los com uma xícara de batata-doce assada, esta vencerá o concurso de densidade de nutrientes com muita vantagem. Uma xícara de batata-doce contém 38.433 UI de vitamina A (769% do valor diário) na forma de betacaroteno, 39,2 miligramas de vitamina C (65% do valor diário), além de ser uma fonte muito boa de manganês. E a fibra? Batata-doce e vegetais em geral também são fontes fantásticas de fibras.

O consumo ocasional de legumes e grãos sem glúten preparados de maneira adequada pode funcionar para algumas pessoas em termos de saúde no contexto de um modelo de dieta paleo. No entanto, do ponto de vista ambiental, os grãos não constituem uma cultura ideal, na medida em que quase sempre os grãos são cultivados usando métodos de monocultura em larga escala. Olhando para a sustentabilidade, bem como para os fatores nutricionais, não compensa para os humanos adotar uma dieta rica em grãos. Os legumes pelo menos fixam o nitrogênio e melhoram a qualidade do solo, e em nossa fazenda os plantamos como uma cultura de cobertura para reduzir a erosão e aumentar o nitrogênio do solo quando um campo está ocioso.

Grãos e legumes têm efeitos diferentes nas pessoas. Algumas apresentam reações autoimunes gastrointestinais claras ao glúten; outras têm erupções cutâneas, dores de cabeça, indigestão ou "confusão mental". Na verdade, eles não são tão densos em nutrientes quanto outras fontes de amido, como raízes e tubérculos, e contêm antinutrientes que podem bloquear a absorção de vitaminas e minerais. Descobrimos que a maioria das pessoas se sente muito melhor quando elimina o glúten e outros grãos da dieta. Depois do seu Desafio Nutrívoro de trinta dias, caso sinta que gostaria de consumi-los de vez em quando, inclua-os em seu estilo de vida 80-20, mantendo-os nos 20%. Registre como se sente após reintroduzi-los e observe quaisquer alterações digestivas ou funcionais em seu corpo após o consumo.

Glúten, proteína do trigo, centeio e cevada são problemáticos não apenas para pessoas como Diana, com doença celíaca diagnosticada, mas também para muitas outras pessoas. Os sintomas celíacos costumam ser silenciosos; na verdade, quase 50% dos pacientes celíacos recém-diagnosticados não apresentavam problemas gastrointestinais regulares. No entanto, os testes tradicionais para celíacos verificam apenas anticorpos para alfagliadina e transglutaminase-2, mas existem vários componentes não testados que podem causar reações. É por essa razão que algumas pessoas que testam negativo para a doença celíaca se sentem melhor quando estão sem glúten. Portanto, embora você possa ser uma das pessoas que sentem pouca diferença em seu sistema digestivo quando comem pão, o glúten ainda tem potencial para causar estragos em seu sistema e diminuir a absorção de nutrientes.

Laticínios: o ideal seria você eliminar todos os laticínios para o seu Desafio Nutrívoro de trinta dias. Se desejar reintroduzi-los após esse período, registre como se sente. Em algumas pessoas, os laticínios podem causar acne ou congestão, enquanto em outras os problemas digestivos são o problema. Iogurte de leite integral, *crème fraîche* e queijos de leite cru de vacas alimentadas a pasto constituem uma ótima fonte de vitaminas lipossolúveis e ácidos graxos trans de ocorrência natural, como ALC (ácido linoleico conjugado), que podem ajudar a regular os níveis de glicose. Laticínios também são fonte de proteína, ainda que a caseína às vezes seja problemática para alguns. Portanto, se os laticínios lhe causarem problemas, não os consuma. Queijo americano e iogurtes com baixo teor de gordura com sabor de frutas, no entanto, são alimentos processados com baixa densidade nutricional. Procure laticínios orgânicos derivados de animais alimentados a pasto sempre que possível.

E SE EU NÃO COMER CARNE?

Acredite se quiser, não somos contra pessoas que, por preferência pessoal, optam por não comer carne. Defendemos que os produtos de origem animal são saudáveis e podem ser produzidos de forma correta do ponto de vista ecológico, e que evitá-los não significa necessariamente que se está causando menos danos a uma dieta. No entanto, entendemos que algumas pessoas não gostam do sabor ou, por qualquer motivo, não desejam comer produtos de origem animal. As proteínas vegetais são muito mais ricas em calorias e carboidratos e têm menos nutrientes do que a carne. Nós encorajamos que você dê uma chance à carne, e temos alguns recursos disponíveis em Sacredcow.info para aqueles "curiosos por carne" que estão procurando incorporar alguma forma de proteína animal nas respectivas dietas. Se peixe é tudo o que consegue comer, lembre-se de que pode obter proteínas fantásticas e muitos nutrientes de frutos do mar, sobretudo em se tratando de peixes gordurosos como salmão ou sardinha, e ostras, ou mesmo outros frutos do mar. Caso carne animal esteja completamente fora da sua mesa, mire nos ovos de galinhas criadas no pasto e laticínios fermentados de vacas alimentadas a pasto, como queijo e iogurte.

QUANTO COMER?

Essa é sempre a pergunta seguinte que nos fazem. Ainda que alguns se sintam muito bem fazendo jejum ou uma refeição por dia e outros tipos de janelas de alimentação, se tudo aqui for novidade para você, um ótimo ponto de partida é o seguinte:

Três refeições por dia

Proteína: do tamanho da palma de sua mão, cerca de 90 a 150 gramas, dependendo do seu porte físico e de sua necessidade.
Vegetais sem amido: uma grande quantidade deles no prato.

Vegetais com amido: para atletas, o equivalente a cerca de duas batatas-doces pequenas/médias por dia; não atletas devem começar com aproximadamente uma.
Uma colher de sopa de gordura saudável (molho para salada, manteiga, abacate).
Lanches: se necessário, coma um punhado (não um saco de dois quilos) de castanhas e um pedaço de fruta.

CERTO, ESTÁ TUDO ÓTIMO; ENTÃO, O QUE REALMENTE DEVO COMER?

Já comeu ovos mexidos com frutas no café da manhã, uma grande salada no almoço com peixe grelhado e um bife com brócolis no jantar? Então, você já comeu do jeito que estamos prescrevendo aqui!

Alguns acham muito útil fazer uma matriz de refeição, como Robb desenvolveu pela primeira vez no livro *The Paleo Solution* (A solução paleo). Liste dez tipos de carne, dez vegetais, dez gorduras, dez ervas e especiarias e dez outros componentes como frutas e castanhas. Se você escolher um item de cada uma dessas colunas, combiná-los e considerar o resultado como uma refeição, terá dez mil opções de refeições. Se fizesse uma refeição por dia, é bem provável que não repetisse a mesma por *27 anos*. Ao se focar no que pode comer e não no que está eliminando, as oportunidades de refeições são praticamente infinitas. Aqui está uma amostra:

MATRIZ DE REFEIÇÕES NUTRÍVORAS

Faça uma lista com dez tipos de proteínas / carnes, dez vegetais, dez gorduras, dez temperos / especiarias e dez outros componentes como frutas e castanhas. Se você pegar um item de cada uma dessas colunas, combiná-los e considerar o resultado uma refeição, **terá dez mil opções de refeições.** Se fizesse uma refeição por dia, **é bem provável que não repetisse a mesma refeição por 27 anos.**

PROTEÍNAS A pasto / Selvagem	VEGETAIS Sazonal / Orgânico	GORDURAS Orgânica / A pasto	TEMPEROS Orgânico	OUTROS Orgânico
Bife*	Brócolis*	Manteiga	Manjericão*	Nori* (folha de alga)
Salmão*	Cenouras	Azeite	Alecrim*	Sementes de abóbora*
Frango	Espinafre*	Óleo de coco	Chili em pó	Castanhas do Pará*
Costeletas de cordeiro*	Aspargos*	Abacate	Cúrcuma*	Mirtilo*
Carne de porco moída*	Acelga*	Óleo de abacate	Coentro*	Framboesas*
Ovos*	Feijão-de-corda	Sebo	Sálvia	Melão-cantalupo*
Fígado / miúdos*	Couve*	Ghee	Salsa*	Kimchi*
Sardinhas*	Couve-flor*	Leite de coco	Flocos de pimenta vermelha	Chucrute
Carne moída*	Ervilha*	Bacon	Cominho	Cogumelos*
Ostras*	Cebola / alho / alho-poró*	Banha	Tomilho*	Cerejas*

*Indica alimentos particularmente densos em micronutrientes.

O QUE ISSO TUDO PARECE?

Você talvez esteja imaginando como seria um dia se alimentando dessa maneira.

Aqui está um dia típico para Diana. "Costumo comer ovos no café da manhã com algum tipo de vegetal da fazenda. Em geral almoço uma salada com atum ou salmão, e o jantar é qualquer carne do freezer, mais os vegetais que estiverem à mão."

Café da manhã: omelete com três ovos de galinhas criadas soltas, com espinafre orgânico e acompanhado por frutas orgânicas frescas/congeladas.

Almoço: porção grande de salada com vegetais coloridos, como pimentões, cenouras, tomates, pepinos, coberta com algumas sementes de abóbora para crocância e um pedaço de salmão de 100 a 170 gramas.
Jantar: de 100 a 170 gramas de bife de gado a pasto com batata-doce e brócolis assado.

E aqui está um dia típico para Robb. "Costumo comer tipo *low-carb*, mas isso depende das estações. No verão, bastante fruta. No inverno, mais raízes vegetais. Em razão do horário de trabalho e duas filhas pequenas, tento simplificar a cozinha quanto às refeições, de modo que o café da manhã ou o almoço quase sempre são sobras do jantar da noite anterior. Hoje é um bom exemplo."

Café da manhã: maminha reaquecida, tigela de frutas vermelhas e flocos de coco, chucrute caseiro.
Almoço: salada enorme com salmão selvagem enlatado, alface, tomate, abacate, cenoura e cebolinha.
Jantar: fraldinha, alcachofras grandes, batata-doce assada com canela e manteiga de gado a pasto.

(As meninas e eu "talvez" tenhamos compartilhado um pouco de chocolate amargo de 85% como sobremesa.)

MAS E AQUELAS OUTRAS DIETAS "SAUDÁVEIS"?

Vamos dar uma olhada em como seria um café da manhã típico em uma variedade de dietas do que o *US News & World Report* classifica continuamente como as melhores dietas. Talvez você queira experimentá-las e ver se fica satisfeito com cada um desses cafés da manhã. Quando se sentiria pronto para o almoço em cada um desses cenários? Em que refeição você considera haver a melhor densidade de nutrientes? Qual dessas dietas se baseia na monocultura?

Em comparação com o café da manhã nutrívoro, esses outros exemplos são pobres em gordura, em proteínas, e ricos em carboidratos. Comer dessa maneira em jejum (a primeira refeição da manhã) pode desencadear uma montanha-russa de açúcar no sangue de alguém. A dieta DASH, bastante propagandeada pelos nutricionistas tradicionais e pela mídia, é particularmente terrível: cereais, torradas com margarina e suco de laranja! Quem ainda come margarina? Ela não desapareceu com os laquês na década de 1980? E todos nós sabemos que suco de laranja é puro açúcar, certo? Existem fontes muito melhores de vitamina C do que ele.

E levemos em conta a dieta macrobiótica. Começa o dia sem nenhuma gordura (e, em nossa opinião, a maioria dessas outras dietas é bem baixa em gordura). Aveia tem 12 gramas de proteína, mas 64 gramas de carboidratos, duas fatias de pão integral acrescentam outros 8 gramas de proteína e 26 gramas de carboidratos, e a manteiga de maçã, mais outros 14 gramas de carboidratos (e nada mais quanto a vitaminas ou minerais), totalizando 104 gramas de carboidratos (mais do que eu ingiro em um dia inteiro), com 20 gramas de proteína incompleta e nenhuma gordura para retardar a digestão. É difícil acreditar como alguém consegue chegar até o almoço sem desmaiar! Todo esse leite desnatado e torradas (com margarina) definitivamente não são mais densos em nutrientes (nem mais sustentáveis) do que o café da manhã com comida de verdade recomendado para o nutrívoro*.

QUAL CAFÉ DA MANHÃ VOCÊ ACHA MAIS SAUDÁVEL?

Dieta Dash	**Dieta TLC**
3/4 de xícara de farelo de cereais em flocos (3/4 de xícara de cereal de trigo moído com 1 banana média e 1 xícara de leite baixo teor de gordura 1 fatia de pão integral com 1 colher de chá de margarina sem sal 1 xícara de suco de laranja	1 xícara de aveia com 1 xícara leite sem gordura e 1/4 xícara de uva passa 1 xícara de melão 1 xícara de suco de laranja enriquecido com cálcio 1 xícara de café (com 2 colheres de sopa de leite magro)
Vigilantes do peso	**Dieta flexitariana**
1 fatia de pão de trigo integral 1 colher de manteiga de amendoim 1 banana pequena 1 xícara de morangos	1 fatia de pão integral Uma colher de sopa e meia de manteiga de amêndoa ou manteiga de amendoim 1 maçã fatiada

* Para um mergulho mais profundo nas comparações de conteúdo de micronutrientes em dietas ricas em carne, onívoras densas em nutrientes, e veganas, visite www.sacredcow.info/blog/what-if-we-all-went-plant-based.

Dieta da Clínica Mayo

1 xícara de café de cereal matinal integral

1 xícara de leite desnatado

1 laranja média

Bebida sem calorias

Dieta macrobiótica

2 xícaras de aveia

2 fatias de pão de trigo integral de fermentação natural com 2 colheres de sopa de manteiga de maçã

Chá verde

Dieta ácida alcalina

Uma e meia claras de ovo

1/2 colher de sopa de leite de soja

Pitadas de pimenta preta

Pitadas de alho em pó

1/8 colher de chá de sal marinho

2 talos de espargos picado

Dieta nutrívora sustentável

3 ovos

1/4 de cebola picada

1/2 xícara de tomate picado

130 gramas de espinafre

1 xícara de mirtilos

1/2 abacate

(O ideal são ovos de galinhas criadas soltas; substitua quantidades equivalentes de outros vegetais e frutas sazonais)

OUTRAS CONSIDERAÇÕES

Atenção! O fato de um alimento ser considerado bom para a dieta nutrívora não significa que você está livre para comer cinco quilos de bacon em cada refeição, ou acompanhar cada lanche com um galão de leite de coco. É natural que atletas precisem consumir mais vegetais ricos em amido, como raízes (cenoura e nabo) e tubérculos (batata e batata-doce). A combinação de macronutrientes e carga calórica que funciona para um atleta de 25 anos talvez não sirva para um homem de cinquenta anos que se recupera de uma cirurgia no quadril. Considere sempre suas metas de perda de peso, nível de estresse e nível de atividade física. Para perda de peso, consuma a maior parte de sua ingestão diária de amido em uma refeição pós-treino. Pessoas mais ativas podem incluir mais amidos. Abóboras de inverno, como a abóbora-menina, têm menor teor de calorias do que batatas ou batatas-doces.

NÃO COMA ESPERANDO PELO INVERNO!

Nós dois somos grandes fãs do trabalho de Marty Kendall sobre densidade nutricional (mais informação em Sacredcow.info), e ele chamou nossa atenção para o trabalho de Cian Foley, um defensor da dieta *Don't Eat for Winter* (Não coma esperando pelo inverno).

A ideia central se refere ao fato de que só os carboidratos ou só a gordura não vão necessariamente provocar excessos. No entanto, a combinação mágica de carboidratos e gordura parece a campeã não natural para nossos circuitos cerebrais. A *junk food* mais hiperpalatável faz essa combinação – pense nas batatas fritas. É difícil comermos batatas cozidas em excesso, mas frite-as em uma cuba de óleo e muita gente devora um saco inteiro de uma só vez.

Alguns dos alimentos mais hiperpalatáveis incluem purê de batata (com manteiga), lascas de chocolate, batata *chips*, sobremesas cremosas (como pudim), rabanada, waffles, muffins de mirtilo, batatas fritas, pão de alho e leite materno.

CUIDADO COM SEUS ÔMEGA-3 E ÔMEGA-6

A dieta americana típica tende a conter de 14 a 25 vezes mais ácidos graxos ômega-6 do que ácidos graxos ômega-3. Em uma xícara de farinha de trigo integral há uma proporção de 20:1 de ômega-6 para ômega-3. Uma xícara de arroz branco de grão longo cozido é melhor, em uma proporção de 4:1. No óleo de soja, a proporção vai de 7:1 de ômega 6:3. Compare isso com couve, proporção de 1:1, ou com salmão coho (salmão prateado), cuja proporção é de 1:7 (sete vezes *mais* ômega-3 do que ômega-6), e logo perceberá as escolhas saudáveis. Como mencionamos na seção sobre nutrição, a carne produzida a pasto em geral tem mais ômega-3, ainda que não seja uma fonte fantástica. A melhor opção para melhorar a proporção de ômega-3 para ômega-6 está na eliminação de alimentos com muito ômega-6 da dieta (em geral, alimentos altamente processados) e na adoção de uma dieta repleta de frutos do mar e vegetais.

FOCO NOS MICRONUTRIENTES

Você não deve sentir fome, mas também não deve comer além do necessário. Acompanhar o total de calorias pode ser bastante útil para algumas pessoas que notaram ganho de peso. Às vezes, uma dieta rica em nutrientes pode significar que você está consumindo calorias em excesso. Tentar obter todos os micronutrientes dos alimentos é um desafio divertido, que de fato o ajuda a entender a importância de priorizar a proteína animal e como aumentar a ingestão de vegetais de cores vivas pode ajudá-lo a atingir essas metas. Ainda que alguns alimentos possam parecer densos em nutrientes pelas calorias, leve em conta o tamanho da porção.

UMA OBSERVAÇÃO SOBRE HORÁRIO DE REFEIÇÃO

Tente fechar a cozinha por volta das dezenove horas ou até antes. Estudos mostram que comer tarde da noite aumenta a probabilidade de ganho de peso, e que antecipar a obtenção de calorias é muito bom. A ideia é "café da manhã como um rei, almoço como um príncipe, jantar como um mendigo", que parece ser o oposto de como os americanos comem. Apesar de existirem muitos blogueiros "arrasando" com protocolos de jejum, para alguém que está iniciando uma alimentação dessa maneira, não há necessidade de pular refeições durante essa fase de introdução de trinta dias; apenas foque em três refeições por dia, garantindo se abastecer de proteínas logo de manhã. Cada pessoa é única, então, por favor, ajuste sua dieta até encontrar um jeito que funcione para você.

LIMPE A DESPENSA

Antes de começar o desafio dos trinta dias, livre-se de toda comida ultraprocessada. Não se culpe por aquela caixa de massa gravatinha na prateleira de trás; confie em nós, você não precisa disso. É bem provável que os condimentos armazenados em sua geladeira contenham óleo de canola ou açúcares. Separe tudo o que for ultraprocessado, coloque em uma caixa e doe o que não estiver vencido ou aberto. Se mora com pessoas que não estão participando desse desafio, separe um canto do armário para os alimentos "fora do plano"; assim, evitará que fiquem bem na sua frente, chamando-o toda vez que abrir o armário.

ACOMPANHE O QUE INGERE

O uso de um software de rastreamento de refeições, mesmo por apenas alguns dias, pode ajudá-lo a saber quantas calorias, proteínas, gorduras e carboidratos você está ingerindo e se já se aproximou de atingir suas metas de micronutrientes. Por esses motivos, o Cronometer* é uma ótima ferramenta. Sinta-se à vontade para configurar uma conta gratuita e visitar nosso site, Sacredcow.info, em que disponibilizamos um tutorial sobre como personalizar as configurações. Também temos ótimas ferramentas para ajudá-lo a descobrir como otimizar sua dieta e links para organizações que realizam treinamentos de nutrição e desafios de densidade nutricional.

---

* Poderoso aplicativo de saúde e condicionamento físico que facilita o rastreamento de sua dieta e hábitos de exercícios. (N.T.)

OBSERVE COMO SE SENTE

Observe como está dormindo, se suas dorzinhas estão desaparecendo, se sente mais clareza mental, pele melhor, humor melhor, e assim por diante. Há tantos benefícios em comer bem que extrapolam apenas uma mudança de peso. A dieta Whole30 fez um ótimo trabalho ao levar as pessoas a se focarem em "vitórias sem escala", e seu site disponibiliza ótimos recursos. Durante os trinta dias do desafio, recomendamos que registre como se sente, como está dormindo, o que está comendo e que sintomas está sentindo, para começar a perceber padrões. Isso também ajuda a mantê-lo no caminho certo!

DEPOIS DE TRINTA DIAS

Dê uma olhada no seu diário Desafio Nutrívoro e observe o que mudou. Teve mais energia? Seus padrões de compra e preparação de alimentos mudaram? Você encontrou um fornecedor local e abasteceu seu freezer com carne melhor? Sua pele melhorou? E desapareceram aquelas dores nas articulações que costumava sentir ao se levantar?

Como você incorpora essa nova forma de alimentação para o resto da vida é uma escolha pessoal, mas, se quiser ser menos restritivo com sua dieta, por exemplo, adotá-la em duas refeições por semana (supondo que esteja comendo três refeições por dia, sete dias por semana) deve ajudá-lo a continuar em seu melhor a partir de uma perspectiva de densidade de nutrientes, ao mesmo tempo que lhe permitirá usufruir a comida de que gosta em eventos sociais ocasionais. Outros optam por uma abordagem 80-20, ou mantêm tudo dentro do planejado, exceto nos feriados. Lembre-se, é você quem define o que funciona de acordo com seu estilo de vida e orçamento. Nós dois tendemos a nos alimentar dessa maneira na maior parte do tempo, mas viajamos com frequência e percebemos que nem sempre é fácil "seguir totalmente a regra" 100% do tempo. E está tudo bem. Do ponto de vista da densidade de nutrientes e da sustentabilidade, um bife convencional pode ser a melhor escolha no cardápio de um restaurante italiano, cujas opções são macarrão ou frango. Só porque o alimento é uma planta não significa que seja mais saudável ou sustentável. Faça o que for melhor na situação em que estiver, mantenha em sua casa o ambiente mais saudável e sustentável possível e cozinhe você mesmo a maior parte de suas refeições. Evite o excesso de bebida e sobremesas e priorize as proteínas.

CONSIDERAÇÕES FINAIS

Reconhecemos que todo este material incorpora muitas informações para serem assimiladas, e agradecemos que tenha permanecido conosco. Esperamos ter esclarecido por que a difamação da carne é injusta, a importância dos animais para os humanos como fonte de alimento, como se pode produzir de forma regenerativa e por que um sistema alimentar sem animais tem potencial de causar mais danos do que ser de fato saudável. Mesmo reconhecendo que temos alguns preconceitos (quem não os tem?), nosso objetivo foi uma abordagem do modo mais completo possível do assunto, pois acertos (ou erros) nesta história afetarão a vida de bilhões de pessoas. Como Joseph Stalin observou cinicamente (mas com precisão): "Uma única morte é uma tragédia; a de milhões, uma estatística". Embora esperemos que este trabalho encontre amplas aplicações e literalmente "ajude o mundo", temos filhos pequenos que sobreviverão ao que talvez se caracterize como o período mais desafiador da história da humanidade. Nenhum de nós quer ir para o túmulo sabendo que deixamos aos nossos filhos um desastre.

O programa alimentar que apresentamos decorre de anos de trabalho clínico e feedback de centenas de milhares de pessoas que recuperaram a saúde mudando a alimentação. Desenvolvemos Sacredcow.info como um espaço destinado ao diálogo e à disponibilização de recursos extras e novas pesquisas no campo de sistemas alimentares sustentáveis e regenerativos. Nele você também encontrará vídeos de especialistas em saúde e agricultores que estão mudando o sistema alimentar.

O SISTEMA PRECISA MUDAR

Na verdade, não podemos nos permitir *não* mudar a forma como estamos cultivando alimentos e comendo. **Vivemos com sobrepeso e metabolicamente arruinados; nossas cidades pequenas estão morrendo, e nosso solo está degradado.** Alguns se queixam de que não há pesquisas suficientes revisadas por pares para apoiar o tipo de sistema defendido neste livro, mas sabemos que muitos agricultores estão mudando para a agricultura regenerativa e salvando suas fazendas e sua saúde. O filme *Sacred Cow* apresenta muitos desses pioneiros regenerativos.

Também estamos observando um marketing direto ao consumidor mais criativo por parte dos agricultores. Eliminando o intermediário e vendendo diretamente aos consumidores, os agricultores terão uma vida muito melhor. Uma coisa ainda não percebida em relação aos substitutos de carne altamente processados e carnes de laboratório se refere ao fato de os beneficiários serem os grandes produtores de alimentos. Convém a eles, em nome do lucro, que a história do marketing seja sobre salvação do sofrimento animal, melhoria da saúde humana e do meio ambiente. Mas não se engane. O elemento principal subjacente a esses produtos está no lucro.

Lembre-se: o gado é capaz de consumir resíduos de colheitas e outras matérias vegetais que nós, humanos, somos incapazes de digerir, e ainda em terras não cultiváveis, enquanto maximiza a saúde do ecossistema.

QUAL O FUTURO DA NOSSA ALIMENTAÇÃO?

Estamos em um momento crucial agora, em que podemos mudar as coisas ou garantir o insucesso da população humana. Seria absolutamente uma loucura sugerir que não enfatizemos a monocultura química global e prestemos mais atenção à saúde do solo, ao uso da água e aos alimentos ricos em nutrientes, em vez de à "ração" humana? Ao considerar os sistemas alimentares globais, seria mais lógico reiterar a dependência regional e, ao mesmo tempo, potencializar o poder da comercialização central quando e onde fizer sentido?

Faz parte da natureza humana criar cenários do tipo nós-contra-eles e projetar nossos medos em outros objetos para além dos problemas reais. É hora de percebermos que governos, corporações multinacionais e mídia se beneficiam de nosso atual sistema alimentar e dos conflitos internos das tribos alimentares. Mas não nós. Quando discutimos sobre diferentes facetas do que é a dieta ideal, grandes produtores e fabricantes industriais de alimentos sempre vencem.

E aí está a verdadeira ameaça à saúde humana e ao planeta: alimentos produzidos industrialmente. *Todos* precisamos concordar com essa realidade e encontrar uma maneira de seguir em frente, permitindo às pessoas a escolha de uma dieta alimentar real que funcione melhor para elas.

Em razão da complexidade (e importância) dos assuntos abordados neste livro, seria bom deixá-lo com uma sensação de inspiração, talvez até mesmo de puro entusiasmo. Às vezes, o mundo parece um lugar muito sombrio. A informação seguinte talvez não entre na categoria de "emoção", mas esperamos que pelo menos semeie a semente da curiosidade:

Os desafios enfrentados globalmente, desde a saúde humana até a diversidade (de organismos e ideias) e a estabilidade do planeta, são muitas vezes retratados como uma situação difícil, não como um problema, palavra que vem acompanhada de algum tipo de solução. O trabalho para o implemento da solução pode ser desafiador, mas existe a famosa expressão "uma luz no fim do túnel". Por outro lado, uma situação sugere, na melhor das hipóteses, talvez a escolha de uma das várias opções ruins. O atual sistema alimentar centrado em monoculturas é de fato uma situação difícil. Além de insustentável do ponto de vista ecológico, está prestes a levar à falência as economias das nações desenvolvidas, graças ao aumento exponencial dos custos de saúde de um sistema falido, construído com base em alimentos processados. Essas são considerações não triviais, pois incapacidade ou falta de vontade de enfrentar de forma adequada nossos desafios podem, na melhor das hipóteses, resultar em um sofrimento incrível de desafios econômicos e de saúde, e ainda representar uma ameaça existencial não apenas para a humanidade, mas também para outras espécies neste mundo. A situação implica um grande problema; no entanto, há algo nisso tudo menos imediatamente tangível, mas talvez mais importante do que a extinção – nossa liberdade e nossas almas.

O sistema alimentar centrado nos cultivos de monoculturas proposto e adotado pelo meio acadêmico, mídia e governo é agora, e será, propriedade de algumas gigantescas corporações multinacionais. Essas instituições todo-poderosas vão administrar todas as características da nossa vida, controlando a base molecular dela: a comida. Pessoas que moram no Equador sentirão a pressão dos ricos burocratas da Europa e dos Estados Unidos, os quais decidem "o que é melhor para todos". Gostaríamos de mais uma vez sugerir que nos engajemos no conceito de soberania alimentar, permitindo, assim, o florescimento dos sistemas alimentares regionais. Alguns talvez descartem essas ideias, considerando-as divagações distópicas, mas outros podem reconhecer que uma boa quantidade de estrada já foi pavimentada em direção a esse "Admirável mundo novo".

Dissemos que queremos despertar em você uma sensação de empoderamento e entusiasmo... Aqui está: não enfrentamos uma situação difícil; enfrentamos um problema. E ele não é tecnológico, moral ou mesmo genético (embora algumas tendências humanas inatas representem desafios em todos esses aspectos). Nosso problema diz respeito à perspectiva. Se há uma falha humana, talvez a mais perigosa de todas, é a predileção por simplificações superficiais – preto e branco, bem e mal – de processos infinitamente complexos. Nós nos convencemos de que podemos controlar o mundo quando, na verdade, nosso melhor esforço, e única esperança real, é agir como "cuidadores".

Precisamos parar de nos ver como independentes e acima da natureza para nos ver como seres participativos que amam nosso planeta – não apenas em razão do que ele pode nos fornecer, mas também pelo fato de o mundo em si ser magnífico e complexo. A humanidade não pode desafiar as leis da natureza, porém, lembramos que também somos diferentes de qualquer outro organismo porque PODEMOS mudar nossa perspectiva. E tem sido o processo iterativo de mudanças perceptivas que nos leva aos nossos desafios e oportunidades atuais. Nosso caminho será definido pela perspectiva que escolhermos adotar.

AGRADECIMENTOS

Agradecemos a todos vocês que acreditaram em nossa mensagem e apoiaram nosso trabalho e o filme. Temos certeza de que estamos esquecendo muitos nomes, por isso pedimos desculpas antecipadamente àqueles que nos ajudaram ao longo do caminho e cujos nomes se fazem ausentes.

Nossos agradecimentos a Chris Kresser por participar de modo significativo da pesquisa sobre longevidade mórmon e micronutrientes, e a Alex Leif por ajudar com a pesquisa sobre carne a pasto *versus* carne convencional, e também ao trabalho de Zoe Harcombe, Belinda Fettke, Frédéric Leroy, Marty Kendall, Tyler Cartwright, Luis Villaseñor, Melissa Urban, Bill Lagakos, Dr. Drew Ramsey, Dr. Mark Hyman, Mark Sisson, Dra. Georgia Ede e Adele Hite, que ajudaram na seção sobre nutrição ou atuaram como fonte de inspiração.

Na seção ambiental, também nos ajudaram e inspiraram Andrew Rodgers, Jason Rowntree, Russ Conser, Nicolette Hahn Niman, Peter Ballerstedt, Judith Schwartz, Sara Place, Charles Massey, Bobby Gil, Allan Savory, Frank Mitloehner, Jim Howell e Joel Salatin.

A seção dedicada à questão ética foi influenciada pelo incrível trabalho de Frédéric Leroy, Belinda Fettke, Lierre Keith e Andrew Smith.

Agradecemos ainda ao talentoso James Cooper pelo design da capa e infográficos; foi um prazer enorme trabalhar com ele. Nossos agradecimentos também se dirigem à equipe de consultoria e suporte de Diana, James Connolly, Abby Fuller, Meg Chatham, Lauren Stine, Rachel James e Magnus Eriksson.

Agradecimentos especiais de Diana: gostaria de agradecer de modo especial a meu marido, Andrew, meu pai, meus dois filhos incríveis, Anson e Phoebe, a Janet e Gil Rodgers, e a meus amigos Kirsty Allore, Tallie Katwinkle, Michelle Tam, Kristin Canty, Emily Deans, e ainda sobretudo a James Connolly, por todo o seu apoio, às senhoras MaryLiz e Meredith, e a Marjie Findlay e Geoff Freeman, da Clark Farm. Além disso, obrigada a Robb por ajudar a tornar o livro uma realidade.

Agradecimentos especiais de Robb: gostaria de agradecer à minha coautora, Diana Rodgers, por sua tenacidade quase sobre-humana neste livro e no projeto do filme a ele relacionado. A mensagem que temos para compartilhar é de nuances, e não vai ao encontro da tendência humana para o extremismo e para soluções binárias. Poucos saberão o quanto Diana lutou e se sacrificou para dar vida a este livro.

Eu seria um péssimo marido e pai se não agradecesse à minha esposa, Nicki, e às minhas filhas, Zoe e Sagan. Houve muitos jantares que não pude preparar e jogos de "combate" dos quais não participei enquanto trabalhava neste livro.

Por fim, um agradecimento ao pessoal que deu uma chance às minhas reflexões. Meu objetivo sempre foi transformar o mundo em um lugar melhor, e só conseguirei isso se influenciar positivamente as pessoas que me cercam.

NOTAS

CAPÍTULO 1: CARNE COMO BODE EXPIATÓRIO

1. Sánchez-Bayo, Francisco; Wyckhuys, Kris A.G. "Worldwide Decline of the Entomofauna: A Review of Its Drivers." *Biological Conservation* 232:8–27. Disponível em: www.sciencedirect.com/science/article/abs/pii/S0006320718313636. Publicado em: abr. 2019.

2. Ceballos, Gerardo et al. "Accelerated Modern Human-Induced Species Losses: Entering the Sixth Mass Extinction." *Science Advances* 1, n.5. Disponível em: advances.sciencemag.org/content/1/5/e1400253.full. Publicado em: 19 jun. 2015.

3. Sánchez-Bayo; Wyckhuys. "Worldwide Decline." 8–27.

4. "The Cost of Diabetes." American Diabetes Association. Disponível em: www.diabetes.org/resources/statistics/cost-diabetes. Acessado em: 30 dez. 2019.

5. "Adult Obesity Causes & Consequences." Overweight & Obesity, Centers for Disease Control and Prevention. Disponível em: https://www.cdc.gov/obesity/adult/causes.html. Acessado em: 30 dez. 2019.

6. Lomborg, Bjørn. "Ban the Beef?" Project Syndicate. Disponível em: www.project-syndicate.org/commentary/meat-production-overstated-effect-on-climate-change-by-bjorn-lomborg-2018-11. Publicado em: 21 nov. 2018.

7. Leroy, Frédéric. "Chapter Eight – Meat as a *Pharmakon*: An Exploration of the Biosocial Complexities of Meat Consumption." *Advances in Food and Nutrition Research* 87:409–446. Disponível em: doi.org/10.1016/bs.afnr.2018.07.002. Publicado em: 2019.

8. Kluger, Jeffrey. "Sorry Vegans: Here's How Meat-Eating Made Us Human." *Time*. Disponível em: time.com/4252373/meat-eating-veganism-evolution. Publicado em: 9 mar. 2016.

9. Zink, Katherine D.; Lieberman, Daniel E. "Impact of Meat and Lower Paleolithic Food Processing Techniques on Chewing in Humans." *Nature* 531:500–3. Disponível em: www.nature.com/articles/nature16990. Publicado em: 2016.

10. Peretti, Jacques. "Why Our Food Is Making Us Fat." *The Guardian*. Disponível em: www.theguardian.com/business/2012/jun/11/why-our-food-is-making-us-fat. Publicado em: 11 jun. 2012.

11. Table 1 in "Summary Report of the EAT-*Lancet Commission*." EAT. Disponível em: eatforum.org/content/uploads/2019/07/EAT-Lancet_Commission_Summary_Report.pdf. Publicado em: 16 jan. 2019.

CAPÍTULO 2: OS HUMANOS SÃO ONÍVOROS?

1. Aiello, Leslie C.; Wheeler, Peter. "The Expensive-Tissue Hypothesis: The Brain and the Digestive System in Human and Primate Evolution." *Current Anthropology* 36, n.2:199–221. Disponível em: doi.org/10.1086/204350. Publicado em: abr. 1995.

2. Armelagos, George J. "Brain Evolution, the Determinates of Food Choice, and the Omnivore's Dilemma." *Critical Reviews in Food Science and Nutrition* 54, n.10:1330-41. Disponível em: doi.org/10.1080/10408398.2011.635817. Publicado em: 2014.

3. Luca, Francesca; Perry, George H.; Di Rienzo, Anna. "Evolutionary Adaptations to Dietary Changes." *Annual Review of Nutrition* 30:291–314. Disponível em: www. ncbi.nlm.nih.gov/pmc/articles/PMC4163920. Publicado em: 21 ago. 2010.

4. Cordain, Loren et al. "Plant-Animal Subsistence Ratios and Macronutrient Energy Estimations in Worldwide Hunter-Gatherer Diets." *American Journal of Clinical Nutrition* 71, n.3:682–92. Disponível em: academic.oup.com/ajcn/article/71/3/682/4729121. Publicado em: mar. 2000.

5. Gurven, Michael; Kaplan, Hillard. "Longevity Among Hunter-Gatherers: A Cross-Cultural Examination." *Population and Development Review* 33, n.2: 321–65. Publicado em: jun. 2007; Cregan-Reid, Vybarr. "Hunter-Gatherers Live Nearly as Long as We Do but with Limited Access to Healthcare." The Conversation. Disponível em: theconversation.com/hunter-gatherers-live-nearly-as-long-as-we-do-but-with-limited-access-to-healthcare-104157. Publicado em: 31 out. 2018.

6. Kaplan, Hillard et al. "Coronary Atherosclerosis in Indigenous South American Tsimane: A Cross-Sectional Cohort Study." *The Lancet* 398, n.10080:1730–39. Disponível em: https://www.thelancet.com/journals/lancet/article/PIIS0140-6736(17)30752-3/fulltext. Publicado em: 29 abr. 2017; Pontzer, Herman; Wood, Brian M.; Reichlen, David A. "Hunter-Gatherers as Models in Public Health." *Obesity Reviews*. Disponível em: www.ncbi.nlm.nih.gov/pubmed/30511505. Publicado em: 3 dez. 2018; O'Keefe Jr, James H.; Cordain, Loren. "Cardiovascular Disease Resulting from a Diet and Lifestyle at Odds with Our Paleolithic Genome: How to Become a 21st-Century Hunter-Gatherer". *Mayo Clinic Proceedings* 79, n.1:101–8. Disponível em: www.mayoclinicproceedings.org/article/S0025-6196(11)63262-X/fulltext. Publicado em: jan. 2004.

CAPÍTULO 3: ESTAMOS CONSUMINDO CARNE DEMAIS?

1. Okin, Gregory S. "Environmental Impacts of Food Consumption by Dogs and Cats." *PLOS One*. Disponível em: journals.plos.org/plosone/article?id=10.1371/journal.pone.0181301. Publicado em: 2 ago. 2017.

2. "The Changing American Diet: A Report Card." Center for Science in the Public Interest. Disponível em: cspinet.org/resource/changing-american-diet. Publicado em: 23 set. 2013.

3. Wolfe, Robert R. "The Role of Dietary Protein in Optimizing Muscle Mass, Function and Health Outcomes in Older Individuals." *British Journal of Nutrition* 108, n.S2:S88–S93. Disponível em: doi.org/10.1017/S0007114512002590. Publicado em: ago. 2012.

4. "Body Measurements." Centers for Disease Control and Prevention. Disponível em: www.cdc.gov/nchs/fastats/body-measurements.htm. Publicado em: 15 jul. 2016.

5. "Dietary Reference Intakes Tables and Application." *National Academies of Sciences, Engineering, and Medicine*. Disponível em: nationalacademies.org/hmd/Activities/Nutrition/SummaryDRIs/DRI-Tables.aspx. Acessado em: 30 dez. 2019.

6. Institute of Medicine. *Dietary Reference Intakes: For Energy Carbohydrate, Fiber, Fat, Fatty Acids, Cholesterol, Protein, and Amino Acids*. Washington, DC: National Academies Press, 2005.

7. McCay, David. *Protein Element in Nutrition*. Londres: Longmans, Green, 1912.

8. "Dietary Reference Intakes: Macronutrients."

9. Krok-Schoen, J. L. et al. "Low Dietary Protein Intakes and Associated Dietary Patterns and Functional Limitations in an Aging Population: A NHANES Analysis." *Journal of Nutrition, Health & Aging* 23. Disponível em: link.springer.com/article/10.1007/s12603-019-1174-1. Publicado em: 2019.

10. Bonjour, Jean-Philippe. "Nutritional Disturbance in Acid–Base Balance and Osteoporosis: A Hypothesis That Disregards the Essential Homeostatic Role of the Kidney." *British Journal of Nutrition* 110, n.7:1168–77. Disponível em: doi.org/10.1017/S000711451300096291-3-31. Publicado em: 14 out. 2013.

11. Jose Antonio et al. "A High Protein Diet Has No Harmful Effects: A One-Year Crossover Study in Resistance-Trained Males." *Journal of Nutrition and Metabolism* 2016:1–5. Disponível em: www.ncbi.nlm.nih.gov/pubmed/27807480.

12. Martin, William F.; Armstrong, Lawrence E.; Rodriguez, Nancy R. "Dietary Protein Intake and Renal Function." *Nutrition & Metabolism* 2, n.25. Disponível em: nutritionandmetabolism.biomedcentral.com/articles/10.1186/1743-7075-2-25. Publicado em: 20 set. 2005.

13. Westerterp-Plantenga, Margriet S.; Lemmens, Sofie G.; Westerterp, Klaas R. "Dietary Protein–Its Role in Satiety, Energetics, Weight Loss and Health." *British Journal of Nutrition* 108, n.S2. Disponível em: www.ncbi.nlm.nih.gov/pubmed/23107521. Publicado em: 2012.

14. Sviri, Sigal et al. "Vitamin B12 and Mortality in Critically Ill." *Diet and Nutrition in Critical Care* 973–82. Disponível em: link.springer.com/referenceworkentry/10.1007%2F978-1-4614-7836-2_45. Publicado em: 2016. Chalouhi, Christel et al. "Neurological Consequences of Vitamin B12 Deficiency and Its Treatment." *Pediatric Emergency Care* 24, n.8: 538–41. Disponível em: insights.ovid.com/crossref?an=00006565-200808000-00007. Publicado em: 2008.

15. Holt, S. H. A.; Brand-Miller, Jennie C.; Petocz, Peter; Farmakalidis, E. "A Satiety Index of Common Food." *European Journal of Clinical Nutrition* 49, n. 9: 627-90. Disponível em: www.researchgate.net/publication/15701207_A_Satiety_Index_of_common_foods. Publicado em: set. 1995.

16. Weigle, David S. et al. "A High-Protein Diet Induces Sustained Reductions in Appetite, Ad Libitum Caloric Intake, and Body Weight Despite Compensatory Changes in Diurnal Plasma Leptin and Ghrelin Concentrations." *American Journal of Clinical Nutrition* 82, n.1:41–48. Disponível em: academic.oup.com/ajcn/article/82/1/41/4863422. Publicado em: 2005.

17. Dong, Jia-Yi et al. "Effects of High-Protein Diets on Body Weight, Glycaemic Control, Blood Lipids and Blood Pressure in Type 2 Diabetes: Meta-analysis of Randomised Controlled Trials." *British Journal of Nutrition* 110, n.5:781–89. Disponível em: www.cambridge.org/core/journals/british-journal-of-nutrition/article/effects-of-highproteindiets-on-body-weight-glycaemic-control-blood-lipids-and-blood-pressure-in-type-2-diabetes-metaanalysis-of-randomised-controlled-trials/4D4F7A3943BE752FB061CE60 671204B1. Publicado em: 2013.

18. Meckling, Kelly A.; O'Sullivan, Caitriona; Saari, Dayna. "Comparison of a Low-Fat Diet to a Low-Carbohydrate Diet on Weight Loss, Body Composition, and Risk Factors for Diabetes and Cardiovascular Disease in Free-Living, Overweight Men andWomen." *Journal of Clinical Endocrinology & Metabolism* 89, n.6:2717-23. Disponível em: academic.oup.com/jcem/article/89/6/2717/2870310. Publicado em: 1 jun. 2004.

19. Wittke, Andreas et al. "Protein Supplementation to Augment the Effects of High Intensity Resistance Training in Untrained Middle-Aged Males: The Randomized Contolled PUSH Trial." *BioMed Research International*. Disponível em: www.hindawi.com/journals/bmri/2017/3619398. Publicado em: 2017.

20. Miquel-Kergoat, Sophie et al. "Effects of Chewing on Appetite, Food Intake and Gut Hormones: A Systematic Review and Meta-analysis." *Physiology & Behavior* 151:88–96. Disponível em: www.sciencedirect.com/science/article/pii/S0031938415300317. Publicado em: 1 nov. 2015.

21. "Global Meat-Eating Is on the Rise, Bringing Surprising Benefits." *Economist*. Disponível em: www.economist.com/international/2019/05/04/global-meat-eating-is-on-therise-bringing-surprising-benefits. Publicado em: 4 maio 2019. Neumann, Charlotte G. et al. "Meat Supplementation Improves Growth, Cognitive, and Behavioral Outcomes in Kenyan Children." *Journal of Nutrition* 137 n.4:1119–23. Disponível em: ncbi.nlm.nih.gov/pubmed/17374691. Publicado em: 4 abr. 2017.

CAPÍTULO 4: CARNE CAUSA DOENÇAS CRÔNICAS?

1. Johnston, Bradley C. et al. "Unprocessed Red Meat and Processed Meat Consumption: Dietary Guideline Recommendations from the Nutritional Recommendations (NutriRECS) Consortium." *Annals of Internal Medicine*. Disponível em: https://annals.org/aim/fullarticle/2752328/unprocessed-red-meat-processed-meat-consumption-dietary-guideline-recommendations-from. Publicado em: 19 nov. 2019.

2. Rubin, Rita. "Backlash over Meat Dietary Recommendations Raises Questions About Corporate Ties to Nutrition Scientists." *JAMA* 323, n.2:401–404. Disponível em: doi.org/10.1001/jama.2019.21441. Publicado em: 15 jan.2020.

3. Ioannidis, John P.A. "Why Most Published Research Findings Are False." *PLoS Medicine* 2 n.8:e124. Disponível em: doi.org/10.1371/journal.pme.0020124. Publicado em: 30 ago. 2005.

4. Schoenfeld, Jonathan D. & Ioannidis, John P.A. "Is Everything We Eat Associated with Cancer? A Systematic Cookbook Review." *American Journal of Clinical Nutrition* 97 n.1:127–134. Disponível em: doi.org/10.3945/ajcn.112.047142. Publicado em: jan. 2013.

5. Marks, Geoffrey C.; Hughes, Maria Celia; van der Pols, Jolieke C. "Relative Validity of Food Intake Estimates Using a Food Frequency Questionnaire Is Associated with Sex, Age, and Other Personal Characteristics."*Journal of Nutrition* 136, n.2:459–65. Disponível em: academic.oup.com/jn/article/136/2/459/4743763. Publicado em: fev. 2006.

6. Fogelholm, M.; Kanerva, N; Mannisto,S. "Association Between Red and Processed Meat Consumption and Chronic Diseases: The Confounding Role of Other Dietary Factors." *European Journal of Clinical Nutrition* 69:1060–65. Disponível em: www.ncbi.nlm.nih.gov/pubmed/25969395. Publicado em: 2015.

7. Davis, Nicola. "Is Sugar Really as Addictive as Cocaine? Scientists Row over Effect on Body and Brain." *Guardian*. Disponível em: www.theguardian.com/society/2017/aug/25/is-sugar-really-as-addictive-as-cocaine-scientists-row-over-effect-on-body-and-brain. Publicado em: 26 ago. 2017. 8. Fryar, Cheryl D.; Carroll, Margaret D.; Ogden, Cynthia L. "Prevalence of Overweight, Obesity, and Severe Obesity Among Adults Aged 20 and Over: United States, 1960–1962 Through 2015–2016." Centers for Disease Control and Prevention. Disponível em: www.cdc.gov/nchs/data/hestat/obesity_adult_15_16/obesity_adult_15_16.htm. Atualizado em: 16 out. 2018. Finkelstein, Eric A. et al. "Obesity and Severe Obesity Forecasts Through 2030". *American Journal of Preventive Medicine* 42, n.6:563–70. Disponível em: www.ajpmonline.org/article/S0749-3797%2812%2900146-8/fulltext. Publicado em: jun.2012.

9. van Dellen, Michelle R.; Isherwood, J.C.; Delose, J. E. "How Do People Define Moderation?" *Appetite* 101:156–62. Disponível em: www.ncbi.nlm.nih.gov/pubmed/26964691. Publicado em: jun.2016.

10. Manheimer, Eric W. et al. "Paleolithic Nutrition for Metabolic Syndrome: Systematic Review and Meta-analysis." *American Journal of Clinical Nutrition* 102, n.4:922-32. Disponível em: www.ncbi.nlm.nih.gov/pmc/articles/PMC4588744. Publicado em: out. 2015. Chester, Brittanie et al. "The Effects of Popular Diets on Type 2 Diabetes Management." *Diabetes Metabolism Research and Reviews*. Disponível em: www.ncbi.nlm.nih.gov/pubmed/31121637. Publicado em: 23 maio 2019. Kahleova, Hana et al. "A Plant-Based Diet in Overweight Individuals in a 16-Week Randomized Clinical Trial: Metabolic Benefits of Plant Protein." *Nutrition & Diabetes* 8, n.58. Disponível em: www.ncbi.nlm.nih.gov/pmc/articles/PMC6221888. Publicado em: 2018.

11. Cunningham, Paige Winfield. "The Health 202: Coca-Cola Emails Reveal How Soda Industry Tries to Influence Health Officials." *Washington Post*. Disponível em: www.washingtonpost.com/news/powerpost/paloma/the-health-202/2019/01/29/the-health-202-coca-cola-emails-reveal-how-soda-industry-tries-to-influence-health-officials/5c4f65dd1b326b29c3778cf1. Publicado em: 1 jan. 2019. O'Connor, Anahad. "Coca-Cola Funds Scientists Who Shift Blame for Obesity Away from Bad Diets." *New York Times* (Well blog). Disponível em: well.blogs.nytimes.

com/2015/08/09/coca-cola-funds-scientists-who-shift-blame-for-obesity-away--from-bad-diets. Publicado em: 9 ago. 2015.

12. Miller, W. C.; Koceja, D. M.; Hamilton, E. J. "A Meta-Analysis of the Past 25 Years of Weight Loss Research Using Diet, Exercise or Diet Plus Exercise Intervention." *International Journal of Obesity and Related Metabolic Disorders* 21, 10:941–47. Disponível em: ncbi.nlm.nih.gov/pubmed/9347414. Publicado em: out. 1997.

13. "Inactivity in Obese Mice Linked to a Decreased Motivation to Move." *Science Daily*. Disponível em: www.sciencedaily.com/releases/2016/12/161229141901.htm. Publicado em: 29 dez. 2016.

14. "Chapter 1: Key Elements of Healthy Eating Patterns." Dietary Guidelines for Americans 2015–2020, 8.ed. Office of Disease Prevention and Health Promotion. Disponível em: health.gov/dietaryguidelines/2015/guidelines/chapter-1/a-closer--look-inside-healthy-eating-patterns. Acessado em: 30 dez. 2019.

15. Ramsden, Christopher E. et al. "Re-evaluation of the Traditional Diet-Heart Hypothesis: Analysis of Recovered Data from Minnesota Coronary Experiment, (1968–73)." *BMJ* 2016. Disponível em. www.bmj.com/content/353/bmj.i1246. Publicado em: 12 abr. 2016.

16. Frantz Jr. I. D. et al., "Test of Effect of Lipid Lowering by Diet on Cardiovascular Risk: The Minnesota Coronary Survey." *Arteriosclerosis* 9, n.1:129–35. Disponível em: www.ncbi.nlm.nih.gov/pubmed/2643423. Publicado em: jan./fev. 1989.

17. O'Connor, Anahad. "A Decades-Old Study, Rediscovered, Challenges Advice on Saturated Fat." *New York Times*. Disponível em: well.blogs.nytimes.com/2016/04/13/a-decades-old-study-rediscovered-challenges-advice-on-saturated--fat. Publicado em: 13 abr. 2016.

18. Nestle, Marion. "Perspective: Challenges and Controversial Issues in the Dietary Guidelines for Americans, 1980–2015." *Advances in Nutrition* 9, n.2:148–50. Disponível em: www.ncbi.nlm.nih.gov/pmc/articles/PMC5916425. Publicado em: mar. 2018. Wade, N. "Food Board's Fat Report Hits Fire." *Science* 209, n.4453:248–50. Disponível em: science.sciencemag.org/content/209/4453/248. Publicado em: 11 jul. 1980.

19. Johnson, Gail. *Research Methods for Public Administrators*, 3.ed. Londres: Routledge. Publicado em: 17 dez. 2014.

20. Klara, Robert. "Throwback Thursday: When Doctors Prescribed 'Healthy' Cigarette Brands." *Adweek*. Disponível em: www.adweek.com/brand-marketing/throwback-thursday-when-doctors-prescribed-healthy-cigarette-brands-165404. Publicado em: 18 jun. 2015.

21. Gardner, Christopher D. et al. "Effect of Low-Fat vs Low-Carbohydrate Diet on 12-Month Weight Loss in Overweight Adults and the Association with Genotype Pattern or Insulin Secretion: The DIETFITS Randomized Clinical Trial." *JAMA* 318, n.7:667–79. Disponível em: jamanetwork.com/journals/jama/fullarticle/2673150. Publicado em: 2018.

22. Hur, S. J. et al. "Controversy on the Correlation of Red and Processed Meat Consumption with Colorectal Cancer Risk: An Asian Perspective." *Critical Re-*

views in Food Science and Nutrition 59, n.21:3526–37. Disponível em: www.ncbi.nlm.nih.gov/pubmed/29999423. Publicado em: 2019.

23. Chowdhury, Rajiv et al. "Association of Dietary, Circulating, and Supplement Fatty Acids with Coronary Risk: A Systematic Review and Meta-analysis." *Annals of Internal Medicine*. Disponível em: annals.org/aim/article-abstract/1846638/association-dietary-circulating-supplement-fatty-acids-coronary-risk-systematicreview?doi=-10.7326%2fM13-1788. Publicado em: 18 mar. 2014.

24. Masterson, Erin E.; Leonard, William R.; Hujoel, Philippe P. "Diet, Atherosclerosis, and Helmintic Infection in Tsimane." *Lancet* 390, n.10107:2034–35. Disponível em: www.thelancet.com/journals/lancet/article/PIIS0140-6736(17)31945-1/fulltext. Publicado em: 4 nov. 2017.

25. Morales, F. E.; Tinsley, G. M.; Gordon, P. M. "Acute and Long-Term Impact of High-Protein Diets on Endocrine and Metabolic Function, Body Composition, and Exercise-Induced Adaptations." *Journal of the American College of Nutrition* 36, n.4:295–305. Disponível em: www.ncbi.nlm.nih.gov/pubmed/28443785. Publicado em: maio/jun. 2017.

26. Westerterp-Plantenga, M. S.; Lemmens, S. G.; Westerterp, K. R. "Dietary Protein–Its Role in Satiety, Energetics, Weight Loss and Health". *British Journal of Nutrition* 108, n.S2:S105–12. Disponível em: www.ncbi.nlm.nih.gov/pubmed/23107521. Publicado em: ago. 2012.

27. Key, T. J. et al., "Dietary Habits and Mortality in 11,000 Vegetarians and Health Conscious People: Results of a 17 Year Follow Up." *BMJ* 313, n.7060:775–79. Disponível em: www.ncbi.nlm.nih.gov/pubmed/8842068. Publicado em: 28 set. 1996.

28. Mihrshahi, S. et al. "Vegetarian Diet and All-Cause Mortality: Evidence from a Large Population-Based Australian Cohort–the 45 and Up Study." *Preventive Medicine* 97, n.1–7. Disponível em: www.ncbi.nlm.nih.gov/pubmed/28040519. Publicado em: abr. 2017.

29. Enstrom, James E. "Health Practices and Cancer Mortality Among Active California Mormons." *Journal of the National Cancer Institute* 81 n.23:1807–14. Disponível em: academic.oup.com/jnci/article-abstract/81/23/1807/895017. Publçicado em: 6 dez. 1989. Enstrom, James E. "Cancer and Total Mortality Among Active Mormons." *Cancer* 42, n.4:1943–51. Disponível em: www.ncbi.nlm.nih.gov/pubmed/709540. Publicado em: out. 1978. Enstrom, James E.; Breslow, Lester. "Lifestyle and Reduced Mortality Among Active California Mormons, 1980–2004." *Preventive Medicine* 46, n.2:133–36. Disponível em: www.sciencedirect.com/science/article/pii/S0091743507003258. Publicado em: fev. 2008.

30. Wilson Tang, W. H. et al. "Intestinal Microbial Metabolism of Phosphatidylcholine and Cardiovascular Risk." *New England Journal of Medicine* 2013, n.268:1575–84. Disponível em: www.nejm.org/doi/10.1056/NEJMoa1109400. Publicado em: 2013.

31. Janeiro, Manuel H. et al. "Implication of Trimethylamine N-Oxide (TMAO) in Disease: Potential Biomarker or New Therapeutic Target." *Nutrients* 10, n.10:1398. Disponível em: www.ncbi.nlm.nih.gov/pmc/articles/PMC6213249. Publicado em: out. 2018. Huc, Tomasz et al. "Chronic, Low-Dose TMAO Treatment Reduces

Diastolic Dysfunction and Heart Fibrosis in Hypertensive Rats." *American Journal of Physiology-Heart and Circulatory Physiology*. Disponível em: doi.org/10.1152/ajpheart.00535.2018. Publicado em: 2018.

32. Uribarri, Jaime et al. "Advanced Glycation End Products in Foods and a Practical Guide to Their Reduction in the Diet." *Journal of the American Dietary Association* 110, n.6:911–16. Disponível em: www.ncbi.nlm.nih.gov/pmc/articles/PMC3704564. Publicado em: jun. 2010.

33. "Global Meat-Eating Is on the Rise, Bringing Surprising Benefits." *Economist*.

34. "A Century of Trends in Adult Human Height." *eLife*. Disponível em: https://elifesciences.org/articles/13410. Publicado em: 26 jul. 2016.

CAPÍTULO 5: CARNE É UM ALIMENTO SAUDÁVEL?

1. Watanabe, Fumio et al. "Pseudovitamin B(12) Is the Predominant Cobamide of an Algal Health Food, Spirulina Tablets." *Journal of Agricultural and Food Chemistry* 47, n.11:4736–41. Disponível em: www.ncbi.nlm.nih.gov/pubmed/10552882. Publicado em: nov. 1999.

2. Tripkovic, Laura et al. "Comparison of Vitamin D2 and Vitamin D3 Supplementation in Raising Serum 25-Hydroxyvitamin D Status: a Systematic Review and Meta-analysis." *Americal Journal of Clinical Nutrition* 95, n.6:1357–64. Disponível em: www.ncbi.nlm.nih.gov/pmc/articles/PMC3349454. Publicado em: jun. 2012.

3. "Vitamin D Fact Sheet for Health Professionals." National Institutes of Health Office of Dietary Supplements. Disponível em: ods.od.nih.gov/factsheets/Vitamin-D-HealthProfessional. Atualizado em: 7 ago. 2019.

4. González-Rosendo, G. et al. "Bioavailability of a Heme-Iron Concentrate Product Added to Chocolate Biscuit Filling in Adolescent Girls Living in a Rural Area of Mexico." *Journal of Food Science* 75, n.3:H73–78. Disponível em: www.ncbi.nlm.nih.gov/pubmed/20492296. Publicado em: abr.2010.

5. "Classic Hereditary Hemochromatosis". Rare Disease Database, National Organization for Rare Disorders. Disponível em: rarediseases.org/rare-diseases/classic-hereditary-hemochromatosis. Atualizado em: 2019.

6. Venugopal, Vazhiyil; Gopakumar, Kumarapanicker. "Shellfish: Nutritive Value, Health Benefits, and Consumer Safety". *Comprehensive Reviews in Food Science and Food Safety*. Disponível em: onlinelibrary.wiley.com/doi/full/10.1111/1541-4337.12312. Publicado em: 25 out. 2017.

7. Bronkema, Sara M. et al. "A Nutritional Survey of Commercially Available Grass-Finished Beef." *Meat and Muscle Biology* n.3:116–26. Disponível em: doi:10.22175/mmb2018.10.0034. Publicado em: 2019.

8. "Beef, Loin, Top Loin Steak, Boneless, Lip Off, Separable Lean Only, Trimmed to 0" Fat, All Grades, Raw." FoodData Central. Disponível em: fdc.nal.usda.gov/fdc-app.html#/food-details/174002/nutrients. Citado em: 11 out. 2019.

9. "Beef, Round, Eye of Round Roast, Boneless, Separable Lean Only, Trimmed to 0" Fat, Select, Raw." FoodData Central. Disponível em: fdc.nal.usda.gov/fdcapp.html#/food-details/334898/nutrients. Citado em: 11 out. 2019.

10. "Nuts, Walnuts, English." FoodData Central. Disponível em: fdc.nal.usda.gov/fdc-app.html#/food-details/170187/nutrients. Citado em: 11 out. 2019.

11. "Nuts, Almonds" FoodData Central. Disponível em: fdc.nal.usda.gov/fdcapp.html#/food-details/170567/nutrients. Citado em: 11 out. 2019.

12. "Fish, Salmon, Chinook, Raw." FoodData Central. Disponível em: fdc.nal.usda.gov/fdc-app.html#/food-details/173688/nutrients. Citado em: 11 out. 2019.

13. Średnicka-Tober, D. et al. "Composition Differences Between Organic and Conventional Meat: A Systematic Literature Review and Meta-analysis." *British Journal of Nutrition* n.115:994–1011. Disponível em: www.ncbi.nlm.nih.gov/pubmed/26878675. Publicado em: 18 mar. 2016. Gerster, H. "Can Adults Adequately Convert Alpha-Linolenic Acid (18:3n-3) to Eicosapentaenoic Acid (20:5n-3) and Docosahexaenoic Acid 22:6n-3)?" *International Journal for Vitamin and Nutrition Research 1998* n.68:159–73. Disponível em: www.ncbi.nlm.nih.gov/pubmed/9637947. Publicado em: 1998.

14. McAfee Yeates, Allison J. et al. "Red Meat from Animals Offered a Grass Diet Increases Plasma and Platelet n-3 PUFA in Healthy Consumers." *British Journal of Nutrition* 105, n.1:80–89. Disponível em: www.researchgate.net/publication/46107212_Red_meat_from_animals_offered_a_grass_diet_increases_plasma_and_platelet_n-3_PUFA_in_healthy_consumers. Publicado em: jan.2011.

15. Bronkema et al. "A Nutritional Survey of Commercially Available Grass-Finished Beef."

16. Gebauer, Sarah K. et al. "Vaccenic Acid and Trans Fatty Acid Isomers from Partially Hydrogenated Oil Both Adversely Affect LDL Cholesterol: A Double--Blind, Randomized Controlled Trial." *American Journal of Clinical Nutrition* 102, n.6:1339-46. Disponível em: www.ncbi.nlm.nih.gov/pubmed/26561632. Publicado em: dez. 2015.

17. "Beef, Loin, Top Loin Steak", FoodData Central.

18. Centers for Disease Control and Prevention, *Surveillance for Foodborne Disease Outbreaks, United States, 2017: Annual Report.* Atlanta: US Department of Health and Human Services. Disponível em: www.cdc.gov/fdoss/pdf/2017_FoodBorneOutbreaks_508.pdf. Publicado em: 2017.

19. Fegan, Narelle et al. "The Prevalence and Concentration of *Escherichia coli* O157 in Faeces of Cattle from Different Production Systems At Slaughter." *Journal of Applied Microbiology* 97, n.2:362–70. Disponível em: sfamjournals.onlinelibrary.wiley.com/doi/full/10.1111/j.1365-2672.2004.02300.x. Publicado em: 2004.

20. Rock, Andrea. "How Safe Is Your Ground Beef?" *Consumer Reports.* Disponível em: www.consumerreports.org/cro/food/how-safe-is-your-ground-beef. Atualizado em: 21 dez. 2015.

21. Reinstein, S. et al. "Prevalence of *Escherichia coli* O157:H7 in Organically and Naturally Raised Beef Cattle." *Applied and Environmental Microbiology* 75, n.16:5421–23. Disponível em: aem.asm.org/content/75/16/5421. Publicado em: ago. 2009.

22. US Food & Drug Administration. "FDA Announces Implementation of GFI #213, Outlines Continuing Efforts to Address Antimicrobial Resistance." FDA.gov (desde deletado, accessado via archive-it.org). Disponível em: wayback.archive-it.org/7993/20190423131636/https://www.fda.gov/AnimalVeterinary/NewsEvents/CVMUpdates/ucm535154.htm. Publicado em: 3 jan. 2017. Dall, Chris. "FDA Reports Major Drop in Antibiotics for Food Animals". University of Minnesota Center for Infectious Disease Research and Policy. Disponível em: www.cidrap.umn.edu/news-perspective/2018/12/fda-reports-major-drop-antibiotics-food-animals. Publicado em: 19 dez. 2018.

23. "The Truth About: Meat and Antibiotics." Minnesota Department of Agriculture. Disponível em: www.health.state.mn.us/diseases/antibioticresistance/animal/truthmeat.pdf; Food Safety and Inspection Service. Publicado em: 19 ago. 2019. "United States National Residue Program for Meat, Poultry, and Egg Products FY 2018 Residue Sample Results (Red Book)". United States Department of Agriculture. Disponível em: www.fsis.usda.gov/wps/wcm/connect/d6baddf7-0352-4a0e-a-86d-32ba2d4613ba/2018-red-book.pdf?MOD=AJPERES.

24. Ramatla, Tsepo et al. "Evaluation of Antibiotic Residues in Raw Meat Using Different Analytical Methods." *Antibiotics (Basel)* 6, n.4:34. Disponível em: doi.org/10.3390/antibiotics6040034. Publicado em: dez. 2017. H. J. Lee et al. "Prevalence of Antibiotic Residues and Antibiotic Resistance in Isolates of Chicken Meat in Korea." *Korean Journal for Food Science of Animal Resources* 38, n.5:1055–1063. Disponível em: doi.org/10.5851/kosfa.2018.e39. Publicado em: out. 2018.

25. Jackson, Erin et al. "Adipose Tissue as a Site of Toxin Accumulation." *Comprehensive Physiology* 7, n.4:1085–135. Disponível em: onlinelibrary.wiley.com/doi/abs/10.1002/cphy.c160038. Publicado em: out. 2017.

26. Domingo, José L.; Nadal, Marti. "Carcinogenicity of Consumption of Red and Processed Meat: What About Environmental Contaminants?" *Environmental Research* 145:109–15. Disponível em: www.ncbi.nlm.nih.gov/pubmed/26656511. Publicado em: fev. 2016. Domingo, José L. "Concentrations of Environmental Organic Contaminants in Meat and Meat Products and Human Dietary Exposure: A Review." *Food and Chemical Toxicology* 107, parte A:20–26. Disponível em: www.sciencedirect.com/science/article/pii/S027869151730340X. Publicado em: set. 2017.

27. Van Eenennaam, Alison L.; Young, A. E. "Detection of Dietary DNA, Protein, and Glyphosate in Meat, Milk, and Eggs." *Journal of Animal Science* 95, n.7:3247–69. Disponível em: academic.oup.com/jas/article/95/7/3247/4702986. Publicado em: jul. 2017.

28. Schnabel, Karina et al. "Effects of Glyphosate Residues and Different Concentrate Feed Proportions on Performance, Energy Metabolism and Health Characteristics in Lactating Dairy Cows." *Archives of Animal Nutrition* 71, n.6:413–427. Disponível em: www.tandfonline.com/doi/abs/10.1080/1745039X.2017.1391487?journalCode=gaan20. Publicado em: 2017.

29. Grandin, Temple. "The Effect of Stress on Livestock and Meat Quality Prior to and During Slaughter." *International Journal for the Study of Animal Problems* 1, n.5:313–37. Disponível em: animalstudiesrepository.org/acwp_faafp/20/. Publicado em: 1980.

30. "U.S. Food-Away-from-Home Spending Continued to Outpace Food-at-Home Spending in 2018." United States Department of Agriculture. Disponível em: www.ers.usda.gov/data-products/chart-gallery/gallery/chart-detail/?chartId=58364. Atualizado em: 26 ago. 2019.

31. Yoon, Eddie. "The Grocery Industry Confronts a New Problem: Only 10% of Americans Love Cooking". *Harvard Business Review*. Disponível em: hbr.org/2017/09/the-grocery-industry-confronts-a-new-problem-only-10-of-americans-love-cooking. Publicado em: 22 set. 2017.

32. Morrell, Alex; Gould, Skye. "A Close Look at Americans' Food Budget Shows an Obvious Place to Save Money." Business Insider. Disponível em: www.businessinsider.com/americans-spending-food-bls-2017-2. Publicado em: 17 fev. 2017.

33. Treuhaft, Sarah; Karpyn, Alisson. "The Grocery Gap: Who Has Access to Healthy Food and Why It Matters." The Food Trust, 2010. Disponível em: thefoodtrust.org/uploads/media_items/grocerygap.original.pdf. Acessado em: 31 dez. 2019.

CAPÍTULO 6: MESMO QUE A CARNE NÃO FAÇA MAL, POSSO OBTER TODA A MINHA NUTRIÇÃO DE PLANTAS?

1. Hoffman, Jay R.; Falvo, Michael J. "Protein–Which Is Best?" *Journal of Sports Science & Medicine* 3, n.3:118–30. Disponível em: www.ncbi.nlm.nih.gov/pmc/articles/PMC3905294/table/table001/. Publicado em: set. 2004.

2. Sarwar, Ghulam. "The Protein Digestibility-Corrected Amino Acid Score Method Overestimates Quality of Proteins Containing Antinutritional Factors and of Poorly Digestible Proteins Supplemented with Limiting Amino Acids in Rats." *Journal of Nutrition* 127, n.5:758–64. Disponível em: www.ncbi.nlm.nih.gov/pubmed/9164998. Publicado em: maio 1997.

3. Dangin, Martial et al. "The Rate of Protein Digestion Affects Protein Gain Differently During Aging in Humans." *Journal of Physiology* 549, n.2:635–44. Disponível em: www.eatrightnc.org/assets/webinar-january-spano/the%20rate%20of%20protein%20digestion%20affects%20protein%20gain%20differently%20in%20aged%20humans.pdf. Publicado em: 2003. Dallas, David C. et al. "Personalizing Protein Nourishment." *Critical Reviews in Food Science and Nourishment* 57, n.15:3313–31. Disponível em: www.ncbi.nlm.nih.gov/pmc/articles/PMC4927412/. Publicado em: 2017.

4. Hoffman e Falvo. "Protein–Which Is Best?", 118–30.

5. Blasbalg, Tanya L. et al. "Changes in Consumption of Omega-3 and Omega-6 Fatty Acids in the United States During the 20th Century." *American Journal of Clinical Nutrition* 93, n.5:950–62. Disponível em: academic.oup.com/ajcn/article/93/5/950/4597940/. Publicado em: maio 2011.

6. Theobald, Hannah E. "Dietary Calcium and Health." *Nutrition Bulletin* 30, n.3:237–77. Disponível em: onlinelibrary.wiley.com/doi/10.1111/j.1467-3010.2005.00514.x/full#b62. Publicado em: set. 2005.

7. West, Adrian R.; Oates, Phillip S. "Mechanisms of Heme Iron Absorption: Current Questions and Controversies." *World Journal of Gastroenterology* 14,

n.26:4101–10. Disponível em: www.ncbi.nlm.nih.gov/pmc/articles/PMC2725368/. Publicado em: jul. 2008.

8. Akçakaya, Handan et al. "β-carotene Treatment Alters the Cellular Death Process in Oxidative Stress-Induced K562 Cells." *Cell Biology International* 41, n.3:309–19. Disponível em: www.ncbi.nlm.nih.gov/pubmed/28035721. Publicado em: mar. 2017. Sharma, Sharada H.; Thulasingam, Senthilkumar; Nagarajan, Sangeetha. "Terpenoids as Anti-colon Cancer Agents–A Comprehensive Review on Its Mechanistic Perspectives". *European Journal of Pharmacology* 795:169–78. Disponível em: www.ncbi.nlm.nih.gov/pubmed/27940056. Publicado em: 25 jan. 2017.

9. Carlsen, Monica H. et al. "The Total Antioxidant Content of More Than 3100 Foods, Beverages, Spices, Herbs and Supplements Used Worldwide." *Nutrition Journal* 9, n.3. Disponível em: www.ncbi.nlm.nih.gov/pmc/articles/PMC2841576/. Publicado em: 2010.

10. Bjelakovic, Goran et al. "Antioxidant Supplements for Prevention of Gastrointestinal Cancers: A Systematic Review and Meta-analysis." *Lancet* 364, n.9441:1219–28. Disponível em: www.ncbi.nlm.nih.gov/pubmed/15464182. Publicado em: out. 2004.

11. Yu, Michelle. "Most Vitamins Are from China–It's a Bigger Problem Than You Realize." *Epoch Times*. Disponível em: www.theepochtimes.com/5-facts-you-need--to-know-if-your-vitamins-are-from-china_361599.html. Publicado em: 6 fev. 2014.

12. Thompson, Lilian U. "Potential Health Benefits and Problems Associated with Antinutrients in Foods." *Food Research International* 26, n.2:131–49. Disponível em: www.sciencedirect.com/science/article/pii/096399699390069U. Publicado em: 1993.

13. Lopez, H. Walter et al. "Minerals and Phytic Acid Interactions: Is It a Real Problem for Human Nutrition?" *International Journal of Food Science and Technology*. Disponível em: onlinelibrary.wiley.com/doi/10.1046/j.1365-2621.2002.00618.x/full. Publicado em: set. 2002.

14. Scrimshaw, Nevin S. "Iron Deficiency." *Scientific American* 265, n.4:46–52. Disponível em: www.ncbi.nlm.nih.gov/pubmed/1745900. Publicado em: out. 1991.

15. Křížová, Ludmila et al. "Isoflavones." *Molecules* 24, n.6:1076. Disponível em: doi.org/10.3390/molecules24061076. Publicado em: mar. 2019. Yuan, Xiao-xue et al. "Effects of Soybean Isoflavones on Reproductive Parameters in Chinese Mini-Pig Boars." *Journal of Animal Science and Biotechnology* 3, n.1:31. Disponível em: doi.org/10.1186/2049-1891-3-31. Publicado em: 2012.

16. Christopher R. Cederroth et al. "Soy, Phyto-oestrogens and Male Reproductive Function: A Review." International Journal of Andrology 33, n.2:304–16. Disponível em: onlinelibrary.wiley.com/doi/10.1111/j.1365-2605.2009.01011.x/full. Publicado em: abr. 2010.

17. Gu, X et al. "Identification of IgE-Binding Proteins in Soy Lecithin." *International Archives of Allergy and Immunology* 126, n.3. Disponível em: www.karger.com/Article/Abstract/49517. Publicado em: 2001.

18. Bell, Joanne M.; Lundberg, Paula K. "Effects of a Commercial Soy Lecithin Preparation on Development of Sensorimotor Behavior and Brain Biochemistry in

the Rat". *Developmental Psychobiology* 18, n.1:59–66. Disponível em: www.ncbi.nlm.nih.gov/pubmed/4038491. Publicado em jan. 1985.

19. Padama, G.; Steinkraus, Keith H. "Cyanide Detoxification in Cassava for Food and Feed Uses." *Critical Reviews in Food Science and Nutrition* 35, n.4:299–339. Disponível em: www.ncbi.nlm.nih.gov/pubmed/7576161. Publicado em: jul. 1995.

20. White, Robin R.; Hall, Mary Beth. "Nutritional and Greenhouse Gas Impacts of Removing Animals from US Agriculture." *PNAS* 114, n.48. Disponível em: www.pnas.org/content/114/48/E10301. Publicado em: 28 nov. 2017.

21. Leung, W. C. et al. "Two Common Single Nucleotide Polymorphisms in the Gene Encoding β-Carotene 15,15'-Monoxygenase Alter β-Carotene Metabolism in Female Volunteers." *FASEB Journal* 23, n.4:1041–53. Disponível em: www.ncbi.nlm.nih.gov/pubmed/19103647. Publicado em: abr. 2009. Tang, Guangwen. "Bioconversion of Dietary Provitamin A Carotenoids to Vitamin A in Humans." *American Journal of Clinical Nutrition* 91, n.5:1468S–1473S. Disponível em: www.ncbi.nlm.nih.gov/pmc/articles/PMC2854912/. Publicado em: maio 2010.

22. Zakaria, Abir; Sabry, Inas; Shehaby, Amal El. "Glycemic Control in Insulin Treated Type 2 Diabetes Mellitus Patients: Ramadan-like Fasting Reduces Carbonyl Stress and Improves Glycemic Control in Insulin Treated Type 2 Diabetes Mellitus Patients." *Life Science Journal* 10, n.384. Disponível em: www.researchgate.net/publication/261879563_Ramadan-Like_Fasting_Reduces_Carbonyl_Stress_and_Improves_Glycemic_Control_in_Insulin_Treated_Type_2_Diabetes_Mellitus_Patient. Publicado em: jan.2013. Harvie, Michelle N. et al. "The Effects of Intermittent or Continuous Energy Restriction on Weight Loss and Metabolic Disease Risk Markers: A Randomized Trial in Young Overweight Women." *International Journal of Obesity* 35, n.5:714–27. Disponível em: www.ncbi.nlm.nih.gov/pubmed/20921964. Publicado em: maio 2011.

23. Gilsing, A. M. J. et al. "Serum Concentrations of Vitamin B12 and Folate in British Male Omnivores, Vegetarians and Vegans: Results from a Cross-Sectional Analysis of the EPIC-Oxford Cohort Study." *European Journal of Clinical Nutrition* 64, n.9:933–39. Disponível em: www.ncbi.nlm.nih.gov/pubmed/20648045. Publicado em set. 2010.

24. Herrmann, Wolfgang. "Vitamin B 12 Deficiency in Vegetarians." *Vegetarian and Plant-Based Diets in Health and Disease Prevention.* Disponível em: www.researchgate.net/publication/317337523_Vitamin_B_12_Deficiency_in_Vegetarians. Publicado em: dez. 2017.

25. Lachner, Christian; Steinle, Nanette I.; Regenold, William T. "The Neuropsychiatry of Vitamin B12 Deficiency in Elderly Patients." *Journal of Neuropsychiatry and Clinical Neurosciences* 24, n.1:5–15. Disponível em: www.ncbi.nlm.nih.gov/pubmed/22450609. Publicado em: inverno 2012.

26. Watanabe et al. "Pseudovitamin B12." 4736–41.

27. "Global Anaemia Prevalence and Number of Individuals Affected." World Health Organization. Disponível em: www.who.int/vmnis/anaemia/prevalence/summary/anaemia_data_status_t2/en/. Acessado em: 30 dez. 2019.

28. Haider, Lisa M. et al. "The Effect of Vegetarian Diets on Iron Status in Adults: A Systematic Review and Meta-analysis." *Critical Reviews in Food Science and Nutrition* 58, n.8:1359–74. Disponível em: www.ncbi.nlm.nih.gov/pubmed/27880062. Publicado em: 24 maio 2018.

29. Nyika, Ruby. "More Spent on Low Iron Hospitalisations as Meat Intake Declines." *Stuff*. Disponível em: www.stuff.co.nz/national/health/108767316/more-spent-on-low-iron-hospitalisations-as-meat-intake-declines. Publicado em: 1 jan.2019.

30. Scrimshaw. "Iron Deficiency." 46–52.

31. Hansen, Tue H. et al. "Bone Turnover, Calcium Homeostasis, and Vitamin D Status in Danish Vegans." *European Journal of Clinical Nutrition* 72, n.7:1046–54. Disponível em: www.ncbi.nlm.nih.gov/pubmed/29362456. Publicado em: jul. 2018.

32. Craig, Winston John. "Nutrition Concerns and Health Effects of Vegetarian Diets." *Nutrition in Clinical Practice* 25, n.6:613–20. Disponível em: www.ncbi.nlm.nih.gov/pubmed/21139125. Publicado em: dez. 2010.

33. Weaver, Connie M.; Proulx, William R.; Heaney, Robert. "Choices for Achieving Adequate Dietary Calcium with a Vegetarian Diet." *American Journal of Clinical Nutrition* 70, no.3. Disponível em: academic.oup.com/ajcn/article/70/3/543s/4714998. Publicado em: set. 1999.

34. Elorinne, Anna-Liisa et al. "Food and Nutrient Intake and Nutritional Status of Finnish Vegans and Non-vegetarians." *PLOS One* 11, n.3. Disponível em: journals.plos.org/plosone/article?id=10.1371/journal.pone.0148235. Publicado em: 3 fev. 2016.

35. Iguacel, Isabel et al. "Veganism, Vegetarianism, Bone Mineral Density, and Fracture Risk: A Systematic Review and Meta-analysis." *Nutrition Reviews* 77, n.1:1–18. Disponível em: www.ncbi.nlm.nih.gov/pubmed/30376075. Publicado em: jan. 2019. Appleby, Paul N. et al. "Comparative Fracture Risk in Vegetarians and Nonvegetarians in EPIC-Oxford." *European Journal of Clinical Nutrition* 61:1400–6. Disponível em: www.nature.com/articles/1602659. Publicado em: 2007.

36. Brantsæater, Anne Lise et al. "Inadequate Iodine Intake in Population Groups Defined by Age, Life Stage and Vegetarian Dietary Practice in a Norwegian Convenience Sample." *Nutrients* 10, n.2:E230. Disponível em: www.ncbi.nlm.nih.gov/pubmed/29462974. Publicado em: 17 fev. 2018.

37. Kapil, Umesh. "Health Consequences of Iodine Deficiency." *Sultan Qaboos University Medical Journal* 7, n.3:267–72. Disponível em: www.ncbi.nlm.nih.gov/pmc/articles/PMC3074887/. Publicado em: dez. 2007.

38. Solati, Zahra et al. "Zinc Monotherapy Increases Serum Brain-Derived Neurotrophic Factor (BDNF) Levels and Decreases Depressive Symptoms in Overweight or Obese Subjects: A Double-Blind, Randomized, Placebo-Controlled Trial." *Nutritional Neuroscience* 18, n.4:162–68. Disponível em: www.ncbi.nlm.nih.gov/pubmed/24621065. Publicado em: maio 2015.

39. Messamore, Erik; McNamara, Robert K. "Detection and Treatment of Omega-3 Fatty Acid Deficiency in Psychiatric Practice: Rationale and Implementation." *Lipids in Health and Disease* 15. Disponível em: lipidworld.biomedcentral.com/articles/10.1186/s12944-016-0196-5. Publicado em: 2016.

40. Palestra de Ede, Georgia; Solati, Zahra et al. "Zinc Monotherapy". Eyles, Darryl W.; Burne, Thomas H. J.; McGrath, John J. "Vitamin D, Effects on Brain Development, Adult Brain Function and the Links Between Low Levels of Vitamin D and Neuropsychiatric Disease." *Frontiers in Neuroendocrinology* 34, n.1:47–64. Disponível em: doi.org/10.1016/j.yfrne.2012.07.001. Publicado em: 2013. Lachner et al. "The Neuropsychiatry of Vitamin B12 Deficiency in Elderly Patients." 5–15; Kim, Jonghan; Wessling-Resnick, Marianne. "Iron and Mechanisms of Emotional Behavior." *Journal of Nutritional Biochemistry* 25, n.11:1101–7. Disponível em: doi.org/10.1016/j.jnutbio.2014.07.003. Publicado em: 2014. Lakhan, Shaheen E.; Vieira, Karen F. "Nutritional Therapies for Mental Disorders." *Nutrition Journal* 7, n.2. Disponível em: doi.org/10.1186/1475-2891-7-2. Publicado em: 2008.

41. Rae, Caroline et al. "Oral Creatine Monohydrate Supplementation Improves Brain Performance: A Double-Blind, Placebo-Controlled, Cross-Over Trial." *Proceedings of the Royal Society B* 270, n.1529. Disponível em: royalsocietypublishing.org/doi/abs/10.1098/rspb.2003.2492. Publicado em: 22 out. 2003.

42. Sanders, T. A. B.; Reddy, Sheela. "The Influence of a Vegetarian Diet on the Fatty Acid Composition of Human Milk and the Essential Fatty Acid Status of the Infant." *Journal of Pediatrics* 120, n.4, parte 2: S71–77. Disponível em: www.jpeds.com/article/S0022-3476(05)81239-9/pdf. Publicado em: abr. 1992.

43. Reddy, Sheela; Sanders, T. A. B.; Obeid, O. "The Influence of Maternal Vegetarian Diet on Essential Fatty Acid Status of the Newborn." *European Journal of Clinical Nutrition* 48, n.5:358–68. Disponível em: www.ncbi.nlm.nih.gov/pubmed/8055852. Publicado em: maio 1994.

44. Williams, Robert J.; Gloster, Susan P. "Human Sex Ratio as It Relates to Caloric Availability." *Biodemography and Social Biology* 39, n.3–4:285–91. Disponível em: www.tandfonline.com/doi/abs/10.1080/19485565.1992.9988823. Publicado em: 1992.

45. Hudson, P.; Buckley, R. "Vegetarian Diets: Are They Good for Pregnant Women and Their Babies?" *Practising Midwife* 3, n.7:22–23. Disponível em: europepmc.org/abstract/med/12026434. Publicado em: 30 jun. 2000.

46. Cofnas, Nathan. "Is Vegetarianism Healthy for Children?" *Critical Reviews in Food Science and Nutrition* 59, n.13:2052–60. Disponível em: www.tandfonline.com/doi/full/10.1080/10408398.2018.1437024?src=recsys. Publicado em: 2019.

47. "Avis de l'ARMB sur le véganisme des enfants." Union professionnelle des diététiciens de langue française. Disponível em: updlf-asbl.be/articles/avis-de-larmb-sur-le-veganisme-des-enfants. Publicado em: 16 maio 2019.

48. "Vegan Couple Sentenced to Life over Baby's Death." *NBC News*. Disponível em: www.nbcnews.com/id/18574603/ns/us_news-crime_and_courts/t/vegan-couple-sentenced-life-over-babys-death. Publicado em: 9 maio 2007.

49. "Baby Death: Parents Convicted over Vegetable Milk Diet." *BBC News*. Disponível em: www.bbc.com/news/world-europe-40274493. Publicado em: 14 jun. 2017.

50. Hui, Mary. "An Italian Baby Raised on a Vegan Diet Is Hospitalized for Malnutrition." *Washington Post*. Disponível em: www.washingtonpost.com/news/morning-mix/wp/2016/07/11/italian-baby-fed-vegan-diet-hospitalized-for-malnutrition/. Publicado em: 11 jul. 2016.

51. Roed, C.; Skovby, F.; Lund, A. M. "Severe Vitamin B12 Deficiency in Infants Breastfed by Vegans" [em dinamarquês]. *Ugeskrift for Laeger* 171, n.43:3099–101. Disponível em: www.ncbi.nlm.nih.gov/pubmed/19852900. Publicado em: 19 out. 2019.

52. Mariani, A. et al. "Conséquences de l'allaitement maternel exclusif chez le nouveau-né de mère végétalienne–À propos d'un cas" [Consequences of exclusive breast-feeding in vegan mother newborn– relato de caso]. *Archives de Pédiatrie* 16, n.11:1461–63. Disponível em: www.ncbi.nlm.nih.gov/pubmed/19748244. Publicado em: nov. 2009.

53. Bravo, Paulina J.; Ibarra, Judith C.; Paredes, Marcela M. "Hematological and Neurological Compromise Due to Vitamin B12 Deficit in Infant of a Vegetarian Mother: Case Report" [em espanhol]. *Revista Chilena de Pediatria* 85, n.3:337–43. Disponível em: europepmc.org/abstract/med/25697251. Publicado em: 31 maio 2014.

54. Lund, A. M. "Questions About a Vegan Diet Should Be Included in Differential Diagnostics of Neurologically Abnormal Infants with Failure to Thrive." *Acta Pædiatrica*. Disponível em: onlinelibrary.wiley.com/doi/abs/10.1111/apa.14805. Publicado em: 21 abr. 2019.

55. Hulett, Judie L. et al. "Animal Source Foods Have a Positive Impact on the Primary School Test Scores of Kenyan Schoolchildren in a Cluster-Randomised, Controlled Feeding Intervention Trial." *British Journal of Nutrition* 111, n.5:875–86. Disponível em: doi.org/10.1017/S0007114513003310. Publicado em: 14 mar. 2014.

56. Petit, L. M.; Nydeggar, A.; Müller, P. "Vegan Diet in Children: What Potential Deficits to Monitor?" [em francês]. *Revue Medicale Suisse* 15, n.638: 373–75. Disponível em: www.ncbi.nlm.nih.gov/pubmed/30762997. Publicado em: 13 fev. 2019.

CAPÍTULO 8: PODE EXISTIR UM SISTEMA ALIMENTAR SUSTENTÁVEL SEM ANIMAIS?

1. Mattick, Carolyn S. et al. "Anticipatory Life Cycle Analysis of In Vitro Biomass Cultivation for Cultured Meat Production in the United States." *Environmental Science & Technology* 49, n.19:11941–49. Disponível em: pubs.acs.org/doi/10.1021/acs.est.5b01614. Publicado em: 6 out. 2015.

CAPÍTULO 9: O GADO ESTÁ CONTRIBUINDO PARA A MUDANÇA CLIMÁTICA?

1. "Understanding Global Warming Potentials." Greenhouse Gas Emissions, United States Environmental Protection Agency. Disponível em: www.epa.gov/ghgemissions/understanding-global-warming-potentials. Acessado em: 31 dez. 2019.

2. Piccini, Irene et al. "Greenhouse Gas Emissions from Dung Pats Vary with Dung Beetle Species and with Assemblage Composition." *PLOS One*. Disponível em: journals.plos.org/plosone/article?id=10.1371/journal.pone.0178077. Publicado em: 12 jul. 2017. Slade, Eleanor M. et al. "The Role of Dung Beetles in Reducing Greenhouse Gas Emissions from Cattle Farming." *Scientific Reports* 6. Disponível em: www.nature.com/articles/srep18140. Publicado em: 2016.

3. "Time Line of the American Bison." United States Fish and Wildlife Service. Disponível em: www.fws.gov/bisonrange/timeline.htm. Acessado em: 31 dez. 2019.

Hristov, Alexander N. "Historic, Pre-European Settlement, and Present-Day Contribution of Wild Ruminants to Enteric Methane Emissions in the United States." *Journal of Animal Science* 90, n.4:1371–75. Disponível em: www.ncbi.nlm.nih.gov/pubmed/22178852. Publicado em: abr. 2012. "Elk Facts." Rocky Mountain Elk Foundation Elk Network. Disponível em: elknetwork.com/elkfacts/. Acessado em: 31 dez. 2019. Petersen, David. "North American Deer: Mule, Whitetail and Coastal Blacktail Deer." *Mother Earth News*. Disponível em: www.motherearthnews.com/nature-and-environment/north-american-deer-zmaz85ndzgoe. Publicado em: nov./dez. 1985. Feldhamer, G. A.; Thompson, B. C.; Chapman, J. A. eds. *Wild Mammals of North America:* Baltimore: Johns Hopkins University Press, 2003. IUCN SSC Antelope Specialist Group. "Pronghorn (Antilocapra americana)." *The IUCN Red List of Threatened Species*. Disponível em: dx.doi.org/10.2305/IUCN.UK.2016-3.RLTS.T1677A50181848.en. Publicado em: 14 jun. 2016.

4. Hristov. "Historic, Pre-European Settlement." 1371–75.

5. "Belching Ruminants, a Minor Player in Atmospheric Methane." Joint FAO/IAEA Programme. Disponível em: www-naweb.iaea.org/nafa/aph/stories/2008-atmospheric-methane.html. Acessado em: 31 dez. 2019.

6. Rasmussen, Carol. "NASA-Led Study Solves a Methane Puzzle." NASA. Disponível em: www.nasa.gov/feature/jpl/nasa-led-study-solves-a-methane-puzzle/. Publicado em: 2 jan.2018.

7. Neue, Heinz-Ulrich. "Methane Emission from Rice Fields: Wetland Rice Fields May Make a Major Contribution to Global Warming." *BioScience* 43, n.7:466–73. Disponível em: www.ciesin.org/docs/004-032/004-032.html. Publicado em: 1993.

8. Kritee, Kritee et al. "High Nitrous Oxide Fluxes from Rice Indicate the Need to Manage Water for Both Long- and Short-Term Climate Impacts." *PNAS* 115, n.39:9720–25. Disponível em: www.pnas.org/content/115/39/9720. Publicado em: 25 set. 2018.

9. Cardiff University. "Baltic Clams and Worms Release as Much Greenhouse Gas as 20,000 Dairy Cows." Phys.org. Disponível em: phys.org/news/2017-10-balticclams--worms-greenhouse-gas.html. [Sublinhado nosso]. Publicado em: 13 out. 2017.

10. Stiernstedt, Jenny. "MP Proposal: Shoot More Moose–for the Sake of Climate" [em sueco], Svenska Dagbladet. Disponível em: www.svd.se/mp-forslag-skjut-fler-algar--for-klimatets-skull/om/mp-kongressen-2017. Publicado em: 22 maio 2017.

11. Rotz, C. Alan et al. "Environmental Footprints of Beef Cattle Production in the United States." *Agricultural Systems* 169:1–13. Disponível em: www.sciencedirect.com/science/article/pii/S0308521X18305675. Publicado em: fev. 2019.

12. Goodland, R.; Anhang, J. "Livestock and Climate Change: What If the Key Actors in Climate Change Are… Cows, Pigs, and Chickens?" *Worldwatch* 22, n.6:11. Disponível em: www.cabdirect.org/cabdirect/abstract/20093312389. Publicado em: 2009.

13. Mitloehner, Frank. "Livestock and Climate Change." UC Davis College of Agricultural and Environmental Sciences. Disponível em: caes.ucdavis.edu/news/articles/2016/04/livestock-and-climate-change-facts-and-fiction. Publicado em: 29 abr. 2016.

14. Zhou, Xiaochi et al. "Estimation of Methane Emissions from the U.S. Ammonia Fertilizer Industry Using a Mobile Sensing Approach." *Elementa: Science of the*

Anthropocene 7, n.1. Disponível em: www.elementascience.org/articles/10.1525/elementa.358/. Publicado em: 28 maio 2019.

15. Teague, Wagner R. et al. "The Role of Ruminants in Reducing Agriculture's Carbon Footprint in North America." *Journal of Soil and Water Conservation* 71, n.2: 156–64. Disponível em: www.jswconline.org/content/71/2/156.full.pdf+html. Publicado em: mar./abr. 2016.

16. Parton, William J. et al. "Measuring and Mitigating Agricultural Greenhouse Gas Production in the US Great Plains, 1870–2000." *PNAS* 112, n.34. Disponível em: www.pnas.org/content/112/34/E4681. Publicado em: 25 ago. 2015.

17. Ontl, Todd A.; Schulte, Lisa A. "Soil Carbon Storage." *Nature Education Knowledge* 3, n.10: 35. Disponível em: www.nature.com/scitable/knowledge/library/soil-carbon-storage-84223790. Publicado em: 2012.

18. Rohling, Eelco. "We Need to Get Rid of Carbon in the Atmosphere, Not Just Reduce Emissions." The Conversation. Disponível em: theconversation.com/we-need-to-get-rid-of-carbon-in-the-atmosphere-not-just-reduce-emissions-72573. Publicado em: 19 abr. 2017.

19. Stanley, Paige L. et al. "Impacts of Soil Carbon Sequestration on Life Cycle Greenhouse Gas Emissions in Midwestern USA Beef Finishing Systems." *Agricultural Systems* 162:249–58. Disponível em: www.sciencedirect.com/science/article/pii/S0308521X17310338. Publicado em: maio 2018.

20. Rowntree, J. E. et al. "Ecosystem Impacts and Productive Capacity of a Multispecies Pastured Livestock System." *Frontiers in Sustainable Food Systems, 4 dez. 2020.*

21. Viglizzo, E. F. et al. "Reassessing the Role of Grazing Lands in Carbon-Balance Estimations: Meta-analysis and Review." *Science of the Total Environment* 661:531–42. Disponível em: www.sciencedirect.com/science/article/pii/S0048969719301470. Publicado em: 15 abr. 2019.

22. White e Hall. "Nutritional and Greenhouse Gas Impacts of Removing Animals from US Agriculture."

23. Reuter, Ryan; Beck, Matt; Thompson, Logan. "What Are Enteric Methane Emissions?" Beefresearch.org. Disponível em: www.beefresearch.org/CMDocs/BeefResearch/Sustainability_FactSheet_TopicBriefs/ToughQA/FS17Methane.pdf. Publicado em: 2017.

CAPÍTULO 10: O GADO NÃO É INEFICIENTE COM ALIMENTAÇÃO?

1. Yacoubou, Jeanne. "Factors Involved in Calculating Grain: Meat Conversion Ratios." Vegetarian Resource Group. Disponível em: www.vrg.org/environment/grain_meat_conversion_ratios.php. Acessado em: 31 dez. 2019.

2. Rotz et al. "Environmental Footprints of Beef Cattle." 1–13.

3. National Academies of Sciences, Engineering, and Medicine. *Nutrient Requirements of Beef Cattle*, 8.ed. rev. Washington, DC: National Academies Press. Disponível em: www.nap.edu/catalog/19014/nutrient-requirements-of-beef-cattle-eighth-revised-edition. Publicado em: 2016

4. Mottet, Anne et al. "Livestock: On Our Plates or Eating at Our Table? A New Analysis of the Feed/Food Debate." *Global Food Security* 14. Disponível em: www.researchgate.net/publication/312201313_Livestock_On_our_plates_or_eating_at_our_table_A_new_analysis_of_the_feedfood_debate. Publicado em: jan. 2017.

5. Marti, Daniel L.; Johnson, Rachel J.; Mathews, Jr., Kenneth H. "Where's the (Not) Meat?: Byproducts from Beef and Pork Production," United States Department of Agriculture Economic Research Service. Disponível em: www.ers.usda.gov/webdocs/publications/37427/8801_ldpm20901.pdf?v=0. Acessado em: 31 dez. 2019.

6. Gade, Daniel. "II.G.13–Hogs (Pigs)" in *The Cambridge World History of Food*, vol. 1, ed. Kenneth F. Kiple: Nova York: Cambridge University Press, 537. Publicado em: 2000.

7. ____________ "II.G.13–Hogs (Pigs)", 538.

8. "The Pig Idea." Feedback Global. Disponível em: feedbackglobal.org/campaigns/pig-idea/. Acessado em: 31 dez. 2019.

9. "Key Facts on Food Loss and Waste You Should Know!" SAVE FOOD: Global Initiative on Food Loss and Waste Reduction, Food and Agriculture Organization of the United Nations. Disponível em: www.fao.org/save-food/resources/keyfindings/en/. Acessado em: 31 dez. 2019.

10. "Pig Idea." Feedback Global.

CAPÍTULO 11: O GADO NÃO OCUPA TERRA DEMAIS?

1. "Crop Production and Natural Resource Use." in *World Agriculture: Towards 2015/2030, An FAO Perspective* (FAO). Disponível em: www.fao.org/3/y4252e/y4252e06.htm. Publicado em: 2003.

2. Sayer, Jeffrey; Cassman, Kenneth G. "Agricultural Innovation to Protect the Environment." *PNAS* 110, n.21. Disponível em: www.pnas.org/content/110/21/8345. Publicado em: 21 maio 2013.

3. Charles, Dan. "Iowa Farmers Look to Trap Carbon in Soil." NPR. Disponível em: www.npr.org/templates/story/story.php?storyId=11951725. Publicado em: 15 jul. 2007.

4. Gullickson, Gil. "Indigo AG Announces the Terraton Initiative That Pays Farmers for Carbon Sequestration." Successful Farming. Disponível em: www.agriculture.com/news/crops/indigo-ag-announces-the-terraton-initiative-that-pays-farmers-for-carbon-sequestration. Publicado em: 12 jun. 2019.

5. "Livestock on Grazing Lands" in *Livestock & the Environment: Meeting the Challenge* (FAO). Disponível em: www.fao.org/3/x5304e/x5304e03.htm. Acessado em: 31 dez. 2019.

6. "Crop Production and Natural Resource Use."

7. Eswaran, H.; Lal, R.; Reich, P. F. "Land Degradation: An Overview," in *Responses to Land Degradation*, ed. Bridges EM et al. (Nova Delhi: Oxford Press). Disponível em: www.nrcs.usda.gov/wps/portal/nrcs/detail/soils/use/?cid=nrcs142p2_054028. Publicado em: 2001.

8. "Crop Production and Natural Resource Use."

9. "DROUGHT: Monitoring Economic, Environmental, and Social Impacts." National Centers for Environmental Information. Disponível em: www.ncdc.noaa.gov/news/drought-monitoring-economic-environmental-and-social-impacts. Acessado em: 31 dez. 2019. USGCRP, "Precipitation Change in the United States," in *Climate Change Special Report: Fourth National Climate Assessment*, vol. 1, ed. D. J. Wuebbles et al.: Washington, DC: US Global Change Research Program. Disponível em: science2017.globalchange.gov/chapter/7/. Publicado em: 2017.

10. Mottet et al. "Livestock."

11. Mottet et al.

12. Florida, Richard. "Why Bigger Cities Are Greener." Citylab.com. Disponível em: www.citylab.com/life/2012/04/why-bigger-cities-are-greener/863/. Publicado em: 19 abr. 2012.

13. d'Amour, Christopher Bren et al. "Future Urban Land Expansion and Implications for Global Croplands," *PNAS* 114, n.34:8939–44. Disponível em: www.pnas.org/content/114/34/8939. Publicado em: 22 ago. 2017.

14. "U.S. Bioenergy Statistics." United States Department of Agriculture Economic Research Service. Disponível em: www.ers.usda.gov/data-products/us-bioenergy-statistics/. Publicado em: 6 dez. 2019.

15. Arsenault, Chris. "Only 60 Years of Farming Left If Soil Degradation Continues." *Scientific American*. Disponível em:www.scientificamerican.com/article/only-60-years-of-farming-left-if-soil-degradation-continues/. Publicado em: 5 dez. 2014.

16. Eswaran; Lal; Reich. "Land Degradation."

17. Eswaran; Lal; Reich.

18. Gerber, P. J. et al. *Tackling Climate Change Through Livestock – A Global Assessment of Emissions and Mitigation Opportunities*. Rome: Food and Agriculture Organization of the United Nations. Disponível em: www.fao.org/3/a-i3437e.pdf. Publicado em 2003.

CAPÍTULO 12: O GADO NÃO BEBE ÁGUA DEMAIS?

1. Hoekstra, Arjen Y. et al. "Grey Water Footprint" in *The Water Footprint Assessment Manual: Setting the Global Standard:* Londres: Earthscan. Disponível em: waterfootprint.org/en/water-footprint/glossary/#GrWF. Publicado em: 2011.

2. Mekonnen, Mesfin M.; Hoekstra, Arjen Y. "The Green, Blue, and Grey Water Footprint of Farm Animals and Animal Products," Value of Water Research Report Series 48, UNESCO-IHE Disponível em: waterfootprint.org/media/downloads/Report-48-WaterFootprint-AnimalProducts-Vol1.pdf. Publicado em: dez. 2010.

3. Capper, Jude. "Is the Grass Always Greener? Comparing Resource Use and Carbon Footprints of Conventional, Natural and Grass-Fed Beef Production Systems." *Animals* 2:127–43. Disponível em: www.researchgate.net/publication/274614830_Is_the_grass_always_greener_Comparing_resource_use_and_carbon_footprints_of_conventional_natural_and_grass-fed_beef_production_systems. Publicado em: 2012.

4. Rotz et al. "Environmental Footprints of Beef Cattle", 1–13.

5. "2012 Quivira Coalition Conference, Sandra Postel–Water." Postado por Quivira Coalition, YouTube. Disponível em:www.youtube.com/watch?v=agSMj2KC708. Publicado em: 17 dez. 2012.

6. Doreau, Michel; Corson, Michael S.; Wiedemann, Stephen G. "Water Use by Livestock: A Global Perspective for a Regional Issue?" *Animal Frontiers* 2, n.2:9-16. Disponível em: academic.oup.com/af/article/2/2/9/4638620. Publicado em: abr. 2012.

7. Brooks, Ashley et al. "Does Beef Really Use That Much Water?" Beefresearch.org. Disponível em: www.beefresearch.org/CMDocs/BeefResearch/Sustainability_FactSheet_TopicBriefs/ToughQA/FS2Water.pdf. Publicado em: 2015.

8. Berndtson, Dave. "As Global Groundwater Disappears, Rice, Wheat and Other International Crops May Start to Vanish." *PBS News Hour*. Disponível em: https://www.pbs.org/newshour/science/global-groundwater-disappears-rice-wheat-international-crops-may-start-vanish. Publicado em: 17 abr. 2017.

9. Mekonnen, Mesfin M.; Hoekstra, Arjen Y. "A Global Assessment of the Water Footprint of Farm Animal Products." *Ecosystems* 15:405–15. Disponível em: waterfootprint.org/media/downloads/Mekonnen-Hoekstra-2012-WaterFootprintFarmAnimalProducts.pdf. Publicado em: 2012.

10. "Irrigation Water Use." US Geological Survey, USGS.gov. Disponível em: www.usgs.gov/special-topic/water-science-school/science/irrigation-water-use. Acessado em: 31 dez. 2019.

11. "Irrigation Water Use."

12. Famiglietti, James S. "The Global Groundwater Crisis," *Nature Climate Change* 4: 945–48. Disponível em: www.nature.com/articles/nclimate2425. Publicado em: 2014.

13. Food and Drug Administration. "2011 Report on Antimicrobials Sold or Distributed for Use in Food-Producing Animals." Disponível em: www.fda.gov/downloads/ForIndustry/UserFees/AnimalDrugUserFeeActADUFA/UCM338170.pdf. Publicado em: set. 2014.

14. Martin, Michael J.; Thottathil, Sapna E.; Newman, Thomas B. "Antibiotics Overuse in Animal Agriculture: A Call to Action for Health Care Providers," *American Journal of Public Health* 105, n.12:2409–10. Disponível em: www.ncbi.nlm.nih.gov/pmc/articles/PMC4638249/. Publicado em: dez. 2015.

15. Marshall, Bonnie M.; Levy, Stuart B. "Food Animals and Antimicrobials: Impacts on Human Health." *Clinical Microbiology Reviews* 24, n.4:718–33. Disponível em: www.ncbi.nlm.nih.gov/pmc/articles/PMC3194830/. Publicado em: out. 2011.

CAPÍTULO 13: CONSUMIR ANIMAIS É IMORAL?

1. Ip, Chris. "Impossible Foods' Rising Empire of Almost-Meat." *Engadget*. Disponível em: www.engadget.com/2019-05-19-impossible-foods-burger-sausage-empire.html. Publicado em: 19 maio 2019.

2. Germano, Maggie. "Despite Their Priorities, Nearly Half of Americans Over 55 Still Don't Have a Will." Forbes.

3. Smith, Wesley J. "Here's a Dumb Idea: To Eliminate All Suffering, Eliminate Predators!." Evolution News. Disponível em: evolutionnews.org/2014/07/heres_a_dumb_id/. Publicado em: 31 jul. 2014.

4. Wolchover, Natalie. Quanta Magazine. "A New Physics Theory of Life." *Scientific American*. Disponível em:www.scientificamerican.com/article/a-new-physics-theory-of-life/. Publicado em: 28 jan. 2014.

5. Bilefsky, Dan. "Inky the Octopus Escapes from a New Zealand Aquarium." *New York Times*. Disponível em: www.nytimes.com/2016/04/14/world/asia/inky-octopus-newzealand-aquarium.html. Publicado em: 13 abr. 2016.

6. "Octopus Takes Pictures of Visitors at New Zealand Aquarium." YouTube. Disponível em: www.youtube.com/watch?v=_Cs5rJidznQ. Publicado em: 13 abr. 2015.

7. Calvo, Paco; Sahi, Vaidurya; Trewavas, Anthony. "Are Plants Sentient?" *Plant, Cell & Environment* 40, n.11:2858–2869. Disponível em: doi.org/10.1111/pce.13065. Publicado em: nov. 2017.

8. Frazer, Jennifer. "Dying Trees Can Send Food to Neighbors of Different Species." *Scientific American*. Disponível em: blogs.scientificamerican.com/artful-amoeba/dying-trees-can-send-food-to-neighbors-of-different-species. Publicado em: 9 maio 2015.

9. McGowan, Kat. "How Plants Secretly Talk to Each Other." *Wired*. Disponível em: www.wired.com/2013/12/secret-language-of-plants. Publicado em: 20 dez. 2013.

10. Owens, Brian. "Trees Share Vital Goodies Through a Secret Underground Network." *NewScientist*. Disponível em: newscientist.com/article/2084488-trees-share-vital-goodies-through-a-secret-underground-network. Publicado em: 14 abr. 2016.

11. Fischer, Bob; Lamey, Andy. "Field Deaths in Plant Agriculture." *Journal of Agricultural and Environmental Ethics* 31, n.4:409–28. Disponível em: link.springer.com/article/10.1007/s10806-018-9733-8. Publicado em: ago. 2018. Hess, Anna; Hamilton, Mark. "Calories Per Acre for Various Foods." *The Walden Effect* (blog). Disponível em: www.waldeneffect.org/blog/Calories_per_acre_for_various_foods/. Publicado em: jun. 2010.

12. "Children in the Fields Campaign." Association of Farmworker Opportunity Programs. Disponível em: afop.org/cif/#tab-id-2. Acessado em: 2 jan. 2020.

13. Whoriskey, Peter; Siegel, Rachel. "Cocoa's Child Laborers." *Washington Post*. Disponível em: www.washingtonpost.com/graphics/2019/business/hershey-nestle-mars-chocolate-child-labor-west-africa/. Publicado em: 5 jun. 2019.

14. Higonnet, Estelle; Bellantonio, Marisa; Hurowitz, Glenn. "Chocolate's Dark Secret: How the Cocoa Industry Destroys National Parks." MightyEarth.org. Disponível em: www.mightyearth.org/wp-content/uploads/2017/09/chocolates_dark_secret_english_web.pdf. Publicado em: 12 set. 2017.

15. Davis, Steven L. "The Least Harm Principle May Require That Humans Consume a Diet Containing Large Herbivores, Not a Vegan Diet." *Journal of Agricultural and Environmental Ethics* 16, n.4:387–94. Disponível em: link.springer.comarticle/10.1023/A:1025638030686. Publicado em: jul. 2003.

CAPÍTULO 14: POR QUE A CARNE SE TORNOU UM TABU?

1. Zaraska, Marta. *Meathooked: The History and Science of Our 2.5-Million-Year Obsession with Meat.* Nova York: Basic Books. Publicado em: 2016.

2. "Chicken and Food Poisoning." Centers for Disease Control and Prevention. Disponível em: www.cdc.gov/foodsafety/chicken.html. Atualizado em: 20 ago. 2019.

3. Andrews, James. "CDC Shares Data on *E. Coli* and Salmonella in Beef." Food Safety News. Disponível em: www.foodsafetynews.com/2014/10/cdc-shares-mass-of-data-on-e-coli-and-salmonella-in-beef/. Publicado em: 29 out. 2014.

4. Calvo, Sahi; Trewavas. "Are Plants Sentient?"

5. White, Ellen G. "Chapter 23: Flesh Meats (Proteins Continued," in *Counsels on Diet and Foods.* Washington, DC: Review and Herald, 1938, no site de Ellen G. White Writings. Disponível em: m.egwwritings.org/en/book/384.3093. Acessado em: 2 jan. 2020.

6. Nissenbaum, Stephen. *Sex, Diet, and Debility in Jacksonian America.* Westport, CT: Prager. Publicado em: 1980.

7. "American College of Lifestyle Medicine Announces Dietary Lifestyle Position Statement for Treatment and Potential Reversal of Disease." PRWeb. Disponível em: www.prweb.com/releases/american_college_of_lifestyle_medicine_announces_dietary_lifestyle_position_statement_for_treatment_and_potential_reversal_of_disease/prweb15786205.htm. Publicado em: 25 set. 2018.

8. Fettke, Belinda. "Lifestyle Medicine... Where Did the Meat Go?" ISupportGary.Com. Disponível em: isupportgary.com/articles/the-plant-based-diet-is-vegan and isupportgary.com/uploads/articles/ACLM-Presidents-Desk-LC-bashing.pdf. Publicado em: 28 nov. 2018.

9. Primetime Live. ABC News, 30 jul. 1992; Center for Consumer Freedom Team, "'PCRM Week': The AMA's Admonishments of PCRM." Center for Consumer Freedom. Disponível em: www.consumerfreedom.com/2005/04/2786-pcrm-week-the-amas-admonishments-of-pcrm/. Publicado em: 14 abr. 2005.

10. "Proof PETA Kills." Peta Kills Animals, a project of the Center for Consumer Freedom. Disponível em: www.petakillsanimals.com/wp-content/uploads/2014/05/PetaKillsAnimals.pdf. Acessado em: 2 jan. 2020.

11. Melina, Vesanto; Craig, Winston; Levin, Susan. "Position of the Academy of Nutrition and Dietetics: Vegetarian Diets." *Journal of the Academy of Nutrition and Dietetics* 116, n.12:1970 – 80. Disponível em: www.eatrightpro.org/-/media/eatrightpro-files/practice/position-and-practice-papers/position-papers/vegetarian-diet.pdf. Publicado em: dez. 2016.

12. Buscemi, Francesco. "Edible Lies: How Nazi Propaganda Represented Meat to Demonise the Jews." *Media, War & Conflict* 9, n.2. Disponível em: journals.sagepub.com/doi/abs/10.1177/1750635215618619. Publicado em: 31 jul. 2016.

13. Buscemi. "Edible Lies."

14. "Alexandra Jamieson: I'm Not Vegan Anymore." CBC Radio. Disponível em: www.cbc.ca/radio/thecurrent/may-15-2013-1.2909943/alexandra-jamieson-i-m-notvegan-anymore-1.2909945. Publicado em: 15 maio 2013. Adams, Erika.

"Vegan Blogger Ditches Veganism, Death Threats Ensue." Disponível em: www.racked.com/2014/7/10/7587289/vegan-blogger-receives-death-threats-after-eating--fish-and-eggs. Publicado em: 10 jul. 2014.

15. Graves, Cassidy Dawn. "When Vegan Influencers Quit Being Vegan, the Backlash Can Be Brutal." Vice.com. Disponível em: www.vice.com/en_us/article/j5ymak/rawvana-vegan-youtube-influencers-quit-veganism. Publicado em: 29 ago. 2019.

16. "Farmers 'Sent Death Threats by Vegan Activists.'" BBC News. Disponível em: www.bbc.com/news/av/uk-42860384/farmers-sent-death-threats-byvegan--activists. Publicado em: 29 jan. 2018. Albeck-Ripka, Livia. "Protests in Australia Pit Vegans Against Farmers." *New York Times*. Disponível em:www.nytimes.com/2019/04/10/world/australia/vegans-protest-farms.html. Publicado em: 10 abr. 2019. Larsen, Kate. "'I was feeling my life leave my body': Animal Rights Activist Says He Was Almost Killed While Protesting at a Petaluma Duck Farm." ABC-7News.com. Disponível em: abc7news.com/activist-says-he-was-almost-killed-while-protesting-at-petaluma-duck-farm-/5334414/. Publicado em: 6 jun. 2019.

17. Matsumoto, Nancy. "Sustainable Meat Supporters and Vegan Activists Both Claim Bullying." Civil Eats. Disponível em: nancymatsumoto.com/articles/2017/2/3/sustainable-meat-supporters-and-vegan-activists-both-claim-bullying. Publicado em: 10 jan. 2017.

18. Orenstein, Natalie. "Local Butcher Shop Hangs Animal-Rights Sign Under Duress to Stop Protests." Berkeleyside Nosh. Disponível em: www.berkeleyside.com/2017/08/02/berkeleys-local-butcher-shop-hangs-animal-rights-sign-s-top-weeklyprotests. Publicado em: 2 ago. 2017. Pasha-Robinson, Lucy. "Vegan Animal Rights Activists Are 'Sending Farmers Death Threats' Branding Them 'Murderers,'" *Independent*. Disponível em: www.independent.co.uk/news/uk/home-news/vegan-animal-rights-activists-farmers-deaththreats-murderers-veganism--a8183091.html. Publicado em: 29 jan. 2018.

19. Beardsley, Eleanor. "French Butchers Ask for Protection After Threats from Militant Vegans." *The Salt* (blog), NPR. Disponível em: www.npr.org/sections/thesalt/2018/07/18/628141545/french-butchers-ask-for-protection-after-threats-from--violent-vegans. Publicado em: 18 jul. 2018.

CAPÍTULO 15: POR QUE CONSUMIR ANIMAIS SE CONSEGUIMOS SOBREVIVER APENAS COM PLANTAS?

1. Li, Yanping et al. "Time Trends of Dietary and Lifestyle Factors and Their Potential Impact on Diabetes Burden in China." *Diabetes Care* 40, n.12: 1685–94. Disponível em: care.diabetesjournals.org/content/40/12/1685. Publicado em: dez. 2017.

2. "Fast-Food Restaurants and Industry in China – Market Research Report." IBISWorld. Disponível em: www.ibisworld.com/industry-trends/international/china-market-researchreports/accommodation-catering/fast-food-restaurants.html. Publicado em: jun. 2019.

3. Hincks, Joseph. "The World Is Headed for a Food Security Crisis. Here's How We Can Avert It." *Time*. Disponível em: time.com/5216532/global-food-security--richard-deverell/. Publicado em: 28 mar. 2018.

4. Gertcyk, Olga. "First-Ever Cases of Obesity in Arctic Peoples as Noodles Replace Traditional Diet." *Siberian Times*. Disponível em: siberiantimes.com/science/opinion/features/f0289-first-ever-cases-of-obesity-in-arctic-peoples-as-noodles-replace-traditional-diet/. Publicado em: 20 fev. 2017.

5. "Nunavik Food Guide Educator's Handbook." Nunavik Regional Board of Health and Social Services. Disponível em: nrbhss.ca/sites/default/files/3.4.1.1_Educator%20handbook%20ENG.pdf. Acessado em: 11 fev. 2020.

6. Gagné, Doris et al. "Traditional Food Consumption Is Associated with Higher Nutrient Intakes in Inuit Children Attending Childcare Centres in Nunavik." *International Journal of Circumpolar Health* 71. Disponível em: www.ncbi.nlm.nih.gov/pmc/ articles/PMC3417681/. Publicado em: 2012.

CAPÍTULO 16: ALIMENTAR O MUNDO

1. Ausick, Paul. "When Does 'Too Much Oil' Become the Problem?" 24/7 Wall Street. Disponível em: 247wallst.com/energy-economy/2016/10/21/when-does-too-much-oil-become-the-problem/. Atualizado em: 13 jan. 2020.

2. Murray, Sarah. "How Education Can Moderate Population Growth." World Economic Forum. Disponível em: www.weforum.org/agenda/2015/07/how-education-can-moderate-population-growth/. Publicado em: 27 jul. 2015.

3. Nelson, Gerald et al. "Income Growth and Climate Change Effects on Global Nutrition Security to Mid-century." *Nature Sustainability* 1:773–81. Disponível em: www.nature.com/articles/s41893-018-0192-z.epdf. Publicado em: 2018.

4. Nelson, Gerald C. "The Global Food Problem Isn't What You Think." *Washington Post*. Disponível em: www.washingtonpost.com/opinions/2019/01/02/global-food-problem-isnt-what-you-think/. Publicado em: 2 jan. 2019.

5. Kanemoto, Keiichiro et al. "Meat Consumption Does Not Explain Differences in Household Carbon Footprints in Japan." *One Earth* 1, n.4:464–71. Disponível em: www.cell.com/one-earth/fulltext/S2590-3322(19)30226-X. Publicado em: dez. 2019.

6. Gold, Kathleen. "Analysis: The Impact of Needle, Syringe, and Lancet Disposal on the Community." *Journal of Diabetes Science and Technology* 5, n.4. Disponível em: www.ncbi.nlm.nih.gov/pmc/articles/PMC3192588/. Publicado em: jul. 2011.

7. Grafals, Monica; Sanchez, Ramon. "The Environmental Impact of Dialysis vs Transplantation" (resumo). *American Journal of Transplantation* 16, n.S3. Disponível em: atcmeetingabstracts.com/abstract/the-environmental-impact-of-dialysis-vs-transplantation/. Publicado em: 2016.

8. Knight, Russell. "Cattle & Beef Sector at a Glance." United States Department of Agriculture. Disponível em: www.ers.usda.gov/topics/animal-products/cattle-beef/sector-at-a-glance. Atualizado em: 28 ago. 2019.

9. "Range & Pasture." United States Department of Agriculture Natural Resources Conservation Service. Disponível em: www.nrcs.usda.gov/wps/portal/nrcs/main/national/landuse/rangepasture. Acessado em: 2 jan. 2020.

10. Office of the High Commissioner for Human Rights. "Venezuela: Dire Living Conditions Worsening by the Day, UN Human Rights Experts Warn." OHCHR.

org. Disponível em: www.ohchr.org/en/NewsEvents/Pages/DisplayNews. aspx?-NewsID=22646&LangID=E. Publicado em: 9 fev. 2018.

11. "Food Sovereignty." US Food Sovereignty Alliance. Disponível em: usfoodsovereigntyalliance.org/what-is-food-sovereignty. Acessado em: 11 fev. 2020.

SOBRE OS AUTORES

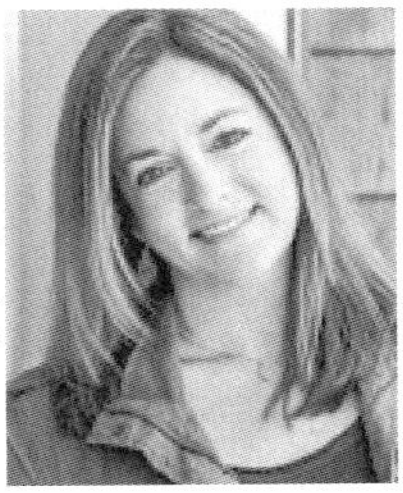

FOTO: Joy Uyeno LeDuc

DIANA RODGERS, nutricionista de "comida de verdade", dirige uma clínica nutricional e faz palestras internacionais sobre a interseção da nutrição humana ideal e a sustentabilidade ambiental. Diana é membro do conselho consultivo da Animal Welfare Approved, Savory Institute e Whole30. Também é produtora do Sustainable Dish Podcast e diretora e produtora do filme *Sacred Cow: The Case for Better Meat*. O trabalho de Diana pode ser encontrado na mídia social @sustainabledish e em seus dois sites, Sustainabledish.com e Sacredcow.info.

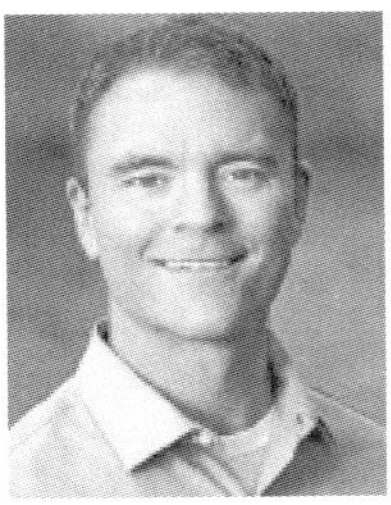

FOTO: Neil Lockhard

ROBB WOLF é um pesquisador bioquímico e duas vezes autor de best-sellers pelo *New York Times* e *Wall Street Journal*. Já atuou como editor de revisão do *Journal of Nutrition and Metabolism* (Biomed Central) e como consultor do programa Naval Special Warfare Resiliency. Faz parte do conselho de diretores/consultores de Specialty Health Inc, iniciativa "Unconquered Life" da The Chickasaw Nation e de várias startups inovadoras com foco em saúde e sustentabilidade.